Beltz Taschenbuch 804

Über dieses Buch:
Die Autoren setzen sich mit den Erkrankten und ihren Familien auseinander, mit gesellschaftlichen Begleiterscheinungen und den therapeutischen Versuchen, Magersucht und Bulimie in den Griff zu bekommen. Die Betroffenen selbst kommen ausführlich zu Wort. Ihre Aufzeichnungen vermitteln unerwartete Einblicke in das »Kranksein« an Magersucht und Bulimie. Verstehen des »Krankseins« ist für die Autoren nicht nur Rückbesinnung auf die Kranken, sondern ein entscheidender Zugang zum Begreifen von Magersucht und Bulimie.

Die Autoren:
Dr. med. Monika Gerlinghoff, Dr. med. Herbert Backmund und Dr. phil. Norbert Mai arbeiten als Ärzte und Psychotherapeuten am Therapie-Centrum für Eßstörungen (TCE) am Max-Planck-Institut in München. Die Autoren haben bereits mehrere Bücher zu den Themen Magersucht und Bulimie veröffentlicht. Im Beltz Verlag erschien 1995 »Therapie der Magersucht und Bulimie – Anleitung zu eigenverantwortlichem Handeln«.

Monika Gerlinghoff · Herbert Backmund
Norbert Mai

Magersucht und Bulimie

Verstehen und bewältigen

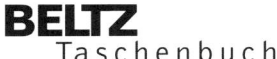

Besuchen Sie uns im Internet:
www.beltz.de

5 6 7 8 9   08 07 06 05 04

Beltz Taschenbuch 804
1999 Beltz Verlag, Weinheim und Basel

© 1993 Quadriga Verlag, Weinheim und Berlin
Satz: Mediapartner Satz und Repro GmbH, Hemsbach
Druck: Druckhaus Beltz, Hemsbach
Umschlaggestaltung: Federico Luci, Köln
Umschlagphotographie: G+J Fotoservice, Hamburg
Printed in Germany

ISBN 3 407 22804 X

Wir haben in diesem Buch Aufzeichnungen
von Patienten und deren Angehörigen verwendet.
Die Vornamen stehen für viele andere mehr, mit
denen wir uns auseinandergesetzt und die uns
angeregt haben.

Annette – Alexandra – Anne – Andrea – Bärbel –
Barbara – Beate – Babsi – Christine – Corinna –
Christopher – Claudia – Christa – Dora – Daniela –
Dani – Eva – Franzi – Geli – Katja – Maren –
Manuela – Manu – Renate – Sabine – Stefanie –
Steffi – Theo – Trixi

Inhalt

Vorwort

Dieses Buch ist der Versuch einer Auseinandersetzung mit den Herausforderungen der psychosomatischen Eßstörungen. Grundlage des Buches waren unsere Gespräche und Diskussionen, die wir über viele Jahre bei gemeinsamen Projekten geführt haben. Rückblickend sehen wir es als großen Vorteil, daß unsere Hauptarbeitsgebiete ganz unterschiedlich sind. Nur eine von uns hat langjährige und direkte Erfahrung in der Behandlung eßgestörter Patienten. Die anderen Arbeitsgebiete, Neurologie und experimentelle Psychologie, haben nur wenig direkten Bezug zur Anorexie und Bulimie, aber sie haben uns geholfen, liebgewordene Sichtweisen erneut in Frage zu stellen, und Forschungsentwicklungen distanzierter zu sehen.

Dieses Buch ist subjektiv. Wir werden nicht den Versuch unternehmen, eine umfassende oder zumindest umfassendere Theorie der Anorexie und Bulimie zu entwickeln. Wir haben nicht *das* Rezept für die Behandlung dieser Krankheiten. Wir versuchen auch nicht, den letzten Stand der Forschung aufzulisten, wie das in manchen Übersichtsarbeiten geschieht. Allerdings schreibt sich das leichter, als es tatsächlich ist. Oft haben wir uns in Versuche verrannt, die Auswirkung einzelner Faktoren, zum Beispiel der Familienkonstellation, doch »dingfest« zu machen. Ganz zu schweigen von der ständigen Versuchung, offene Fragen durch die Auswahl geeigneter Literaturzitate zu »erledigen«.

Ein Verständnis der Anorexie und Bulimie, der betroffenen Patienten erfordert es, Unsicherheit auszuhalten. Standardisierte Fragen, theoretische Konzepte, ein therapeutisches

Regime, die Einführung einer Fachsprache, all dies hilft gegen die Unsicherheit, verstellt aber leicht den Blick auf die individuelle Besonderheit. Sensibilität für das Individuelle ist aber, nach unserer Überzeugung, die Vorbedingung für eine adäquate Behandlung.

Wir werden versuchen, die Anorexie und Bulimie »anschaulicher« zu machen. Patienten und Familienangehörige kommen mit zusammenhängenden Darstellungen selbst zu Wort. Viele Betroffene schreiben weit präziser und vor allem plastischer, als wir es je gekonnt hätten. Unsere Kommentare zu den Texten Betroffener sind keine systematisierenden Zusammenfassungen, sie streben keine Vollständigkeit an, sollen aber auf einige Besonderheiten aufmerksam machen, die bei der bloßen Lektüre der Texte leicht untergehen könnten.

Ähnlich sind die allgemeinen Kapitel konzipiert. Im Kapitel über die Gesellschaft geht es nicht um die Erklärung, warum Anorexie und Bulimie nur in den westlichen Industrieländern und nicht in den Hungerländern der dritten Welt auftauchen. Auch können wir nicht erklären, warum Eßstörungen in den letzten Jahren so stark zugenommen haben, warum sie zu einer »Zeitkrankheit« geworden sind. Aber wir werden versuchen, den Blick für mögliche Zusammenhänge mit gesellschaftlichen Entwicklungen zu schärfen.

Dieses Buch wendet sich an alle, die mit Problemen der Eßstörungen konfrontiert werden. Es soll mehr Verständnis wecken für die komplexen Zusammenhänge bei psychosomatischen Erkrankungen.

1. Krankheit als Herausforderung

Der Umgang mit Krankheit fällt uns schwer. Krankheiten haben immer zum Leben der Menschen gehört, aber ein einheitliches Verständnis hat sich nicht entwickelt. Dies zeigt sich an den Definitionsschwierigkeiten bei dem Begriff »Krankheit« in den medizinischen Lehrbüchern, aber mehr noch in dem unmittelbaren Erleben der von Krankheit Betroffenen. Viele Menschen erleben eine akute Erkrankung als mehr oder weniger zufällige Entgleisung des Organsystems. Man geht zum Arzt und läßt den Schaden beheben. Der Erfolg der modernen Medizin in der Behandlung der klassischen Infektionskrankheiten mag diesen Glauben an die »Machbarkeit« von Heilung bestärkt haben. Natürlich wissen die meisten, daß für manche Krankheiten derzeit nur wenige oder sogar keine Heilungsmöglichkeiten bestehen. Auf die Einstellung zur Krankheit hat dies aber offenbar nur wenig Auswirkungen. Erforderlich erscheint nur eine Intensivierung der Forschung, und eines Tages wird man lernen, auch diese Krankheiten zu beherrschen. Dies ist sicher kaum ein Trost für Erkrankte, kennzeichnet aber die Sichtweise vieler nicht unmittelbar Betroffener. Für eine große Zahl von Erkrankungen scheint sie sogar angemessen. Der aufgetretene Fehler muß lediglich erkannt und behoben werden. Eine Auseinandersetzung mit »Krankheit« ist kaum erforderlich, wenn man wenige Tage nach einer Operation als geheilt entlassen wird und nachlassende Beschwerden auch die Erinnerung an unangenehme Zustände rasch abklingen lassen. Die Schwierigkeiten im Umgang mit Krankheit zeigen sich dafür um so deutlicher, wenn gravierende Diagnosen feststehen, eine bleibende Behinderung droht oder bereits eingetreten ist.

Krankheit kann dann als Versagen der Medizin, als ungerechtes Schicksal, als Zufall oder gar als »Strafe« erlebt werden. Verzweiflung, Resignation oder kämpferische Auflehnung sind mögliche Reaktionen, die im Verlauf wechseln oder in den unterschiedlichsten Mischungen auftreten können. Als unumgänglich drängt sich jedoch eine Auseinandersetzung mit der Krankheit auf, denn das Leben ist anders als vor der Erkrankung, die Krankheit muß in das Leben eingeordnet werden. Auch die nächsten Angehörigen stehen zumeist völlig unvorbereitet vor den Herausforderungen der neuen Situation. Die anfängliche Betroffenheit, die Aufregung, der Aktivismus bei der Suche nach Hilfe wird aufgezehrt von der »Alltäglichkeit« der andauernden Krankheit. Das Zusammenleben mit dem Erkrankten erfordert Änderungen, Ziele oder Wertungen erweisen sich als brüchig, eigene Lebenspläne müssen vielleicht geändert werden, oder man sieht sich der neuen Situation nicht »gewachsen«.

Krankheit, die nicht geheilt oder zumindest in ihren Symptomen nicht beherrscht werden kann, bleibt eine Herausforderung für alle an der Behandlung Beteiligten. Der Arzt wird auf die Grenzen seiner Macht verwiesen. Der Umgang mit dem Patienten, für den keine Heilung in Sicht ist, provoziert vielfältige Verunsicherungen. Jenseits mehr oder weniger bewährter Alltagsregeln bleibt die Frage nach Hilfen für den Patienten bei der Bewältigung seiner Situation. Wie genau soll man den Patienten informieren, unrealistische Hoffnungen korrigieren? Wieviel Verzweiflung oder Resignation ist eigentlich angemessen bei einer solchen Erkrankung? Sollte man den psychiatrischen Kollegen hinzuziehen? Wohin kann man den Patienten verlegen? Handelt es sich schon um einen Pflegefall, ist die eigene Institution also nicht mehr zuständig?

Selbst für unmittelbar Betroffene scheint es viele Möglichkeiten zu geben, die Auseinandersetzung mit Krankheit zu vermeiden oder zumindest aufzuschieben. Dies gilt noch mehr für alle, die nicht unmittelbar mit Krankheit konfrontiert werden. Institutionalisierung der Erkrankten war lange eine bevorzugte Strategie der gesellschaftlichen Auseinandersetzung mit dem Phänomen Krankheit. Mit der Konzentration der Hilfsangebote wird, beabsichtigt oder nicht, der Ausklammerung von Krankheit aus dem normalen Leben Vorschub geleistet. Möglichkeiten des Zusammenlebens mit Kranken oder Behinderten wurden kaum erprobt und auch bei neuen Planungen häufig übersehen. Als Folge der Verbesserung der Intensivmedizin überleben zunehmend mehr Menschen Unfälle, müssen aber mit bleibenden Behinderungen leben. Erst durch die ständig wachsende Zahl von Personen, die auf einen Rollstuhl angewiesen sind, wurde zum Beispiel deutlich, wie viele öffentliche Bauten oder z.T. sogar modernste Nahverkehrssysteme in Rollstühlen nicht erreicht werden können.

Schwierigkeiten im Umgang mit Krankheit zeigen sich nicht nur bei unheilbaren Krankheiten oder Behinderungen. Im Bereich der sogenannten psychosomatischen Erkrankungen finden sich viele Beispiele für offensichtliche Probleme in diesem Zusammenhang. Patienten mit Neurosen oder körperlichen Funktionsstörungen psychischen Ursprungs sind »Problempatienten«, dabei vielfach nicht einmal als »krank« anerkannt, die im gegenwärtigen medizinischen Versorgungssystem unzureichend oder inadäquat behandelt werden.

Diese Patienten wenden sich in der Regel wegen ihrer körperlichen Symptomatik an den Arzt. Das unklare Beschwerdebild führt häufig zur Überweisung in ein Akutkrankenhaus. In internistischen oder anderen Spezialabteilungen wird der Patient zumeist nur »durch-diagnostiziert«. Eventuell bestehende körperliche Gefahren oder funktionelle Normabweichungen werden medizinisch kompensiert: zum Beispiel bei Stoffwechselentgleisungen durch eine internistische Behandlung oder bei Unruhezuständen durch eine pharmakologische Ruhigstellung. Da die psychischen Bedingungen der Störung selten eruiert und noch seltener behandelt werden, ist in absehbarer Zeit mit einer Wiederaufnahme in einem Krankenhaus zu rechnen. Die Folge ist nicht selten eine Odyssee durch Praxen und Polikliniken, bis der Patient entweder psychotherapeutische Hilfe findet oder resigniert aufgibt.

Schwierigkeiten im Umgang mit psychischen Bedingungen somatischer Beschwerden können kaum mit einem Hinweis auf die Seltenheit der Fälle entschuldigt werden. Man muß davon ausgehen, daß etwa 25% der Patienten, die einen praktischen Arzt aufsuchen, an überwiegend psychosomatischen oder neurotischen Störungen leiden (Rudolf 1981).

Die lange Dauer der Erkrankung zum Zeitpunkt der Überweisung zu einer psychotherapeutischen Behandlung hat Dührssen bereits 1972 belegt. In ihrer Stichprobe (N = 1427) aus einem Zeitraum Anfang der 50er Jahre lag die Dauer der Erkrankung nur bei 20% der Patienten unter 2 Jahren, bei 53% der Patienten aber über 10 Jahren. Dieses Bild hat sich leider bis heute wenig geändert. Aus einer Untersuchung von Reimer et al. (1979) geht hervor, daß die durchschnittliche Krankheitsdauer vor Beginn einer psychotherapeutischen Behandlung bei 10 Jahren liegt. Die detaillierteren Auswertungen zeigen, daß nach Symptombeginn zunächst 2 bis 3 Jahre vergehen, bis ein Arzt aufgesucht wird. Von der Erstkonsultation des Arztes bis zur Erkennung der Psychogenese vergehen bei Männern durchschnittlich 5 Jahre, bei Frauen sogar 7,5 Jahre. In dieser Zeit wird die Mehrzahl der Patienten (ca. 70%) rein medizinisch-somatisch behandelt. Offenbar wenig erfolgreich, denn 92% der Patienten dieser Stichprobe haben wegen ihrer Symptomatik mindestens 3 und immerhin 15% mehr als 10 Ärzte konsultiert. Die Autoren sprechen daher von einer iatrogenen Chronifizierung in der Vorbehandlung psychogener Erkrankungen. Routinemäßig erhobene Daten der Psychosomatischen Klinik Bad Dürkheim (Zielke et al. 1986) bestätigen die Befunde von Reimer et al. (1979) auch in sehr viel größeren Stichproben.

Einer der Gründe für die unzulängliche Behandlung psychosomatischer Erkrankungen ist das immer noch in der medizinischen Versorgung vorherrschende dualistische Denken. Die Trennung von »Körper« und »Seele« steht einer angemessenen Patientenversorgung im Wege. Psychische Befunde werden von vielen Ärzten somatisiert, und Patienten übernehmen diese Sichtweise allzu leicht. Psychische Störungen gelten Ärzten und Patienten immer noch als etwas Minderwertiges.

Ein Paradebeispiel für die Schwierigkeiten im Umgang mit psychosomatischen Erkrankungen sind Magersucht und Bulimie und die Geschichte ihrer Konzepte und Behandlungsansätze. Zudem konfrontieren uns diese Krankheiten mit Herausforderungen, wie sie bei keiner anderen Krankheit anzutreffen sind. So gehört es zu den Besonderheiten der Anorexie, daß körperlich gesunde, junge Menschen allein durch selbstauferlegtes Hungern bis in den Bereich bedrohlicher Funktionsstörungen gelangen oder sogar sterben, obwohl der Tod keineswegs angestrebt und das Risiko des Todes zumindest nicht bewußt in Kauf genommen wird. Die Patienten verleugnen ihren körperlichen Mangelzustand und dessen Folgen vor sich und der Umwelt. Sie verstärken die Auswirkungen des Hungerns auf den Organismus durch gesteigerte Muskeltätigkeit (wie zum Beispiel anstrengende Sportübungen), oder, wie bei der Bulimie, durch häufiges selbst herbeigeführtes Erbrechen nach Heißhungerattacken oder den Mißbrauch von Entwässerungs- und Abführmitteln. Anorektische und bulimische Patienten können an unterschiedlichsten Beschwerden leiden und deswegen sogar einen Arzt aufsuchen, aber sie sehen die Beschwerden nicht im Zusammenhang mit ihrem Mangelzustand, den sie nicht wahrnehmen oder abstreiten. Diese Kombination pathologischer Bedingungen ist bei keiner anderen Erkrankung anzutreffen.

Konfrontiert mit den Herausforderungen dieser Erkrankung werden in der Regel zuerst die Eltern der betroffenen Patienten. Dabei sind Auseinandersetzungen um die immer seltsamer werdenden Eßgewohnheiten, den übersteigerten »Schlankheitstic« nur der offensichtliche Beginn eines Dramas. Selbst wenn die Eßstörung feststeht, verlangt die Krankheit viel von den Eltern. Sie werden zu Beteiligten der Erkrankung, wenn psychische Bedingungen und damit auch ihre Erziehung sowie das gesamte Familienklima mit als mögliche Ursachen der Erkrankung diskutiert werden. Dies muß eine Familie um so härter treffen, je mehr sie sich zuvor als idealtypisch erlebt hat.

Durch die Eßstörungen ist das System der medizinischen Versorgung herausgefordert. Wird das Hungern, der andauernde Mangelzustand, das süchtige Verschlingen großer Nahrungsmengen und anschließende Erbrechen verborgen oder bestritten, können körperliche Folgeerscheinungen leicht mißdeutet werden. Amenorrhöe, Appetitlosigkeit und Obstipation, Schlafstörungen, körperliche Schwäche, Konzentrationsstörungen oder depressive Verstimmungen gehören selbst in der überwiegend betroffenen Gruppe der 13 bis 25 jährigen zu häufigen, kaum richtungsweisenden Symptomen. Befunde wie zu niedriger Blutdruck, verlangsamter Herzschlag, Unterzucker oder Störungen der Elektrolyte sind unspezifisch und passen in eine breite Palette differentialdiagnostischer Möglichkeiten. Aber pathologische Organ- und Laborbefunde führen leicht zu einer Fehldiagnose und, wichtiger noch, in der Konsequenz zu einer ausschließlich somatisch orientierten Behandlung. Hier teilt die Anorexie das Schicksal anderer psychosomatischer Erkrankungen. Mögliche psychische Bedingungen werden in einem frühen Stadium der Diagnostik selten erkundet, zumal wenn ein Patient primär somatische Beschwerden vorbringt. Aber auch wenn die Diagnose Anorexie oder Bulimie längst feststeht, ist das weitere medizinische Vorgehen keine etablierte Routine. Die Herausforderung für den Arzt bleibt bestehen. Pathologische Befunde werden jetzt mit der Magersucht erklärt und dabei leicht in ihrer Bedrohlichkeit unterschätzt. Andererseits können pathologische Befunde eine aktuelle Lebensbedrohung vortäuschen und medizinische Maßnahmen wie zum Beispiel eine zu rasche Normalisierung des gestörten Stoffwechsels provozieren, die ihrerseits lebensbedrohlich werden können.

Erhebliche Schwierigkeiten bereiten die Anorexie und Bulimie auch der Forschung. Nicht einmal einer Fachrichtung lassen sich diese Krankheiten eindeutig zuordnen. Zu offensichtlich ist das Zusammentreffen von körperlichen und psychischen Veränderungen, zu gering das Verständnis der Zusammenhänge. Welcher Disziplin gelingt es, diese Krankheit »aufzuklären«, sie zu »beherrschen«? Die Geschichte der Ansichten über Anorexie offenbart immer wieder neue Positionswechsel. Eine Kontinuität der Forschung ist nicht zu erkennen. Heute scheint der Streit zwischen somatischen und psychologischen oder komplexen Betrachtungsweisen beigelegt.

Mit komplexen, gar fachübergreifenden Phänomenen hat sich die naturwissenschaftlich orientierte Forschung schon immer schwergetan. Das Programm des Reduktionismus mit der Konzentration auf meßbare Einzelaspekte verspricht noch immer Klärung oder größere Exaktheit und bietet zunächst einen Schutz vor der Auseinandersetzung mit der Komplexität der Phänomene.

Medizinische Forschung an Patienten ist meist mit deren

ärztlicher Versorgung vermengt. Forschungsansätze sind daher nicht unabhängig von den Auswirkungen auf den Patienten zu betrachten. Die kontinuierliche Registrierung physiologischer Daten kann zum Beispiel das somatische Krankheitsmodell eines psychosomatisch Kranken erheblich verstärken. Die unter Forschungsaspekten erhobenen Daten haben häufig für die Behandlung des einzelnen Patienten keine Relevanz.

Auch für Psychotherapeuten werden Anorexie und Bulimie zur Herausforderung. Viele anorektische Patienten suchen nicht von sich aus eine Behandlung. Einige werden von verzweifelten und hilflos gewordenen Eltern geschickt, manchmal gezwungen, nicht selten läßt der psychische und physische Zustand keine Alternative zu einer stationären Behandlung. Selbst wenn Patienten von sich aus Hilfe suchen, können Ansichten über die Krankheit und die Art der Behandlung bei Patient und Therapeut weit auseinanderklaffen. Auch wenn es zu einer Behandlung kommt, bleibt die Herausforderung bestehen. Welches sollen die Ziele der Behandlung sein? Eine Kompensation eventuell vorhandener Störungen körperlicher Funktionen ist sicher unstrittig, ebenso eine Korrektur der gelegentlich bizarren Eßgewohnheiten, aber schon bei der Festsetzung des anzustrebenden »Idealgewichts« werden die Argumente spärlich. In der Auseinandersetzung mit den psychischen Problemen der Anorexie und Bulimie wird ein Therapeut häufig mit Fragen nach dem Sinn des Lebens, mit Schwierigkeiten, lohnende Lebensziele zu finden, konfrontiert. Soll, darf ein Therapeut Sinnstifter sein, oder ist das eine klare Überschreitung des therapeutischen Auftrags?

Für viele Patienten ist die Eßstörung eine Form des Widerstandes, ein Ausdruck von Protest gegen geforderte Anpassung. Soll ein Therapeut diesen Widerstand brechen oder sollte er sich dem Protest stellen, auch wenn dieser Widerstand nicht bewußt eingesetzt wird, aber zu bedrohlichen körperlichen Zuständen führt? Könnte der Protest berechtigt sein? Ist es vielleicht unser Begriff von »Normalität«, der einem Verständnis im Wege steht? Vielleicht streben anorektische oder bulimische Patienten eine andere Art von »Gesundheit« an, eine der vielen möglichen Arten von Gesundheit, über die Friedrich Nietzsche in »Die fröhliche Wissenschaft« (1882, III, 120) schreibt:

»Denn eine Gesundheit an sich gibt es nicht, und alle Versuche, ein Ding derart zu definieren, sind kläglich mißraten. Es kommt auf dein Ziel, deinen Horizont, deine Kräfte, deine Antriebe, deine Irrtümer und namentlich auf die Ideale und Phantasmen deiner Seele an, um zu bestimmen, was selbst für deinen Leib Gesundheit zu bedeuten habe. Somit gibt es unzählige Gesundheiten deines Leibes; und je mehr man dem Einzelnen und Unvergleichlichen wieder erlaubt, sein Haupt zu erheben, je mehr man das Dogma von der ›Gleichheit aller Menschen‹ verlernt, um so mehr muß auch der Begriff einer Normal-Gesundheit nebst Normal-Diät, Normal-Verlauf der Erkrankung unseren Medizinern abhanden kommen. ...

Zuletzt bliebe noch die große Frage offen, ob wir der Krankheit entbehren könnten, selbst zur Entwicklung unserer Tugend, ob nicht namentlich unser Durst nach Erkenntnis und Selbsterkenntnis der kranken Seele so gut bedürfe wie der gesunden.«

2. Eßstörungen und gesellschaftliche Begleiterscheinungen

Manche Krankheiten kann es nur dann geben, wenn Menschen miteinander leben. Sie können einen Menschen nicht befallen, der allein lebt wie Robinson Crusoe. Es reicht aber nicht aus, daß Individuen nebeneinander existieren, vielmehr müssen strukturierte Beziehungen zwischen diesen Menschen bestehen, müssen Normen und Wertsysteme vorhanden sein, das heißt: Es muß eine Gesellschaft geben. Magersucht und Bulimie sind – so unsere Überzeugung – Krankheiten, die ohne Gesellschaft nicht denkbar sind. Robinson hätte nicht magersüchtig werden können. Die Gesellschaft aber ist nicht alleinige Ursache, auch nicht einziger Nährboden dieser Krankheiten, sondern eine unter vielen notwendigen Bedingungen.

Aus der Geschichte der Anorexia nervosa geht hervor, daß es nicht die Gesellschaft schlechthin sein kann, die als pathogenetischer Faktor wirkt. Nimmt man die Häufigkeit des Auftretens als Indiz, so muß sich das Interesse auf Gesellschaftsstrukturen konzentrieren, die sich etwa ab Mitte der 50er Jahre entwickelten. Seit diesem Zeitpunkt ist eine Zunahme der Anorexia nervosa zu verzeichnen. Als eigene Form einer Eßstörung wird seit ungefähr zehn Jahren die Bulimia nervosa abgegrenzt. Für die Betrachtung der Eßstörungen in diesem Buch und die Darlegung unseres Krankheitsverständnisses sehen wir keine Notwendigkeit, Anorexie und Bulimie scharf zu trennen.

Das wachsende Interesse an den Eßstörungen ist am deutlichsten am sprunghaften Anstieg wissenschaftlicher Veröffentlichungen und an einer zunehmenden Beachtung in den

Medien zu erkennen. Darstellungen der Anorexie und Bulimie im Fernsehen und in den Illustrierten haben sicher dazu beigetragen, daß das Wissen um diese Krankheit in der Bevölkerung zugenommen hat. Neben allen Verdiensten um die Aufklärung kann ein negativer Effekt durch »Ansteckung« nicht von der Hand gewiesen werden. Über das Phänomen der psychischen Ansteckung ist noch wenig bekannt. Ein überzeugender und eindrucksvoller Beleg für diese Wirkung der Medien wurde von Schmidtke und Häfner (1986) im Zusammenhang mit dem Selbstmord Jugendlicher (»Tod eines Schülers«) erbracht.

Hervorzuheben ist, daß Eßstörungen dort nicht vorkommen, wo Not und Hunger herrschen: in Ländern der dritten Welt spielen sie keine Rolle. Spärliche Publikationen aus Entwicklungsländern schildern meist nur vereinzelte Krankheitsfälle, wie der Bericht über ein 22jähriges Mädchen mit Magersucht aus Nigeria (Nwaefuna 1981). Die Inzidenz der Anorexia nervosa unter der schwarzen Bevölkerung der Vereinigten Staaten ist sehr niedrig; in einer 1984 veröffentlichten Studie wird von 11 bis dahin in der Literatur bekannten schwarzen Jugendlichen mit Anorexie berichtet (Pumariega et al. 1984).

Von Bedeutung ist ferner, daß Magersüchtige überwiegend den oberen sozialen Schichten angehören. 90 bis 95% aller Magersüchtigen sind weiblichen Geschlechts und meist überdurchschnittlich begabt. Minderbegabte werden nicht magersüchtig. Am häufigsten betroffen sind junge Menschen zwischen 13 und 25 Jahren.

Fragt man nach soziokulturellen Einflüssen auf die Eßstörungen, so rücken Trends der 50er und 60er Jahre in das Blickfeld, zum Beispiel Entwicklungen, welche die Jugendlichen betreffen, bevorzugt die Töchter des gehobenen Mittelstandes, oder die Rolle der Frau in Gesellschaft und Familie. Verfehlt wäre es aber, wollte man direkte Bezüge zwischen einem bestimmten Faktum und der Ausbreitung der Eßstörungen aufspüren. Es kann nur darum gehen, verschiedene Entwicklungen in der Rückschau deutlich zu machen, welche gleichzeitig mit der Zunahme dieser Krankheiten aufgetreten sind. Es soll also ein sich entwickelndes Klima skizzenhaft beschrieben und weniger ein Zusammenhang da und dort untersucht werden.

Zunächst ist auf eine allgemeine, für das Leben der Menschen aber wichtige Entwicklung hinzuweisen. Seit den 50er Jahren hat in den westlichen Industrieländern die Freizeit zugenommen, so daß schließlich seit Beginn der 80er Jahre den Arbeitnehmern mehr als doppelt soviel Freizeit als Arbeitszeit zur Verfügung steht. Die positive Seite dieser Entwicklung soll nicht in Frage gestellt werden; dennoch geht der Übergang von einer Arbeits- zu einer Freizeitgesellschaft mit einer Reihe von Problemen einher. Nicht nur, daß die Gestaltung der Freizeit nicht immer zufriedenstellend gelingt, so daß leicht Langeweile oder »Freizeitstreß« aufkommen – viel wesentlicher ist, daß eine Tugend ihren Sinn verliert und im bürgerlich-moralischen Wertsystem eine »Perle« verloren geht: Fleiß, Arbeitsamkeit, erduldete Mühsal büßen allmählich an Wert ein. Wo es zum Problem wird, seine freie Zeit zu organisieren, da verliert die Perspektive an Verbindlichkeit, sich seinen Lebensunterhalt im Schweiße seines Angesichtes zu verdienen. Die alte Lebensregel, daß Müßiggang aller Laster Anfang sei, ist als Erziehungshilfe nicht mehr brauchbar. Wertvorstellungen aber behalten gerade bei den Menschen lange Gültigkeit, die als besonders konservativ gelten, nämlich bei den Familien des gehobenen Mittelstands.

Erwähnenswert ist die Adoleszenz, der Lebensabschnitt zwischen dem 12. und 25. Lebensjahr. Gerade in den Familien des Mittelstands gestaltet sich die Jugendzeit zunehmend länger. Die Pubertät beginnt früher und nähert sich bereits dem 10. Lebensjahr, während sich der Status einer wirtschaftlichen

Unabhängigkeit durch Verlängerung der Ausbildungszeiten, durch ständig höhere Ansprüche an die Qualität der Ausbildung und verbreitete Spezialisierungen immer weiter in das 3. Lebensjahrzehnt ausdehnt. Manche meinen sogar, die Adoleszenz sei inzwischen eine Zeit mit »open end« geworden.

Jedenfalls hat sich, wiederum beginnend etwa in den 50er Jahren, ein neuer Typ von Jugendlichen entwickelt: ein junger Mensch mit intellektueller und sexueller Freiheit, nach dem Gesetz erwachsen mit 18 Jahren, aber wirtschaftlich abhängig, vom Wohlstand umgeben, jedoch mit unsicheren Perspektiven für die persönliche Zukunft und die der Generation.

Während einer mehrjährigen Tätigkeit in einer Beratungsstelle für Jugendliche hat uns oft beeindruckt, wie tief verwurzelt bei vielen Jugendlichen das Bedürfnis nach Sicherheit ist, und zwar Sicherheit in bezug auf Lebensführung, Partnerschaft und Berufswahl. Durchweg intelligente junge Menschen quälten sich mit der Frage, ob der Beruf, mit dessen Ausbildung sie gerade erst begonnen hatten, auch in zwanzig Jahren noch interessant genug wäre, oder ob der Partner, zu dem sich gerade eine Beziehung anbahnte, auch wirklich der fürs Leben sei. Ein häufig geäußerter Zweifel an der Richtigkeit eigener Gefühle gab Anlaß zu vielen Diskussionen.

Die Fähigkeit, Ungewißheiten ohne Resignation zu ertragen, sollte eine wünschenswerte Eigenschaft gerade junger Menschen sein. Aber der Umgang mit Unsicherheiten wird, so unsere Erfahrung, nicht als Problem angesprochen, geschweige denn geübt. Eltern und andere Autoritäten sind dabei häufig schlechte Vorbilder, wenn sie Sicherheit vorgaukeln, wo keine ist. Dabei wäre es gerade dann besonders notwendig, Unsicherheit ertragen zu lernen, wenn einengende Sachzwänge wie Mangel an Ausbildungsplätzen und Numerus clausus einerseits und undeutliche oder verwaschene, aber vielfältige weltanschauliche Angebote andererseits das erschweren, was die Jugendlichen ersehnen, nämlich den »Durchblick haben« und wissen, »wo es langgeht«.

An dieser Stelle möchten wir auf die Jugendsekten und -religionen hinweisen. Es ist nicht zufällig, daß die wichtigsten dieser Gruppierungen in den 50er oder 60er Jahren entstanden sind: die Scientology-»Kirche«, gegründet 1951 in den USA; die »Vereinigungskirche« oder Moon-Sekte, gegründet 1954 in Korea; Transzendentale Meditation, gegründet 1958; Hare-Krishna-Bewegung, gegründet 1966. Unter den Motiven, sich einer Sekte anzuschließen, spielen das Bedürfnis nach Sicherheit, aber auch die Sehnsucht nach Gemeinschaft wohl eine große Rolle. Für viele Eltern ist die psychische Abhängigkeit, in die sich die jungen Menschen begeben, unbegreiflich.

Das Unverständnis der Eltern für Fluchttendenzen der Jugendlichen, aber auch für deren Protestbewegungen wird oft damit begründet, daß die heutige Jugend im Gegensatz zu der Jugend der 40er und 50er Jahre ohne Entbehrungen und frei von materiellen Sorgen aufwachsen kann und es somit alles in allem »leichter« hat. Übersehen wird dabei das Unbehagen dieser jungen Menschen am gegenwärtigen Gesellschaftssystem, an der Art, wie Menschen miteinander und nicht zuletzt mit der Umwelt umgehen und am Wertesystem der Erwachsenen.

Ablehnung der Welt der Erwachsenen oder ein Nicht-Zurechtkommen mit der etablierten Gesellschaft findet seinen Ausdruck nicht nur in Protestbewegungen, sondern auch in dem zunehmenden Alkoholkonsum Jugendlicher, Drogenabhängigkeit und Medikamentenmißbrauch im Kindes- und Jugendalter.

Alle diese Entwicklungen spielen sich in einer Zeit ab, in der die Lebensbedingungen im Vergleich zu denen früherer Generationen wesentlich verbessert sind und die formalen

Rechte der Jugendlichen mehr beachtet werden. Andererseits war zu keiner Zeit das Angebot an Hilfen im Psycho-Bereich so reichhaltig wie heute: Kurse für Psycho-Fitness, für Selbstsicherheit und Entspannung; Kurse über Wahrnehmen und Fühlen; autogenes Training und Selbsterfahrung. Ein glückliches Seelenleben ist diesen Angeboten zufolge genauso machbar und käuflich wie körperliche Fitness und Gesundheit.

Zu den wichtigsten Veränderungen der Gesellschaft in den letzten Jahrzehnten gehört ein grundlegender Wandel in der Einstellung zur Sexualität. Ein Liberalisierungsprozeß im Umgang mit diesem in der Geschichte immer wieder stark tabuisierten Thema begann, als Alfred Ch. Kinsey 1948 seinen ersten, später als Kinsey-Report berühmt gewordenen Bericht über das sexuelle Verhalten des Mannes veröffentlichte. Mit einem Mal wurde die Diskrepanz zwischen öffentlicher Moral und tatsächlichen sexuellen Gepflogenheiten offenkundig. Von den befragten Männern gaben 80% vorehelichen Geschlechtsverkehr an, 87% Erfahrung mit Masturbation und 37% mindestens ein homosexuelles Erlebnis nach der Pubertät. Diese Zahlen brachten die herrschenden Vorstellungen über Normalität und abnormes, im Falle der Homosexualität damals sogar kriminelles Verhalten durcheinander. Die Entwicklung einer neuen Sexualmoral bahnte sich an. Ihr Ziel war eine freie sexuelle Entfaltung des Individuums.

Es wäre verfehlt, aus der Liberalisierung der Sexualität darauf zu schließen, daß der Umgang mit ihr für das Individuum, besonders der höheren sozialen Schichten, kein Problem mehr sei. Zwar läßt sich heute über Sexualität frei reden, doch sind anstelle der Verklemmungen früherer Generationen andere Schwierigkeiten getreten. Auch in diesem Bereich macht sich Leistungsdenken breit: Je älter ein Jugendlicher wird, ohne eigene Koituserfahrung gemacht zu haben, desto mehr gerät er in »Zugzwang«. Allgemeinwissen über sexuelle Praktiken nützt wenig; die persönliche Situation und die Frage nach dem »richtig Machen« und dem »richtig Empfinden« wird auch hier quälend – vor allem, weil man dem Partner häufig reiche Erfahrungen unterstellt. Trotz aller Liberalisierung und Aufklärung, trotz Film, Fernsehen, Videos und Büchern ist es nach unserer Erfahrung unter Jugendlichen keineswegs selbstverständlich geworden, über persönliche Wünsche, Gefühle, Ängste und Sehnsüchte mit einem Partner zu sprechen.

Dies sind einige Facetten des gesellschaftlichen Hintergrundes, auf dem sich epidemiehaft unter Mädchen und jungen Frauen Eßstörungen ausbreiten, die zur Magersucht oder Bulimie führen. Als besonders wichtige Rahmenbedingung ist ein zunehmendes Gesundheitsbewußtsein zu nennen, das sich im Anschluß an die Freßwelle der 50er Jahre gebildet und eine allgemein kalorienbewußtere Ernährung begünstigt hat. Gesundheitspolitisch propagierte Maßnahmen und Einstellungen betreffen zwar Männer und Frauen gleichermaßen, für Frauen – und besonders solche der Oberschicht – aber besteht eine sehr viel wirksamere Motivation, nämlich das herrschende Schlankheitsideal. Schlankheit steht gleichsam für Schönheit, Attraktivität, Dynamik und Erfolg; dieses weibliche Schönheitsideal der westlichen Gesellschaften und die damit verbundenen Erwartungen und Ansprüche sind sicherlich ein wichtiger Grund dafür, daß viele junge Frauen mit ihrem Körper unzufrieden sind. Dwyer et al. haben schon 1969 herausgefunden, daß 80% der Highschoolstudentinnen, aber nur 20% ihrer männlichen Kommilitonen den Wunsch hatten abzunehmen. Eine Untersuchung an schwedischen Adoleszenten zur gleichen Zeit ergab, daß die Mehrheit der weiblichen Heranwachsenden sich »fett« fühlte, während männliche Heranwachsende derartige Gefühle kaum äußerten. Die Unzufriedenheit mit dem eigenen Körper nahm mit dem Alter zu. 50% der 14jährigen und 70% der 18jährigen Mädchen fühlten sich (zu) dick (Nylander 1971). Der Drang nach Schlankheit war besonders ausgeprägt bei jungen Frauen der oberen sozioökonomischen Gruppierungen. Ihre Idealvorstellungen vom weiblichen Körper sind gegen den Trend junger Frauen der Allgemeinbevölkerung gerichtet: Die typische amerikanische Frau zwischen 17 und 27 ist in den letzten 20 Jahren 5 bis 6 Pfund schwerer geworden (Silverstein 1986).

Es muß also Strömungen, Ereignisse, Erfahrungen oder Erkenntnisse gegeben haben, aufgrund derer junge Mädchen und Frauen die Figur ihrer Mütter nicht mehr als Vorbild akzeptierten. Es könnte sein, daß ein Unbehagen am traditionellen Rollenverständnis der Frau, Ängste vor sich verändernden Lebensumständen und zu erwartende, unklare Leistungsanforderungen den Übergang von Schlankheit in Magersucht und Bulimie begünstigen.

Silverstein et al. (1986) haben in einer Untersuchung über mögliche Ursachen der Schlankheitsforderung für weibliche körperliche Attraktivität herausgefunden, daß üppige weibliche Formen mit einem Mangel an Intelligenz und mit beruflicher Inkompetenz assoziiert werden. Entsprechend bevorzugen Frauen, die akademische Leistungen, einen hohen Bildungsgrad und berufliche Karrieren anstreben, einen schlanken Körper. Die Autorinnen sind der festen Überzeugung, daß Eßstörungen die Manifestationen eines gesellschaftlichen Vorurteils gegen Frauen darstellen.

Eine andere kulturkritische Analyse der Magersucht hat Susie Orbach als überzeugte Feministin mit ihrem Buch »Hungerstreik« vorgelegt. Sie schreibt im Nachwort: »Das Körpergefühl einer Frau spiegelt unweigerlich ihre Verinnerlichung von vorherrschenden gesellschaftlichen Normen wider. Und je nachdem, wie ihr eigenes Urteil ausfällt (wie ›in‹ oder ›out‹ ihr Körper ist, gemessen an den zur Zeit herrschenden Normen weiblicher Attraktivität), steigt oder fällt ihre Selbstachtung« (Orbach 1990, S. 261).

Seit 150 Jahren kämpfen Frauen um Rechte: das Recht auf Ausbildung und Beruf, auf den Zugang zu den Universitäten, das Recht auf Entlohnung oder um das Wahlrecht. In der Gegenwart geht es mehr um Persönlichkeitsrechte: Befreiung von vielerlei Abhängigkeiten im privaten und gesellschaftlichen Leben, das Recht auf Selbstbestimmung, Schutz vor Mißbrauch, auch vor dem sexuellen Mißbrauch in der Ehe.

Überkommene soziokulturelle Normen und Werte haben in der Zeit nach dem Zweiten Weltkrieg, also in den 50er und 60er Jahren, einen Wandel erfahren. Der Zürcher Psychoanalytiker Jörg Willi stellt 1975 dazu fest:

»Durch die kulturelle Entwicklung der letzten Jahrzehnte haben sich die Voraussetzungen für das männliche und weibliche Stereotyp grundlegend gewandelt. Früher war die Führung eines Haushaltes und die Erziehung der Kinder eine Tätigkeit, die prestigemäßig der Berufstätigkeit des Mannes ebenbürtig stand. Die Frau war Chef im Haushalt, sie stand eventuell verschiedenen Hausangestellten vor, die Haushaltsführung war eine Kunst, die Kompetenz, Wissen, Klugheit und Geschicklichkeit erforderte (...). Gegenwärtig befindet sich die Frau, aber auch der Mann, bezüglich der gesellschaftsspezifischen Funktion in einer Krise. Die Gleichwertigkeitsregel läßt sich schwer einhalten, wenn die Haushaltsführung völlig rationalisiert ist und in der isolierten Kleinfamilie die Kinder fast die einzigen Bezugspersonen der Frau sind (...)« (Willi 1975, S. 135f.).

Die Kleinfamilie, die Willi anspricht, verlangt eine genauere Betrachtung. Es ist zu fragen, ob sich dahinter nicht mehr verbirgt als die Störquelle einer hypothetischen Gleichwertigkeitsregel zwischen Mann und Frau. Die Kleinfamilie entstand nicht als Konstruktion, sie ist nicht das Ergebnis von Rationalisierungsmaßnahmen, sie hat sich vielmehr über

Jahrhunderte entwickelt. Eindrucksvoll wurde die Geschichte der Familie von Philippe Ariès dargestellt (1975). Er beschreibt das mittelalterliche Familienleben mit vielen Menschen in großen Häusern, in denen die Räume ineinandergingen und nicht zweckgebunden den verschiedenen Familienmitgliedern, sondern auch Bediensteten, Freunden und Besuchern gleichermaßen zum Aufenthalt, als Speisekammer, Empfangsraum, Schlafgemach und Büro dienten. Niemand war allein. Die Intensität des sozialen Lebens verbot die Isolierung; für Intimität war kein Platz, Familiengefühle konnten nicht aufkommen. Ariès sagt dazu:

»Doch waren, das ist der springende Punkt, Gefühle zwischen Ehegatten, zwischen Eltern und Kindern keine unabdingbare Voraussetzung für die Existenz wie für das Gleichgewicht der Familie: Um so besser, wenn sie sich zusätzlich einstellten. Für gefühlsmäßige Bindungen und soziale Kontakte war außerhalb der Familie gesorgt. Sie entwickelten sich in einem sehr dichten und warmen Milieu, das sich aus Nachbarn, Freunden, Herren und Dienern, Kindern und Greisen, Männern und Frauen zusammensetzte, und wo man seine Neigungen einigermaßen ungezwungen sprechen lassen durfte ...« (Ariès 1975, S. 47).

Der Übergang zur modernen Familie vollzieht sich, nach Ariès, im 18. Jahrhundert. Die Familie beginnt sich abzusondern und schafft sich eine private Atmosphäre. Diesem neuen Bestreben, sich gegen die Welt abzuschirmen, wird die Organisation des Hauses angepaßt: Räume werden bestimmten Zwecken zugeordnet, einzelne Zimmer können von einem Flur aus betreten werden, Privatheit, Intimität sind gewährleistet. Die Bediensteten werden auf eigene Räume verwiesen und leben nicht mehr mit der Familie zusammen. »In dieser Spezialisierung der Wohnräume, wie sie zunächst innerhalb des Bürgertums und der Aristokratie stattfand, haben wir gewiß eine der größten Veränderungen des täglichen Lebens zu

sehen. Sie entspricht dem neuen Bedürfnis nach Isolierung.«
Es entsteht eine neue Höflichkeit: die Verpflichtung, die In-
timsphäre des anderen zu achten.

Für Ariès ist diese Verwandlung verbunden mit tiefgreifenden Auswirkungen auf die Beziehung zwischen Mann und
Frau, zwischen Eltern und Kindern und ganz besonders auf
die Entwicklung und Erziehung der Kinder:»Die Familie ist
zu einem Hort unabdingbarer affektiver Verbundenheit zwischen den Ehegatten und auch zwischen den Eltern und Kindern geworden, was sie zuvor nicht gewesen war. Diese affektive Verbundenheit läßt sich vor allem an dem Rang ablesen,
der der Erziehung von nun an eingeräumt wird. Es handelt
sich nicht mehr einfach darum, seine Kinder in den Dienst
des Besitzes und der Ehre zu stellen. Wir haben es mit einer
völlig neuen Einstellung zu tun: Eltern interessieren sich für
die Studien ihrer Kinder und verfolgen sie mit einer Aufmerksamkeit, wie sie im 19. und 20. Jahrhundert durchaus
üblich ist, zuvor jedoch unbekannt war.« (S. 48)
    Das Bild, das Ariès von der modernen Familie ab dem
18. Jahrhundert im Detail gezeichnet hat, ist heute schon
nicht mehr zutreffend. Das Haus mit den für bestimmte
Zwecke reservierten Wohnräumen ist einer Wohnung gewi-
chen, in der man auf soundsoviel Quadratmetern eng zusam-
menlebt. Die durchschnittliche Familie ist kleiner geworden,
und es werden weniger Kinder geboren. Hinzu kommt: Es
gibt keine Dienstboten mehr. In Europa setzte vom Zweiten
Weltkrieg an ein Rückgang der Dienstleistungsberufe ein.
Dies betraf außer bäuerlichen Betrieben auch die Hausangestellten in Mittelstandsfamilien. Die Rationalisierung und
Technisierung des Haushalts, der kleinere Wohnbereich, die
kleinere Familie machten sie entbehrlich. Seither leben die
Familienmitglieder unter sich, – auf vergleichsweise engem
Raum. Dienstboten, also »fremde« Personen, sind nicht mehr
anwesend. Der Prozeß der Abkapselung der Familie, den

Ariès mit Beginn des 18. Jahrhunderts ansetzt, hat einen Höhepunkt erreicht: Die Dienstboten sind weg, auch verschiedene Generationen leben nicht mehr zusammen, die Zahl der Kinder hat abgenommen, die Kleinfamilie, von der Willi spricht, ist zum Standard geworden. Diese Entwicklung hat viele Konsequenzen. Willi weist darauf hin, daß in diesem System die Kinder, oft nur das eine Kind, die einzigen Bezugspersonen bzw. -person der Frau sind. Die Kleinfamilie schafft einen Grad an Intimität, mit dem gerade Mittelstandsfamilien noch nicht zurechtkommen. Die Anwesenheit von Dienstboten im Hause hatte noch eine Art von Öffentlichkeit bewirkt und Verhaltensweisen der Familienmitglieder untereinander beeinflußt, nicht zuletzt auch das Verhältnis der Eltern zu ihren Kindern. Es entsprach nicht der Würde einer Familie, in Gegenwart von Dienstboten zu streiten, überhaupt starke Emotionen zu zeigen. Die Anwesenheit einer mehr oder weniger fremden Person dämpfte Spontaneität und erzeugte oft eine klassenbewußte Distanz. Der auf demonstrative Harmonie bedachte Umgangston und die auf Öffentlichkeit ausgerichteten Manieren werden gerade in sogenannten guten Familien konserviert, obwohl es schon lange keine Dienstboten, d.h. keine Öffentlichkeit mehr gibt. Für viele Kinder ist das übrigens ein Verlust: Das Dienstmädchen, die Köchin, die Zofe waren oft wichtige Bezugspersonen für Kinder – manchmal warmherziger und emotional direkter als die entrückten Eltern und vor allem jederzeit verfügbar.

Auch für die Frau waren, wie Willi andeutet, die Dienstboten nicht nur Zeichen und Stütze ihres Prestiges gegenüber dem Mann, sondern auch regelmäßiger Sozialkontakt. Als Bezugspersonen bleiben die Kinder, die oft genug die einzige Aufgabe der (Haus-) Frau sind. Diese Aufgabe steht heute nicht mehr besonders hoch im Kurs, und ihre Bewältigung bedeutet keinen Verdienst mehr. Den eigenen Kindern beim Start ins Leben zu helfen ist, wie Lohmann in Schweden bemerkt, inzwischen etwas, für das man sich geradezu schämt wie für einen Luxus, den man sich eigentlich nicht leisten kann oder darf. Es ist nicht erstaunlich, daß Frauen, vor allem wenn sie des Kindes oder der Kinder wegen den eigenen Beruf aufgegeben haben, wegen des allgemeinen Leistungsdenkens versuchen, wenigstens den Part, den die Gesellschaft ihnen zuteilt, mit Auszeichnung zu spielen. So wird auch Kindererziehung zur Leistung, zum persönlichen Prestige. Das Ergebnis muß vorzeigbar sein. Es gehört zum überkommenen Rollenmißverständnis, daß die Väter sich kaum an der Erziehung beteiligen, bei Mißlingen aber der Frau die Schuld zuschieben.

In ihrem Buch über den (häufig mißbrauchten) Begriff der Mutterliebe schreibt Elisabeth Badinter (1981):

»Außerdem empfinden die Frauen in wachsendem Maß den Dualismus der auf das Haus, das Heim zentrierten Mutterrolle und der nach außen gewandten Frauenrolle. Es ist von der Harmonie, der Komplementarität, ja sogar von der wohltuenden Wirkung dieser beiden Rollen auf das Kind die Rede. Doch selten wird von den Problemen gesprochen, die sie für die Mutter aufwerfen können. Daß sie möglicherweise in Konflikt mit einem geraten wird, wird verschwiegen, so als ob das lediglich eine Sache der Frauen wäre. Die Männer und die Gesellschaft, die deren Wertvorstellungen widerspiegelt, scheinen nicht bereit zu sein, Abhilfe zu schaffen ... Tatsache bleibt, daß die Frauen mit wachsendem Bildungsstand und wachsenden Möglichkeiten einer interessanten Berufstätigkeit beschließen, das Haus zu verlassen. (...)

Der Bildungsprozeß der Frauen ist nicht rückgängig zu machen, und wenn wir heute die Frau der Zukunft schildern sollten, so würden wir sie uns zweifellos als noch entarteter vorstellen: als Inhaberin des gleichen Wissens und Könnens, wie es ihr männlicher Gefährte besitzt.« (Badinter 1981, S. 274f.).

Die Gedanken, die Elisabeth Badinter hier formuliert, sind für viele Familien besonders der oberen soziokulturellen Schichten noch tabuisiert. Und gerade in solchen Familien, in denen Konservieren, das Bewahren überkommener Rollenverteilungen und Moralvorstellungen zum Wertsystem gehört, entstehen Magersucht und Bulimie.

3. Familie und Eßstörungen

Wenn wir Magersüchtige behandeln, interessieren uns die Familien, aus denen sie kommen. Das ist nichts Besonderes und auch nichts Neues. Schon Ende des 19. Jahrhunderts haben Gull, Lasègue und Charcot auf mögliche Zusammenhänge zwischen familiären Bedingungen der Entstehung und Aufrechterhaltung der Anorexia nervosa hingewiesen.

Uns sind in den vergangenen Jahren viele Familien mit einer magersüchtigen oder bulimischen Tochter oder einem magersüchtigen oder bulimischen Sohn begegnet. Manche lernten wir nur flüchtig oder indirekt über unsere Patienten kennen, mit anderen war der Kontakt im Verlauf einer langen therapeutischen Zusammenarbeit intensiv. Unser Bild von diesen Familien hat keine festen Konturen und wandelt sich ständig.

Dramatisch an diesen Familien ist das Undramatische. So waren wir nicht selten überrascht, wieviele Ähnlichkeiten diese Familien mit uns vertrauten, bekannten Familien haben – Familien, die weder eine eßgestörte Tochter noch einen sogenannten Symptomträger anderer psychischer Erkrankungen haben, sondern ganz einfach durchschnittliche Mittelstandsfamilien sind. Diese Familien achten sehr auf gesellschaftliche Normen und Konventionen. Sie legen Wert auf Ordnung, Pflichterfüllung, Anstand, Leistung und Bildung. Sie sind bestrebt, nicht aufzufallen und keinen Anlaß zu Kritik zu geben. Die Rollenverteilung entspricht der Tradition: Der Vater ist der Ernährer, die Mutter übernimmt Haushaltsführung, Kindererziehung und Kontaktpflege mit der Verwandtschaft. Die Aufwendungen für das alltägliche Leben sind eher bescheiden; das eigene Haus aber und, wenn möglich, der Zweitwagen für die Ehefrau sowie eine Ferienwohnung gehören zu den erstrebten Zielen, für die eine Reihe von materiellen Opfern gebracht wird. Größter Wert aber wird auf Karriere, Erziehung, Ausbildung und Fitness gelegt. Entsprechend bestimmen Arbeit und Termine den Alltag, Bildung und sportliche Aktivitäten als vermeintliche Entspannung die Wochenenden und den Urlaub.

Eine Mutter berichtete uns:
»Wenn mich jemand gefragt hätte, wie ich mich fühle, hätte ich sicher geantwortet: ausgesprochen glücklich. Mein Mann arbeitete zwar sehr viel, aber im Urlaub verlebten wir wirklich schöne Tage miteinander. Über seine berufliche Karriere freute ich mich und fand es nicht mehr tragisch, meinen Beruf aufgegeben zu haben. Ich versuchte mich auf meinen Mann einzustellen und auf ihn einzugehen. Unsere Kinder waren nett und gesund; sie hatten an vielen Dingen Interesse und machten vor allem gute Fortschritte in der Schule. Ich bin sicher, daß wir auf unsere Verwandten, Bekannten und Nachbarn den Eindruck einer netten, intakten Familie gemacht haben, und so haben wir uns auch selbst gefühlt.«

Eine Patientin erzählt von ihrer Familie:
»Wir waren eine glückliche Familie. Mein Vater hatte sich zum Direktor einer großen Firma hochgearbeitet, und wir kannten keine finanziellen Probleme. Meinen Vater sahen wir meist nur an den Wochenenden oder im Urlaub. Er kam immer spät nach Hause und arbeitete auch dann bis in die Nacht, um sich fortzubilden. Meine Mutter war freundlich und galt als perfekte Hausfrau, Mutter und Gastgeberin. Sie meisterte die Probleme, die sie mit all diesen Aufgaben hatte, mit links. Wir Kinder – mein Bruder und ich – waren ihr Werk. Wir benahmen uns höflich und zuvorkommend, rede-

ten nicht dazwischen, wenn Erwachsene sprachen, und interessierten uns ausschließlich für Dinge, die bildeten wie klassische Musik und gute Bücher. Da wir außerdem sehr gut in der Schule waren, unserer Mutter im Haushalt halfen und uns kleideten, wie unsere Eltern dies wünschten, entsprachen wir den Erwartungen, die man an wohlerzogene Kinder stellt.«

Und eine andere:
»Nach außen sind wir eine intakte, glückliche Familie. Mein Vater ist der Ernährer und die absolut dominierende Person in unserer Familie. Es wird so gut wie alles auf ihn ausgerichtet. Weil er öfter auf Geschäftsreisen ist, genießt er, wenn er zu Hause ist, alle Vorrechte eines Familienoberhauptes. Er ist ausgesprochen autoritär. Seine Meinung wird respektiert und ohne Widerspruch hingenommen. Er übernimmt alle anspruchsvollen Arbeiten und läßt sich dabei nicht helfen. Meine Mutter ist eine sehr fürsorgliche Frau. Sie kümmert sich um den Haushalt und die Familie. Sie ist grundsätzlich nur für andere da und gibt alles her, was sie hat. Sie stellt sich auf meinen Vater ein, äußert keine Kritik oder eigene Meinung. Alles, was mein Vater tut und sagt, ist richtig und gilt auch für sie. Meine Schwester und ich sind, solange wir denken können, Rivalinnen gewesen. Wir haben uns immer Konkurrenzkämpfe geliefert, sei es in bezug auf Schule, Sport, Freunde, Aussehen oder andere wichtige Dinge.«

Wieder eine andere:
»Wir sind zu viert in unserer Familie und, von außen betrachtet, eine ganz normale Mittelstandsfamilie mit eigenem Haus in einem Vorort einer größeren Stadt. Meine Eltern taten alles für uns Kinder. Wir wuchsen umsorgt und wohlbehütet auf. Meine Mutter hörte auf zu arbeiten, als wir klein waren, um Zeit für uns zu haben und für uns dasein zu können. Später arbeitete sie halbtags. Mein Vater fuhr jeden Mittag zehn Ki-

lometer, um mit uns zu Mittag zu essen. Meine Eltern legten großen Wert darauf, daß die Familie zu den Mahlzeiten zusammenkam.«

Es ließe sich noch eine Vielzahl ähnlicher Geschichten aneinanderreihen, in denen Mütter und eßgestörte Patientinnen ihre »glückliche«, »intakte«, »harmonische« und »ganz normale« Familie beschreiben. Es sei dahingestellt, ob die Betroffenen ihre Familien idealisieren. Wichtig ist zunächst, festzuhalten, daß sich weder die »normale« noch die »kranke« Familie zweifelsfrei und eindeutig definieren läßt.

Wir setzen uns mit diesen Familien auseinander, nicht, um in den Eltern – sei es dem Vater oder der Mutter – einen Schuldigen für die Krankheit zu suchen, sondern um Anhaltspunkte, Wegzeichen für unsere therapeutische Arbeit zu gewinnen. Die Frage der Schuld stellt sich spätestens dann nicht mehr, wenn deutlich wird, daß die Eltern ihrerseits Opfer komplexer Beziehungsstrukturen sind, an denen wiederum deren Herkunftsfamilien beteiligt waren. Eine Patientin sagt dazu: »Ich bin der Überzeugung, daß sich die Magersucht in meiner Familie von Generation zu Generation fortentwickelt hat und bei mir dann schließlich zum Ausbruch gekommen ist.«

Familienmitglieder

Wir beschränken uns auf die Familien, aus denen die Patientinnen kommen, obwohl wir wissen, daß der Einfluß der Großeltern auf diese Familien groß sein kann. Beginnen wollen wir die Charakteristik mit dem (vermeintlichen) Familienoberhaupt, dem Vater. Vermeintlich darum, weil viele Väter der Familie nur rein äußerlich vorstehen, im Grunde aber den Platz ihrer Mutter, Schwiegermutter oder Frau überlassen haben – nicht wenige, ohne sich dessen bewußt zu sein.

Väter

Die meisten Väter sind leistungsorientiert und karrierebewußt. Viele sind Aufsteiger und haben es weiter gebracht als ihre Väter. Darauf sind sie stolz, und dafür arbeiten sie hart. Zufrieden aber sind sie nicht; sie streben immer noch weiter und wollen immer noch höher hinaus.

»Mein Vater setzt sich unter schweren Leistungsdruck. Er ist stark, erfolgreich und ein guter Mensch. Lange Zeit war er für mich unfehlbar wie ein Gott, allwissend und gebildet. Manchmal denke ich, er hält sich selbst für unfehlbar. Er sagt zwar, er sei nicht perfekt und habe auch Fehler – aber er hat nur die Fehler, die er zugibt und niemals die, die andere an ihm sehen.«

»Mein Vater nimmt seinen Beruf sehr ernst. Er ist ehrgeizig und völlig intolerant irgendeinem Versagen gegenüber. Er ist eine Mixtur aus Verantwortungs- und Pflichtbewußtsein sowie fehlendem Vertrauen in die Fähigkeiten anderer. Er weigert sich, festzustellen, daß es auch ohne ihn geht, und er hat noch nie seinen ganzen Urlaub genommen.«

»Mein Vater ist der Ernährer, Kopf und Intellekt der Familie. Er hat das Sagen und ist für alle wichtigen Bereiche zuständig. Er gilt als der Mann, der alles weiß und alles kann. Ihm sind Respekt und Rücksichtnahme entgegenzubringen. An ihm hat sich die Familie zu orientieren, da er durch und durch und in jeder Hinsicht vernünftig ist und alles weiß.«

Von ihren Familien erwarten die Väter, daß sie funktionieren und keine Scherereien machen. Von ihren Frauen, daß sie sie von Alltagsproblemen, Kinderkram und Behelligungen durch die Verwandtschaft verschonen.

»Für meinen Vater ist es wichtig, daß daheim alles reibungslos läuft. Er kommt abends spät nach Hause und möchte dann nur die angenehmen Seiten der Familie erleben. Er hat keine Zeit, sich mit Schulproblemen oder anderen Schwierigkeiten, die wir Kinder haben, auseinanderzusetzen. Meine Mutter ist die Vermittlerin; sie trägt die Botschaften von einem zum anderen. Das Verhältnis meines Vaters zu uns Kindern ist sehr entfernt. Er beteiligt sich nicht an der Erziehung und weiß kaum über uns Bescheid. Er zeigt wenig Interesse; Probleme und ernstere Schwierigkeiten erreichen ihn erst, wenn sie massiv sind, und dann reagiert er meistens gereizt und weist die Schuld meiner Mutter zu.«

Die wenigsten Väter stört es, daß ihre Frau auf eine eigene Berufskarriere verzichtet hat. Schließlich ist es die natürlichste und vornehmste Aufgabe einer Frau, Kinder zu gebären und sie aufzuziehen.

Es drängt sich der Eindruck auf, daß für die Väter Magersüchtiger und ihre Frauen die Zeit stehengeblieben ist. Sie halten an Konventionen und Traditionen fest und stellen sich nicht dem Wandel und den Anforderungen der Zeit, in der sie leben, aus Angst vor Veränderungen und damit aus Angst vor Unsicherheiten. Erst ihre Tochter begehrt irgendwann auf in der Magersucht. Sie rebelliert gegen die traditionelle Frauenrolle und weigert sich, die Rolle, die ihre Mutter ihr vorlebt, anzunehmen.

Die Väter überlassen zwar die Erziehung den Müttern, dennoch erwarten sie von ihren Kindern anständiges Benehmen, tadelloses Aussehen und vor allem ausgezeichnete Leistungen, und das, wie sie meinen, mit vollem Recht, gemessen an den finanziellen Zuwendungen, die die Kinder erhalten.

Manche Väter konnten nicht studieren, einige erst über den zweiten Bildungsweg, und nicht wenige mußten sich ihr Studium als Werkstudenten verdienen.

»Mein Vater erzählt selten etwas, und wenn, dann nur etwas aus der Vergangenheit, und zwar, wie schwer er es in der Kindheit und Jugend gehabt hat im Gegensatz zu uns; wie hart das Studium als Werkstudent war; wieviel er geleistet hat und wie wenig er dabei verdient hat.«

»Mein Vater ist extrem ehrgeizig, nicht nur, was seine Person angeht, sondern für die gesamte Familie. Er stellt höchste Ansprüche und erwartet Höchstleistungen. Mein Bruder und ich mußten nicht nur in der Schule glänzen, sondern auch in der Musik und im Sport. Niemals durften wir ihn blamieren; wir mußten überall zur Elite gehören und möglichst die Besten von allen sein. Ängste und Schmerzen zählten nicht, immer nur Mut, Stärke, Durchhalten und Siegen.«

Neben Bildung und Fortbildung setzen die Väter für die Freizeit eine Vielzahl sportlicher Aktivitäten auf ihr Programm, um möglichst fit zu bleiben. Sie sind im Grunde trotz ihres sozialen Standes, ihrer guten beruflichen Stellung und ihres sicheren Auftretens Menschen mit einem leicht störbaren Selbstwertgefühl. Darum tun sie alles, um dem gängigen Klischee des starken Mannes zu entsprechen. Ihre Ideale heißen: Jugendlichkeit – Dynamik – Stärke – Erfolg – Sachlichkeit und, wenn möglich, Emotionslosigkeit.

»Ich glaube, mein Vater arbeitet so wahnsinnig viel, Tag und Nacht, weil er genauso eine Leere empfindet wie ich. Aber er gibt der Leere in sich keine Chance, so wie ich auch lange Zeit alles zugestopft habe mit meinen Leistungen in der Schule und im Sport, und später mit meiner Magersucht.«

Welche Rolle die Väter in der Familie spielen, läßt sich nicht immer auf Anhieb durchschauen. Hilde Bruch nennt sie die »Zweitbesten« in den Familien. Mara Selvini-Palazzoli sagt, sie seien »emotional nicht vorhanden«.

Das entspricht dem, was Töchter beschreiben: »Mein Vater reagiert meistens gar nicht. Er sagt nichts, zieht sich zurück, kann nicht sprechen, hat praktisch keine Art, sich zu äußern. Er wirkt so, als gehöre er überhaupt nicht zu unserer Familie. Er ist ernst, manchmal müde, vor allen Dingen im Vergleich zu meiner Mutter, die voller Energien ist. Gegen sie hat er keine Chance. Sie macht alles fünfmal so schnell wie er und organisiert sein Leben gleich mit. Oft erscheint mir mein Vater wie tot. Man kann an keiner Geste erkennen, was in ihm vorgeht. Das einzige, was er mit fürchterlich trauriger Miene sehr gut zu vermitteln weiß, ist Enttäuschung und Vorwurf. Manchmal frage ich mich, ob sich vielleicht tausend Dinge in ihm abspielen, über die er mit niemandem, auch nicht mit meiner Mutter, jemals spricht.«

Zweifellos gehört alles, was den Bereich Kindererziehung angeht, den Müttern, und sie lassen den Vätern auch kaum eine Chance, dort einzudringen. Zwar beklagen sie manchmal deren Desinteresse an der Erziehung und die Last, die sie allein zu tragen haben, jedoch meist nur dann, wenn etwas schiefgelaufen ist und ihnen die Verantwortung und Schuld zugeschoben wird. Für die später Magersüchtigen aber spielen die Väter eine große Rolle. Sie haben zwar meist eine enge Bindung an die Mutter und sind von ihr abhängig, aber sie sehnen sich fast alle nach einer emotionalen Beziehung zu ihrem Vater. Einige wissen davon, andere erkennen dies erst im Verlauf einer Psychotherapie. Nicht wenige Väter haben auch ein hohes Interesse an diesen Töchtern, manche ein erotisches, so daß es irgendwann zu inzestuösen Absichten oder sogar Handlungen kommen kann.

Mütter

Die meisten Mütter sind zwischen vierzig und fünfzig Jahre alt. Einige von ihnen haben eine begonnene Ausbildung nicht abgeschlossen, weil sie heirateten. Andere sind ihrer Berufstätigkeit nur passager nachgegangen. Allen gemeinsam ist, daß sie auf eine eigene Berufskarriere verzichtet haben zugunsten von Haushaltsführung und Kindererziehung, der sie sich verpflichtet fühlen. Manche Mütter zeigen deutlich perfektionistische Züge; andere kokettieren damit, keine gute Hausfrau zu sein. Die Grundstimmung der meisten Mütter ist gedrückt. Sie äußern sich nicht direkt, sondern mit schweigendem Vorwurf, oder leiden unter psychosomatischen Störungen. Ihre Unzufriedenheit entwickelt sich häufig aus einem Gefühl des Unerfülltseins, das sie aber anderen und sich selbst gegenüber meist nicht zugeben können. Vielmehr beteuern sie und klammern sich wohl selbst daran, daß sie es als ihre schönste Aufgabe ansehen, sich für die Familie aufzuopfern. Viele Töchter bezweifeln das.

»Meine Mutter war für mich ein Vorbild an Ordnung, Sauberkeit, Pflichterfüllung und Korrektheit. Ihre größte Angst und Sorge war, nicht so perfekt und makellos dazustehen, wie sie meinte, daß andere es von ihr erwarteten. Nur ja keine Schwächen, Probleme und Ängste zeigen, das war und ist ihre Devise. Nach außen wurde immer eitel Freude gespielt, auch wenn es nach innen gar nicht stimmte.«
»Meine Mutter kümmert sich perfekt um den Haushalt, ihre Mutter, ihren Mann und ihre Kinder. Außerdem ist sie eine hervorragende Gastgeberin. Sie sieht stets ordentlich

und gepflegt aus und hat nie mit jemandem Streit. Sie tut alles, nur damit es den anderen gut geht. Sie selbst gönnt sich nichts, oder wenn, dann nur mit Gewissensbissen. Sie jammert den ganzen Tag, was sie noch alles tun muß, damit der Rest der Familie es nur ja schön hat. Sie quält sich frühmorgens aus dem Bett, damit wir unser Frühstück bekommen. Sie backt tolle Kuchen, aber nur für die anderen, da sie abnehmen muß. Nach jedem Kaffeeklatsch mit den Nachbarn klagt sie, wie anstrengend es gewesen ist, aber die Hauptsache war, daß es ihren Gästen gefallen hat. Manchmal denke ich, meine Mutter wollte und mußte einfach immer die Leidende sein, damit sie von allen bedauert wurde. Sie ließ uns gar keine Chance, ihr zu helfen. Das einzige, was uns blieb, war, sie zu bedauern für ihre Aufopferung und dankbar zu sein.«

Begegnet man Müttern Magersüchtiger, so fällt auf, daß viele auch in ihrem Äußeren wenig Wert auf ihr Frausein legen. Die meisten haben eine gut trainierte Figur; manche finden sich zu dick und kämpfen immer wieder mit Diäten um eine bessere Figur. Sie sind solide, adrett gekleidet und sportlich, nicht aber so, daß sie etwas von Lust und Freude ausstrahlen, sich schön zu machen, um sich und anderen zu gefallen.

»In der Rolle als Frau, glaube ich, hat sich meine Mutter niemals ganz zurechtgefunden. Ich meine, daß so etwas wie Körpergefühl und Sinnlichkeit fehlt; schöne Kleider und jede Art von Luxus hat sie sich niemals gegönnt. Im Vordergrund und über allem standen immer Verstand und Vernunft.«

Das Selbstverständnis dieser Frauen basiert nicht auf ihrem Frausein, sondern auf ihrer Mutterrolle. Sie entsprechen damit zumindest nach außen den Konventionen und Traditionen, wie sie bis zur Mitte dieses Jahrhunderts allgemein galten und akzeptiert waren. Die seit den 60er Jahren zu beobachtende ständige Weiterentwicklung der Frauen zu mehr Eigenständigkeit und Selbstwertgefühl scheint spurlos an ihnen vorübergegangen zu sein. Nach einem zumeist nur kurzen Intermezzo im Berufsleben kehren die meisten an den »Herd der Familie« zurück, wo sie schalten und walten wie eh und je. Sie lassen sich von ihrem Ehemann ernähren und ordnen sich ihm unter, zumindest nach außen; innerhalb der Familie aber herrschen sie zum Teil versteckt. Sie werden von ihren Töchtern als »Manager« der Familie beschrieben, als »Zentrum«, »Schaltstelle« oder »Schleuse«, und nicht wenige erleben sich auch selbst so. Sie wissen, daß ohne sie nichts läuft, sie fühlen sich als die Familie schlechthin.

»Meine Mutter ist die Managerin der Familie. Sie regelt alles, was man sich denken kann. Sie kümmert sich um den Haushalt, den Garten, das Geschäft, die Erziehung der Kinder, meinen Vater – einfach alles. Sie ist so eine Art Schleuse oder Filter; sie prüft, ob und in welcher Dosierung etwas an meinen Vater herangetragen werden soll.«

»Meine Mutter ist eine sehr starke, energiegeladene Frau, die sehr viel leistet. Wenn man versucht, ihre Leistung zu würdigen, wehrt sie ab. Sie kann ein Lob oder eine Anerkennung schlecht annehmen, sie tut vielmehr so, als sei das, was sie macht, selbstverständlich und nicht der Rede wert. Andererseits aber glaube ich, daß sie im Grund ständig um Anerkennung kämpft und sich vor sich selbst rechtfertigen muß. Ich glaube, daß sie Probleme mit ihrem Selbstwertgefühl hat, denn sie wirkt auf mich so, als müsse sie ihre eigene Wertigkeit ständig an ihrer Leistung bemessen.«

Die Erziehung der Kinder liegt fast ausschließlich in ihren Händen, und darauf konzentrieren sie all ihre Kraft und Energie. Eine Mutter spricht von ihrer »Mutterkarriere«, die sie nach Aufgabe ihres Berufes begonnen hat.

»Ich fing an, mich als Hausfrau und Mutter zu profilieren. Den größten Teil meiner Zeit widmete ich den Kindern; ich spielte mit ihnen, las ihnen vor und kümmerte mich um die Hausaufgaben. Wir machten viele Ausflüge, besuchten Ausstellungen und Konzerte. Ich hatte oft ein Programm für die Kinder. Fernsehen gehörte nur selten dazu, denn ich war der Ansicht, daß man die Zeit besser nützen konnte. Ich war immer darauf aus, meinen Kindern nur das Beste von allem zu bieten. Ich belehrte sie auf unseren Ausflügen, suchte ihnen Bücher aus, die sie lesen sollten. Mir machte alles wirklich großen Spaß, und ich war überzeugt von dieser Erziehung. Wenn ich uns mit anderen Familien verglich, schnitten wir immer gut ab. Ich machte wahrscheinlich des öfteren mehr oder weniger abfällige Bemerkungen über andere Kinder, die nicht so gut funktionierten wie meine. Mich selbst stellte ich im Lauf der Jahre immer weiter zurück. Ich genoß das Ansehen, das mir die Erfolge der Kinder brachte. Meine Isolation nahm ich als unumgänglich hin, denn ich war ausgefüllt von den wichtigen Erziehungsaufgaben. Ich entwickelte mich zur Berufsmutter. Ich nahm meine Kinder überall gern mit hin – es war mir so, als sei ich unvollständig ohne Kinder. Über die berufliche Karriere meines Mannes freute ich mich und empfand es nun, da ich so viele wichtige Aufgaben mit meiner Mutterkarriere hatte, nicht als tragisch, meinen Beruf aufgegeben zu haben. Ich sah die Erziehungsaufgabe alleine als meine Aufgabe an und fürchte, daß ich im Lauf der Jahre meinem Mann die Kinder regelrecht entfremdet habe. Ich hatte mir ein Bild davon gemacht, wie ich glaubte, daß mein Mann die Kinder haben wollte, und danach versuchte ich sie zu formen, um sie ihm letzten Endes zu präsentieren. Dies ging so weit, daß ich Fragen, die mein Mann und andere an die Kinder richteten, vorsichtshalber selbst beantwortete, weil ich meinte, viel besser ausdrücken zu können, was die Kinder sagen wollten. Heute glaube ich, daß es mir bei allem vermutlich nicht nur um die Kinder und deren Erfolge ging, sondern *ich* wollte erfolgreich sein und von meinem Mann und von meiner Schwiegermutter anerkannt und akzeptiert werden.«

Wir stimmen mit Selvini-Palazzoli (1982) überein, daß die zukünftigen Magersüchtigen mehr als deren Geschwister das Werk, der Besitz ihrer Mütter sind. Sie sind von ihnen abhängig und nicht in der Lage, anders zu denken und zu fühlen als sie oder sich gar gegen sie durchzusetzen und gegen sie zu stellen.

»Meine Mutter war immer allgegenwärtig und bestimmte alles. Sie wußte, was richtig war; sie allein war entscheidend bei allen meinen Entscheidungen. Ich hatte mich anzupassen, oder ich fiel durch das Sieb. Ich habe mich immer angepaßt, denn sie arbeitete mit meinem Gewissen.«

»Meine Mutter fordert meine uneingeschränkte Liebe. Sobald ich noch jemanden anderen – und sei es meinen Vater – liebe, versucht sie mit allen Mitteln, diese Beziehung entweder zu verhindern, zu stören oder, wenn das offensichtlich nicht geht, auch eine Rolle darin zu spielen. Ich glaube, sie hat eine wahnsinnige Angst, ich könnte davonlaufen und sie allein lassen.«

»Sobald ich in die Nähe meiner Mutter komme, werde ich unnatürlich. Ich versuche krampfhaft, nur noch gescheite Antworten zu geben. Ich überlege mir jeden Satz, bevor ich ihn ausspreche. Es fällt mir schwer, ihr ins Gesicht zu schauen. Ich weiche ihrem Blick aus. Ich denke immer nur, wie ich auf sie wirke. Auf gar keinen Fall darf ich mir eine Blöße geben oder mich hängenlassen.«

»Es zieht mich immer wieder wie ein Magnet zu meiner Mutter hin. Ohne sie weiß ich nicht, wer ich bin, ob meine Interessen echt oder eingebildet sind, meine Gefühle richtig oder falsch. Wenn ich etwas entscheide, mache ich es so, wie sie es machen würde. Wenn ich weiß, sie würde eine Aktion nicht für gut befinden oder akzeptieren, lasse ich sie lieber. Sie ist mein Vorbild, und ich will gut bei ihr dastehen.«

»Ich sehe und beurteile mich ständig mit den Augen meiner Mutter. Andere Wahrnehmungen als die meiner Mutter waren zwanzig Jahre lang in ihren Augen unnatürlich, komisch, anormal, schizophren, unlogisch, absurd, gefühllos und falsch ...«

»Indem ich das Leben meiner Mutter genau imitiere, habe ich die Sicherheit, einigermaßen richtig zu leben und irgendwie Halt zu haben. Ich getraue mich nicht, diese Sicherheit aufzugeben und den Sprung ins kalte Wasser zu machen und ich selbst zu werden. Bin ich mit anderen Menschen zusammen, denke ich ständig an meine Mutter. Ich fälle Entscheidungen danach, wie sie sich entscheiden würde – dann weiß ich, daß es richtig ist und mir nichts passieren kann.«

Vielleicht läßt sich aus dem Gesagten der Schluß ziehen, daß es also doch die typischen »Magersuchtsmütter« gibt, und somit ließe sich die Urheberin allen Übels benennen. Es wäre nicht das erstemal, daß Mütter als die Schuldigen für psychische Erkrankungen ihrer Kinder hingestellt würden. 1948 hat Freda Fromm-Reichmann den Begriff der »schizophrenogenen Mutter« geprägt. Simon und Stierlins (1984) Charakteristik ähnelt in vielen Punkten den Mutter-Kind-Beziehungen, wie wir sie aus den Lebensgeschichten mancher unserer Patienten kennen, nur mit dem Unterschied, daß es bei den einen in der Adoleszenz zur Anorexia nervosa und bei den anderen zum Ausbruch der Psychose kommt:

»Mütter, die außerordentlich tief in das Leben ihres Kindes eindringen und eingreifen, sich seinen Bedürfnissen und Gefühlen als Individuum verschließen, es überfürsorglich behüten, ununterbrochen kontrollieren und überwachen, verhindern seine eigenständige und integrierte Identitätsentwicklung. Solche Mütter fühlen sich als Frau unerfüllt und unvollständig und geben ihrem Kind zu verstehen, daß ihr Leben ohne es sinnlos wäre. Dementsprechend erwächst im Kind das Gefühl, es sei seine Pflicht, Lebensinhalt der Mutter zu sein. Sich von ihr zu trennen hieße, sie zu töten, aber ebenso selbst zugrundezugehen. Der frühkindliche Glaube an die eigene Allmacht setzt sich so bis in die Jahre der Adoleszenz fort. Beim Versuch, sich zu lösen, kommt es zur psychotischen Dekompensation. Der Prozeß der Individuation ist gestört, da sich die Mutter-Kind-Beziehung nicht den Anforderungen des individuellen und familiären Lebenszyklus entsprechend entwickelt und verändert.« (Simon und Stierlin 1984, S. 305).

Nicht nur die »schizophrenogenen« Mütter scheinen Ähnlichkeiten mit der »Magersuchtsmutter« zu haben oder gar mit ihr identisch zu sein, sondern auch die sogenannten »narzißtischen Mütter«:

»In der Regel nehmen die Mütter das Kind nur als einen Teil ihrer selbst wahr. Diese Beziehungsform läßt sich nicht mehr aufrechterhalten, sobald das Kind in die Autonomieentwicklung kommt, selbst sprechen und gehen lernt, eigene Initiative entwickelt und sich von der Mutter absetzen will. Diese Mütter reagieren darauf wuterfüllt und empfinden jede Tendenz des Kindes, von ihren eigenen Vorstellungen und Erwartungen abzuweichen, als persönliche Kränkung und Undankbarkeit. ... Solche Mütter glauben zu wissen, was und wie man zu fühlen, zu denken und zu erleben hat. Besonders belastend ist, wenn jede Abweichung von dem Bild, das sie von einem haben, mit der Erzeugung von Schuldgefühlen belastet wird. ... Wegen des Kindes mußte sie heiraten, blieb sie ihr Leben lang unglücklich verheiratet, hat sie eine schwere Schwangerschaft auf sich genommen, blieb sie in ihrer beruflichen Karriere behindert, leidet sie an Erschöpfung und Migräne usw. ... Das Kind wird auf die Paradoxie eingeschliffen: ›Ich bin nur ich selbst, wenn ich nach dem Bild der Mutter bin. Wenn ich aber so bin, wie ich mich fühle, bin ich nicht ich selbst.‹ Jede Abweichung von dem Bild, das die Mutter von ihm entwirft, wird entwertet und bestraft. Die Mütter empfinden das Kind nur als Ausläufer ihrer selbst. ... Unter solchen Bedingungen kann das Kind kein eigenes Selbst entfalten. Jeder Mut zur Identität wird entwertet. Die Folgen sind Selbstunsicherheit, schwaches Selbst, unsichere Selbstgrenzen, Minderwertigkeitsgefühle usw. ... Die Ablösung von der narzißtischen Mutter ist außerordentlich schwierig; es bestehen magische Vorstellungen wie gegenüber einem alttestamentarischen Gott. Sie ist eine unsichtbar wirkende, allmächtige und allgegenwärtige, die totale Hingabe fordernde Gestalt, deren Rache vernichtend und grausam ist. Da sie jeden Gedanken kennt, darf man nicht einmal in der Vorstellung an ihr Kritik üben, sondern muß, um die Existenzgrundlage zu erhalten, ein idealisiertes, unangetastetes Bild von ihr bewahren. Man ist nicht, denn durch sie, mit ihr und in ihr. Sie ist die Spenderin allen Lebens, sie verfügt über Leben und Tod. Gerade wegen des magischen Charakters der Beziehung zu ihr wird man die Mutter auch nicht los, wenn man in ferne Länder zieht oder wenn sie längst gestorben ist.« (Willi 1975, S. 70f.)

Sind die »Magersuchtsmütter«, die »schizophrenogenen« und die »narzißtischen« Mütter ein und dasselbe, nur jeweils anders benannt, oder besser: Haben diese Mütter Wesenszüge, Eigenschaften oder Defizite, die sie verbinden? Wir glauben, daß die Gemeinsamkeiten darin liegen, daß es ihnen an Selbstwertgefühl und Identität mangelt und sie deshalb darauf angewiesen sind, ihr Leben ausschließlich für andere und damit aus anderen zu leben. Es besteht kein Zweifel, daß sich ein Mangel an Identität bei den Müttern auf die Entwicklung und Entfaltung ihrer Kinder auswirken kann. Unser Anliegen ist es aber nicht, die Mütter als pathogenetische Faktoren zu diskutieren. Zusammenhänge zu erkennen ist für unser Krankheitsverständnis von ausschlaggebender Bedeutung und hat Konsequenzen für unsere therapeutische Arbeit, wie noch zu zeigen sein wird.

Magersüchtige Töchter

Die Magersüchtigen zeichnen sich vor der Erkrankung, von wenigen Ausnahmen abgesehen, durch Sensibilität, tadelloses Benehmen, ausgezeichnete Schulleistungen, Sportlichkeit sowie – vor allem – scheinbare Problemlosigkeit aus.

Eine Magersüchtige sagt dazu:
»Meine Eltern freuten sich über ihr pflegeleichtes Vorzeigekind mit dem anständigen Benehmen und den glänzenden Noten ...«

Eine Mutter:
»Ich war sehr beglückt über ihre vollkommene Schönheit, als sie auf die Welt kam ... Sie zeigte Begabung im Zeichnen und benutzte diesen Weg als Ausdrucksmittel, um sich mitzuteilen. Sie war vergnügt und wohltemperiert. Ich war stolz, daß sie ihr Kinderleben so gut meisterte, und fühlte mich dadurch in meinem Verhalten bestärkt.«

Eine andere Mutter:
»Sie war unser erstes Kind und mit Abstand das erste in der Großfamilie. Das brachte ihr eine bedeutende Rolle ein. Sie war von Anfang an sehr aufgeweckt, und wir alle förderten sie mit großer Begeisterung. Sie fing schon mit zehn Monaten an zu sprechen und war bis zur Geburt unserer zweiten Tochter der absolute Star in der Familie. Nach der Geburt ihrer Schwester änderte sich vieles. Sie war nicht mehr die Einzige, und meine Mutter, eine wichtige Bezugsperson für sie, erkrankte und starb. Etwa seit ihrem 7. Lebensjahr wollte sie lieber ein Junge sein; sie nahm einen Jungennamen an und war unter ih-

ren Spielkameraden Anführer. Auch die Jungen mußten sich ihr unterordnen. Sie taten es wahrscheinlich deshalb, weil sie viele Ideen für Spiele und Streiche hatte. Erst als sie ins Gymnasium kam, verwandelte sie sich in ein Mädchen. Sie hatte in den ersten Jahren gute Kontakte zu ihren Klassenkameraden. Etwa mit dreizehn Jahren zeigte sie Ansätze, sich von zu Hause zu lösen. Sicher war es mein Riesenfehler, sie damals festzuhalten. Mit der Zeit ist eine sehr enge Bindung zwischen ihr und mir entstanden, und schließlich bekam sie immer größere Schwierigkeiten, Freundinnen zu finden. Meine Tochter war ihrem Aussehen, aber auch ihrem Wesen nach meinem Mann sehr ähnlich, und das wurde ihr immer wieder erzählt. Ich glaube, im Laufe der Zeit hat sie zwangsläufig den Erwartungen entsprochen, so zu werden wie ihr Vater. Sie fühlte wahrscheinlich, daß sie so dem Bild, das wir von ihr hatten, am besten entsprach. Ich hielt sie immer für intelligent, vernünftig und willensstark. Nicht nur ich, sondern auch alle anderen waren seit ihrer Geburt überaus begeistert von ihrem vielseitigen Können. Sie lernte mit vier Jahren lesen und war, als sie in die Schule kam, den anderen Kindern in fast allen Fächern weit voraus. Ihre Lehrerin empfahl uns, sie eine Klasse überspringen zu lassen, und es gelang problemlos.

Solange ich denken kann, waren meine Gefühle ihr gegenüber von großem Stolz bestimmt. Sie war für mich etwas Besonderes, ich bewunderte ihre Leistungen in der Schule, mir imponierten ihre guten Einfälle beim Spielen und ihr phantasievolles Erzählen. Für mich persönlich war sie ein angenehmer Gesprächspartner, weil sie sich für alles mögliche interessierte.«

Eine Magersüchtige:
»Jedenfalls kommt mir meine Kindheit vor wie ein einziger Sonnenschein; ich fand schnell Kontakt zu Gleichaltrigen und war, solange ich denken kann, immer gesund. Ein beson-

ders gutes Verhältnis hatte ich zu meinem Vater, es war viel enger als das zu meiner Mutter. Ich erinnere mich, daß er mit mir Dinge machte wie mit einem Jungen, wie Autoreparieren, Eisenbahn- und Fußballspielen. Ich habe mich in seiner Nähe immer sehr wohl gefühlt. Vielleicht war ich besonders stolz darauf, bei ihm zu sein, weil er auf mich einen so großen und starken Eindruck machte und allen anderen Menschen, die ich kannte, überlegen war. Aber je älter ich wurde, um so mehr haben wir uns voneinander entfernt. Ich habe zwar krampfhaft versucht, ihn wiederzugewinnen, aber es ist mir nicht mehr richtig gelungen.

In meiner Familie galt ich lange Zeit als die Lustige, Hübsche und Charmante. In der Schule mußte ich nicht sonderlich viel tun, dennoch hatte ich sehr gute Noten. Ich war beliebt und stand im Mittelpunkt. Ich übernahm so etwas wie eine Führerrolle als Klassensprecherin. Meine Schwester war viel mehr ein Problemkind als ich. Wir haben viel miteinander gestritten und waren große Rivalinnen. Sie hatte nicht so viele Freundinnen wie ich, dafür waren ihre Noten aber besser als meine. Als sie älter wurde, fing sie auf einmal an, sich herzurichten; sie blühte richtiggehend auf, legte ihre unfreundliche Art ab und wurde charmant und nett. Ab da bekam sie nicht nur für ihre Noten, sondern auch noch für ihr Äußeres Anerkennung und Zuwendung. Das traf mich hart, denn das war bis dahin immer der Bereich gewesen, der nur mir gehörte. Es kam mir vor, als dringe sie in mein Gebiet ein. Nun war sie intelligent und schön; ich aber konnte nicht auf einmal noch intelligenter werden und kam mir richtiggehend betrogen vor.«

Eine andere berichtet von ihrer Kindheit:
»Ich wuchs umsorgt und wohlbehütet auf. Ich entwickelte mich schnell, fing früh an zu laufen und fehlerfrei zu sprechen. Später wurde mir oft erzählt, daß ich vieles früher und besser konnte als mein Bruder. Schon im Kindergarten war

ich für meine Kreativität, Phantasie, aber auch mein Durchsetzungsvermögen bekannt. Ich bastelte immer besonders schön. Die anderen Kinder hatten Achtung vor mir – was mir gefiel, mich aber auch ausschloß. In der Grundschule war ich Schulbeste und Liebling der Lehrerin, obwohl ich wild war und mich benahm wie ein Junge. Ich war sehr burschikos und spielte praktisch nur mit Jungen. Ich war immer Anführer. Von den Kindern wurde ich meistens bewundert, und manche fürchteten mich sogar. Zu Hause versuchte ich mir ständig die Aufmerksamkeit meiner Eltern zu erkaufen, die offenbar ohnehin schon sehr groß war. Ich war lieb und nett, bastelte besonders schöne, aufwendige Dinge und erwartete Lob und Bewunderung. Schwächen und Ängste gab ich niemals zu. Schon in der Grundschule habe ich, glaube ich, aufgehört zu weinen.

Mit dreizehn wollte ich auf einmal mit Gewalt erwachsen werden. Ich sprach nur noch das Nötigste mit meinen Eltern und schrieb meine Gefühle und Ideen in ein Tagebuch, bis es von meiner Mutter gelesen wurde. Ich wollte eigenständig und frei werden mit allen Mitteln. Ich erfüllte die Erwartungen meiner Eltern nicht mehr. Ich wurde in der Schule schlechter und kleidete mich so, daß alle geschockt waren. Meine Eltern reagierten nur noch traurig. Ich versuchte zwar, mich darüber hinwegzusetzen, was mir aber nur äußerlich und für sehr kurze Zeit gelang. Innerlich litt ich entsetzlich und kehrte bald reumütig zurück. Ich gab meine Eigenständigkeit wieder auf, ließ mir meine Haare zivilisiert schneiden, legte meine Flickenjeans ab, wurde sehr gut in der Schule und paßte mich an wie eh und je.«

Zunächst möchte man sagen: Na und? Das sind doch ganz normale Kindheitsgeschichten – vielleicht sind sie sogar noch ein bißchen besser als normal; aber vielleicht liegt darin schon ein Problem.

Geschwister

Trotz intensiver Familienforschung in den vergangenen Jahren wurden die Geschwister Magersüchtiger bisher erstaunlich wenig beachtet, so als interessierten sie nicht. Abgesehen von Anzahl und Geschlecht, Stellung der Magersüchtigen in der Geschwisterreihe sowie Angaben über die Krankheitshäufigkeit bei ein- und zweieiigen Zwillingen wird kaum auf die Geschwister eingegangen. Hilde Bruch (1980) hat darauf hingewiesen, daß die Geschwister sich aus dem familiären Beziehungsgeflecht heraushalten und ihre eigenen Wege außerhalb der Familie gehen. Wir haben auch festgestellt, daß die Geschwister nicht so familienorientiert und -abhängig sind wie die später Magersüchtigen, auf die sich die Bedürfnisse und Wünsche der Eltern konzentrieren. Dennoch sind wir nicht der Überzeugung, daß sich die Geschwister frei entfalten und ungestört entwickeln. Etwa 5 % der Geschwister, die wir kennengelernt haben, hatten eine Anorexia oder Bulimia nervosa, weitere 20% waren manifest psychisch krank mit Depressionen, Alkohol- und Drogenabhängigkeit. Viele Geschwister hatten psychische Probleme, die nicht so ohne weiteres ins Auge fallen, wie niedriges Selbstwertgefühl, Beziehungsstörungen und Leistungsversagen. Einige waren für einige Zeit untergetaucht, andere hatten sich Randgruppen wie etwa Jugendsekten angeschlossen.

Beziehungen innerhalb der Familie

Wie schon erwähnt, könnten die Berichte der anorektischen Patientinnen über ihre Familien, vor allem über ihre Mütter, aber auch die Selbstdarstellungen der Mütter und unsere eigenen Erfahrungen mit ihnen den Schluß nahelegen, daß der Anorexie ein ganz bestimmter Muttertyp zugeordnet werden kann. Aber die Fülle der Ähnlichkeiten, die die Mütter Magersüchtiger miteinander verbindet, darf nicht darüber hinwegtäuschen, daß es im Grunde *die* typische »Magersuchtsmutter« ebensowenig gibt, wie den typischen Vater oder die typischen Geschwister in diesem Krankheitszusammenhang. Auch die typische Magersüchtige läßt sich nicht bestimmen. Den Gemeinsamkeiten stehen die zahlreichen individuellen Unterschiede gegenüber.

Es war Minuchin (1983), der auf die Notwendigkeit einer klaren hierarchischen Organisation mit eindeutigen, jedoch nicht undurchlässigen Generationsgrenzen in einer funktionalen Familie hingewiesen hat. In dysfunktionalen Familien läßt sich häufig eine Verwischung der Generationsgrenzen und der hierarchischen Ordnung feststellen, so auch in Familien, in denen ein Mitglied an Magersucht erkrankt ist.

Zwar ist der Vater nach außen das scheinbare Familienoberhaupt, dem die Mutter sich unterordnet; dennoch sind häufig nicht die Eltern tonangebend und richtungsweisend, sondern die Großeltern (egal ob väterlicher- oder mütterlicherseits). Viele Eltern sind immer noch von den eigenen Eltern – den Großeltern – abhängig. Sie geben ihnen Rechenschaft über ihr Verhalten, ihre Leistungen, gutes Funktionieren und rechtfertigen sich bei Versagen. Sie kämpfen um Anerkennung und Liebe und hoffen noch immer darauf, dies endlich zu bekommen, und sei es nun auf dem Wege des Wohlverhaltens und der guten Leistungen ihrer Kinder.

Eine Mutter erzählte uns, daß ihr Mann seit Beginn ihrer Ehe jeden Sonntag seiner Mutter telefonisch Rechenschaft darüber gibt, was er in der vergangenen Woche geleistet hat; ebenso berichtet er von den Schulnoten der Kinder. Je nach Reaktion der Mutter sei er nach den Gesprächen zufrieden oder traurig. Ein anderer Vater übte vor Besuchen seines Vaters mit den Kindern, wie sie sich ihm gegenüber am besten darstellen sollten, und war bitter enttäuscht, wenn dies nicht entsprechend gelang und somit die erhoffte Honorierung ausblieb. Eine andere Mutter wagte es nach wie vor nicht, sich nach ihrem Geschmack zu kleiden, sondern richtete sich weiterhin nach ihren Eltern, trug sogar Kleider, die die Mutter ihr aus einem Katalog bestellte. Eine Großmutter bewohnte im Haus ihres Sohnes ein Zimmer, das in ihrer Abwesenheit verschlossen blieb und von niemandem betreten werden durfte. Sie erschien, wann immer sie wollte, auf der Bildfläche und »regierte« dann die Familie aus unmittelbarer Nähe, was sie ansonsten aus der Ferne tat.

Eine Mutter:
»Noch heute ist meine Schwiegermutter das absolute Zentrum der Großfamilie. Sie informiert sich telefonisch über das Befinden der einzelnen Familienmitglieder, erteilt Ratschläge und übt heftig Kritik, wenn etwas nicht so läuft, wie sie es sich vorstellt. Auf die Erziehung ihrer Enkelkinder hat sie ständig indirekten, aber auch direkten Einfluß genommen. Ich habe mich von ihren Erziehungsvorstellungen und -ansichten lenken und leiten lassen. Meine Schwiegermutter ist eine energiegeladene Frau, die gegen sich und andere sehr hart ist. Sie ist unheimlich streng in ihren Moralvorstellungen und verlangt von ihren Kindern und sich noch heute ein Höchstmaß an Leistungen. Ihre Kinder sind ihr Lebensinhalt. Später kamen die Enkelkinder hinzu. Ihre Kinder sind ihre Juwelen. Damit sie aber in der rechten Weise glänzten, übte sie einen ungeheuren Druck auf sie aus. Sie ist stolz auf ihre Erziehungsmethoden und -erfolge, die ihr Recht zu geben scheinen, denn aus allen Kindern ist etwas geworden. Noch heute erzählt sie, daß die Kinder oft bis nach Mitternacht an ihren Schularbeiten sitzen mußten. Ich habe mir immer eingebildet, mein Mann könne mich nur dann als Erzieherin unserer Kinder schätzen, wenn ich ähnlich hohe

Maßstäbe anlegen würde und unsere Kinder ebenso gute schulische Erfolge hätten wie er und seine Geschwister.«

Eine Magersüchtige erzählt:
»Meine Großmutter steht hoch im Kurs bei all ihren Kindern und Enkelkindern, und niemand wagt, ihr zu widersprechen. Sie hat meinen Eltern von Anfang an Erziehungsvorschriften gemacht, und sie haben sich ihnen immer gefügt. Alles, was meine Großmutter selbst nicht verwirklichen konnte, oktroyierte sie ihren Kindern und nun auch ihren Enkelkindern auf. Sie lebt nur für Leistung und ist noch heute wahnsinnig aktiv. Außerdem hat sie radikale Figurvorstellungen und verachtet jeden, der nicht so superschlank ist wie sie. Ihr Kalorienverbrauch ist gering, und sie macht täglich Gymnastik und geht schwimmen. Ihre Kinder mußten oft hungrig ins Bett gehen, weil sie der Überzeugung ist, daß Essen dumm macht. Sie ist grotesk sparsam, kauft nur Sonderangebote und Lebensmittel über dem Verfallsdatum, wäscht sich ihre Haare mit Waschpulver und wirft allen, die nicht so sparsam sind, Verschwendungssucht vor, so auch meiner Familie. Nach wie vor ist ihr Einfluß auf die diversen Familien ihrer Kinder ungeheuer groß.«

Selbstverständlich ist der Einfluß, den die Großeltern ausüben, nicht immer so offensichtlich und massiv, sondern häufig sehr viel diskreter und subtiler, aber nicht weniger effektiv und bedrängend. Andererseits gibt es Familien, die sich auch dann noch nach den Vorschriften der Großeltern richten, wenn diese längst gestorben sind.

Ebensowenig wie die hierarchische Ordnung zwischen der Herkunftsfamilie der Eltern und ihrer eigenen Familie gewahrt ist, trifft dies auf das eheliche Subsystem und das der Kinder zu. Auch hier kommt es zu Durchlässigkeiten und Grenzüberschreitungen in beiden Richtungen, die nicht dem

Wohl der Familie zuträglich sind. Die Ehen der Eltern »unserer« Familien aber sind alles andere als positiv, was Verstehen, Austausch, gegenseitige Förderung und Konfliktbewältigung angeht. Vielmehr sind die Ehen der meisten Eltern zu Zweckgemeinschaften entartet, die, um den Schein zu wahren und den Kindern zuliebe, nicht aufgegeben und letztlich aus Angst vor Veränderung, Angst, versagt zu haben und Angst, nicht alleine leben zu können, aufrecht erhalten werden. So kommt es zwar selten zu Ehescheidungen, häufiger aber zu Scheidungsdrohungen. Einigen Eltern gelingt es zwar, den Schein so perfekt zu wahren, daß sie selbst lange Zeit daran glauben, glücklich verheiratet zu sein, bei anderen aber sind Spannungen, Resignation, Enttäuschung und manchmal auch Bitterkeit so stark, daß sie nicht mehr überspielt werden können und das Familienklima beherrschen. Mit der Unzufriedenheit in der Ehe wächst die Durchlässigkeit der Grenzen. Die Kinder können in die elterliche Gemeinschaft eindringen. Koalitionen werden geschlossen – mit der Mutter und einem Kind, mit dem Vater oder beiden, langfristig oder auch nur kurzfristig und rasch wechselnd: Verschwörungen der Kinder mit der Mutter gegen den Vater, mit dem Vater gegen die Mutter, oder zwischen beiden stehend, hin und her gerissen in dem Konflikt, es allen recht zu machen. Besonders anfällig für derartige Bündnisse scheinen die später Magersüchtigen zu sein. Offenbar werden sie häufiger dazu mißbraucht als ihre Geschwister, und sie lassen es entsprechend leichter geschehen. Die Koalitionen werden grundsätzlich im geheimen geschlossen.

Eine Betroffene:
»Eigentlich gibt es kein Vertrauen zwischen den einzelnen Familienmitgliedern, nur Heimlichkeiten untereinander gegen die anderen. Meine Eltern sagten, es gebe Vertrauen in unserer Familie, meinten damit aber diese Pseudo-Vertrau-

lichkeit; es gab Bündnisse zwischen meiner Mutter und uns Kindern gegen unseren Vater; ein Bündnis zwischen meinem Vater und mir gegen meine Mutter und meinen Bruder; oder zwischen den Eltern und mir gegen meinen Bruder. Diese Bündnisse wurden nach Belieben variiert, je nachdem, was der einzelne gerade erreichen wollte und welcher Bündnispartner ihm dafür gerade am geeignetsten erschien und am besten in den Kram paßte.«

Wie sehr die Magersüchtigen in diesen Beziehungsdschungel verstrickt sind, ob sie in einer Ehe zu dritt als Vermittlerin fungieren oder als Ersatzfrau für den enttäuschten Vater, oder aber zur besten Freundin und Vertrauten der Mutter aufsteigen, wird später detaillierter ausgeführt.

Ebensowenig wie das Elternsubsystem ist das Geschwistersubsystem als »funktional« zu bezeichnen. Die meisten Kinder in diesen Familien haben untereinander nicht die Chance gemeinsamen Lernens, Sich-Auseinandersetzens, Sich-Messens und -Durchsetzens; sie erleben keine Gemeinschaft im Sinne von Solidarität, Kameradschaft, Freundschaft oder auch Gegnerschaft gegen die Eltern. Gefühle wie Eifersucht, Neid und Rivalität herrschen vor. Die Geschwister in diesen Familien bleiben sich häufig fremd und kennen sich eigentlich nicht.

Magersüchtige berichten über Geschwisterbeziehungen: »Heute habe ich ein gutes Verhältnis zu meiner Schwester. Früher kannte ich sie gar nicht. Es schien mir aus der Ferne so, als habe sie gar keine Probleme, und ich beneidete sie in allem, was es überhaupt gab. Ich hielt sie für das perfekte Wunschkind meiner Eltern. Als ich merkte, daß ich neben ihr keine Chance hatte, beschloß ich, ein Junge zu werden und demonstrierte Stärke. Wenigstens in diesem Punkt wollte ich besser sein als meine Schwester. Ich wollte meinen

Eltern gefallen und ihnen beweisen, daß ich auch zu etwas fähig war.«

»Eigentlich habe ich nie eine richtige Beziehung zu meinem Bruder gehabt. Wir haben miteinander konkurriert um die Liebe meiner Mutter, ansonsten aber sind wir uns fremd geblieben. Wir interessierten uns nicht besonders füreinander. Ich versuchte, immer besser zu sein als er; er aber führte ein besseres Leben als ich. Er konnte sich Dinge leisten, von denen ich nur zu träumen wagte – ich tat alles, um von meiner Mutter geliebt zu werden. Heute glaube ich, er wurde dennoch mehr geliebt. Früher mußten wir unserer Mutter kleine Gutenachtbriefe schreiben und Geschenke machen, wie Opfergaben für eine Göttin, so kommt es mir heute vor. Ich versuchte natürlich, eine größere Zahl von Gutenachtformulierungen auf meine Zettel zu schreiben als mein Bruder. Ich schaute heimlich nach, was er hingelegt hatte, um ihn dann zu übertrumpfen. Meine Mutter stand immer zwischen uns. Mein Bruder hat mich oft an sie verraten, und ich ihn auch.«

»Ich fühlte mich an der Seite meines Bruders viel weniger geliebt. Mein Bruder war jemand, auf den man stolz sein konnte, während man an mir ständig etwas auszusetzen hatte, obwohl ich alles besser zu machen versuchte als er. Es kam zu einem regelrechten Konkurrenzkampf zwischen uns. Ich versuchte immer, seine Übeltaten und schlechten Eigenschaften besonders hervorzuheben und mich selbst als besser hinzustellen. Tatsächlich war ich auch die Folgsamere und Angepaßte. Dennoch wurde mein Bruder mehr geliebt. Dafür haßte ich ihn. Mein Bruder durfte sich viel mehr erlauben als ich; bei ihm sahen meine Eltern über alles hinweg, während sie mich bestraften. Ich verstand diese Ungerechtigkeit nicht. Er war der Frechere und dennoch der Geliebtere und Beachtetere. Irgendwann, als wir schon erwachsen waren, fingen wir an, miteinander zu sprechen. Dabei stellten wir eine Reihe von Gemeinsamkeiten fest, auch, daß wir die gleichen Probleme mit unseren Eltern haben. Auf einmal fühlen wir uns zueinander hingezogen. Jetzt habe ich sogar das Gefühl, daß mein Bruder der einzige ist, zu dem ich in meiner Familie ein gutes Verhältnis habe.«

Die zukünftigen Magersüchtigen schließen sich häufig eng an die Eltern an und stehen abseits von der Geschwistergruppe. Minuchin und Fishman (1983) sprechen in diesem Zusammenhang von dem sogenannten »Elternkind«: »Das Elternkind befindet sich in einer besonderen Lage: Es ist aus dem geschwisterlichen Subsystem ausgeschlossen und nach oben in das elterliche Subsystem gedrängt worden. Diese Position hat eine Reihe verlockender Züge, denn das Kind hat Zugang zu den Eltern, und seine Fähigkeiten, exekutive Funktionen wahrzunehmen, werden gefördert. Das ›Elternkind‹ ist, wie schon in der Bezeichnung anklingt, in einer mittleren Position gefangen; es spürt, daß es aus dem Kontext der Geschwister ausgeschlossen ist und vom elterlichen Holon nicht voll und ganz akzeptiert wird. Der wichtige Sozialisationskontext des geschwisterlichen Subsystems ist eingeschränkt.« (Minuchin und Fishman 1983, S. 82).

Neben einer Vielzahl von Beziehungsstörungen in diesen Familien ist die Balance zwischen Nähe und Distanz nicht gelungen. Simon und Stierlin (1986) unterscheiden in diesem Zusammenhang drei Formen der »Unter- und Überindividuation«:

»1. Die symbiotische Funktion, wobei die eigenen Erlebnisse, das Gefühl des eigenen Selbst, die eigene Geschlechts- und Berufsrolle mit dem Erleben, den Gefühlen und der Rolle einer anderen Person verschwimmen;

2. Das starre (autistische) Sich-Absondern, das oft eine paranoid-mißtrauische Färbung hat;

3. Das ambivalente Hin- und Herpendeln zwischen den bei-

den genannten Extremen.« (Simon und Stierlin 1984, S. 167).

Innerhalb der Magersuchtfamilien gilt vornehmlich die erste Version. Das Phänomen der symbiotischen Fusion hat eine Reihe von Autoren beschäftigt, wenn es auch mit recht unterschiedlichen Begriffen belegt worden ist. So sprachen Bowen (1960) von einer »differenzierten Familie-Ich-Masse«, Wynne und Singer (1965) von einem »kollektiven kognitiven Chaos«, Reins (1971) von »Konsensussensitivität«, Boszormeny-Nagy (1975) von »intersubjektiver Fusion« und Minuchin et al. (1978) von »Verstrickung«.

Es ist ein hohes Ideal in diesen Familien, *eins* zu sein, keine Grenzen untereinander zuzulassen und Intimsphären zu leugnen. Individualität ist verpönt und wird bestraft. Man erwartet nicht nur, jede freie Minute miteinander zu teilen, sondern auch an dem Leben der einzelnen Familienmitglieder teilzunehmen, sei es innerhalb oder außerhalb der Familie. Dazu gehört zum Beispiel, daß Badezimmertüren häufig nicht abgeschlossen werden können, daß Tagebücher oder Briefe eines anderen gelesen werden. Dazu gehört auch die »felsenfeste« Überzeugung zu wissen, was der andere fühlt, denkt und meint und wie er sich entscheiden wird. Eine andere Meinung zu haben verstößt gegen den Sittenkodex der Familie, ebenso, wer sich von der Familie trennt – und sei es nur, um sich in das eigene Zimmer zurückzuziehen oder wer, – noch schlimmer –, sich an einen Menschen außerhalb der Familie bindet. Das Schlimme ist, daß derartige Gebote und Verbote nicht klar ausgesprochen werden – dann könnte man sich dagegen auflehnen. Aber sie sind eher unterschwellig: Natürlich wird akzeptiert, daß Freunde wichtig seien – aber wenn man mit Freunden etwas unternimmt und die Mutter allein läßt, bekommt sie Migräne. Oder: Es wird als selbstverständlich unterstrichen, daß die Tochter nach dem Abitur von zu Hause auszieht – aber es wird gleichzeitig signalisiert, daß die Familie durch daraus entstehende Mehrkosten wahrscheinlich finanziell ruiniert oder aber die Ehe der Eltern zerbrechen werde. Konsequenterweise wird die Magersüchtige, die immer alles getan oder nicht getan hat, um die Eltern nicht zu enttäuschen oder ihnen nicht wehzutun, weder den vorhergesagten finanziellen noch den ehelichen Bankrott zulassen.

Ein weiteres Merkmal dieser Familien ist, nach Weber und Stierlin, ihr starker *Gerechtigkeitssinn*: »Er setzt sich typischerweise bei Eltern in die Forderung um, alle Kinder gleich zu lieben und gleich zu behandeln: kein Kind darf vorgezogen, keines benachteiligt werden …

Die extreme Gerechtigkeitsforderung vieler dieser Familien erkennen wir somit als Moment einer Dynamik, welche Bindung verstärkt und bezogene Individuation erschwert. Individuation bedeutet ja das Wahrnehmen und Tolerieren von Unterschieden und Getrenntheit, bedeutet Wahrnehmung, Tolerieren und Sich-zu-eigen-Machen von Ambivalenz. Ein Familien-Credo, das so hochgradig den Familienzusammenhalt, die Familienharmonie, die gleiche Behandlung aller durch alle verlangt und verklärt, wirkt wie eine Klammer, die sich allen Arten von Trennungs- und Individuationstendenzen entgegenstemmt.« (Weber u. Stierlin, 1989, S. 38ff.)

Im Binnenraum der Familie herrschen Einssein und Einheit vor. Es gibt keine Grenzen zwischen den einzelnen Familienmitgliedern, so daß sich in der Tat Begriffe wie »Fusion«, »Verstrickung« und »Familienmasse« aufdrängen. Im Kontrast dazu ist die Kluft zwischen Familie und Außenwelt breit. Die Eltern pflegen zwar Kontakte zur Verwandtschaft und kommen, soweit nötig, ihren gesellschaftlichen Verpflichtungen nach. Ansonsten aber wird die Umwelt eher als etwas Feindliches erlebt, von dem man sich abzuschirmen hat und das nicht in den familiären Bereich eindringen darf. Die Eltern haben selten Freunde; auch Freunde der Kinder sind nicht willkommen. Einladungen werden von langer Hand geplant und erfolgen nur, wenn es unbedingt notwendig ist. In der Regel wird das Haus dann vom Keller bis zum Dach auf Hochglanz gebracht und so hergerichtet, daß es auf den Besucher einen guten Eindruck machen muß. Eine Patientin berichtete, daß ihre Mutter Buch darüber führte, was sie ihren Gästen vorsetzte, um sich ja nicht bei einer zweiten Einladung zu wiederholen. Eine andere veranstaltete mit ihrer Familie einen Abend zuvor ein Probeessen, gleichsam als Generalprobe vor dem großen Ereignis, obwohl sie die Speisen »aus dem ff« zubereiten konnte. Es ist nicht verwunderlich, daß viele Magersüchtige ihre Eltern als extrem unsicher beschreiben; oft werde diese Unsicherheit in Gegenwart Fremder mit einem aufgesetzten, unnatürlichen Verhalten überspielt.

Familienklima

Das Wertsystem des Mittelstands hat einen wesentlichen Einfluß auf diese Familien: Materielles spielt eine große Rolle, und Geld besitzt einen hohen Stellenwert. Viele Väter haben sich hochgearbeitet; sie »rackern« sich nicht zuletzt deshalb von morgens bis abends ab, weil sie ihrer Familie das bieten wollen, was einer Mittelstandsfamilie an Wohlstand gebührt. Geld ist der sichtbare Gradmesser ihrer Leistung, der – etwa in Form eines Hauses – der Umwelt präsentiert werden kann. Materieller Wohlstand ermöglicht aber auch eine anspruchsvolle Ausbildung der Kinder und die Förderung ihrer kreativen und sportlichen Aktivitäten. In Form von Sparkonten und Versicherungen bietet er außerdem Sicherheit für eine ungewisse Zukunft. In vielen Familien ist man für alles versichert, was überhaupt nur versichert werden kann. Über Geld wird häufig gesprochen. Den Kindern ist ihre finanzielle Abhängigkeit bewußt, denn sie werden zur Dankbarkeit erzogen für all das, was ihnen geboten wird. Sie wissen sehr wohl, weil sie es zu oft hören mußten, wieviel es ihnen »heute besser geht« als ihren Eltern in deren Kindheit und Jugend. Geld wird im Alltagsleben genutzt, um Abhängigkeit von den Eltern immer wieder neu zu demonstrieren. So erhalten erstaunlich viele Kinder in diesen Familien kein Taschengeld, sondern müssen für jede kleine Ausgabe im Alltag bitten, oder Studenten beziehen ihren Monatswechsel nicht über die Bank, sondern holen ihn zu Hause ab.

Häufig verwalten die Mütter das Geld. Sie bemühen sich, sparsam damit umzugehen, mit der Begründung, daß sie es nicht selbst verdient haben. Sie kaufen in Discountläden ein und legen, wenn notwendig, dafür sogar lange Anfahrtswege zurück. Sie vergleichen täglich die Preise in mehreren Geschäften, um Sonderangebote nicht zu übersehen, oder sie kaufen grundsätzlich nur Nahrungsmittel über dem Verfallsdatum ein. Kleidung wird aus Katalogen bestellt oder in Kaufhäusern gekauft, nicht nur für die Kinder, sondern auch für die Mütter, die sich, von großen Ausnahmen abgesehen, keine kostspieligere Garderobe leisten. Einige Mütter tragen im Haus die Kleidung ihrer Töchter auf. Auch Licht, Heizung und Wasserverbrauch unterliegen den Sparmaßnahmen. Häufig wird nicht nur bestimmt, ob und wann gebadet werden darf, sondern auch der Wasserverbrauch wird vorgeschrieben. Urlaube sind aus Bildungsmotiven denkbar, nicht aber aus Gründen der Freude und Entspannung. Die geringen Kosten, die für das alltägliche Leben anfallen, stehen in krassem Gegensatz zu den hohen Ausgaben für Statussymbole, Ausbildung, Bildung und Sport. Fast alle Kinder besitzen ein Musikinstrument wie Klavier, Geige oder Cello und erhalten den dafür notwendigen Unterricht. Neben Ballett sind sportliche Aktivitäten wie Skilaufen, Segeln, Surfen, Reiten, Tennis oder Golfspielen an der Tagesordnung. Es werden keine Unkosten gescheut, wenn die Ausgaben nach Ansicht der Eltern eine gute Investition sind, und das sind sie immer dann, wenn sie einer gesicherten Zukunft dienen und zumindest einen Funken Hoffnung auf Ruhm und Ehre für die Kinder (und damit die Eltern) bergen.

Emotionen sollten möglichst in den Hintergrund treten und der Vernunft den Vorrang lassen. Das heißt aber nicht, daß es in diesen Familien intellektuelle Auseinandersetzungen gäbe. Die Diskussionen sind vielmehr rechthaberisch, kleben am Wort, und das Denken bleibt kategoriell, wenn nicht gar schwarzweiß. Unsicherheiten und Nichtwissen werden nicht zugegeben, sondern höchstens mit dem Griff zum Konversationslexikon überbrückt. Meinungsänderung bedeutet nicht Fortschritt an Erkenntnis, sondern ist Indiz für Charakterlosigkeit oder zumindest Wankelmut.

Negative Gefühle darf es nicht geben, aber auch positive Emotionen sollten sich im Rahmen halten – für Überschwang ist kein Platz. Solchen Prinzipien entsprechend werden in diesen Familien Konflikte gelöst; man ist geradezu stolz darauf – so wird immer wieder betont –, daß man sich nicht streitet, daß es keine Auseinandersetzungen gibt. Auseinandersetzungen werden assoziiert mit Anschreien und Toben und gelten als vulgär. Konfliktbewältigung in einer ruhigen und sachlichen Form scheint selbst in der Vorstellung nicht zu existieren, geschweige denn in der Realität. Überdies machen Auseinandersetzungen Angst, denn sie könnten Trennung bedeuten und damit Zerstörung der Einheit.

Es wird alles getan, um Harmonie aufrechtzuerhalten. Man klammert sich daran, eine »glückliche und intakte Familie« zu sein.

Einige Ausagen von Betroffenen dazu:
»Ich habe Gefühle wie Wut, Ärger, Haß jahrelang unterdrückt. Ich habe niemals gelernt, damit umzugehen. Aggres-

sionen wurden in meiner Familie immer als negativ abgewertet. Man hatte nicht aggressiv zu sein, und wenn man sich noch so sehr ärgerte. Man sollte sich vielmehr zusammenreißen und sich nicht gehenlassen. Ich durfte mich nicht einmal mit meiner Schwester zanken, geschweige denn gegen meine Eltern aggressiv sein. Ich durfte nicht einmal eine andere Meinung haben als sie.«

Diese Unterdrückung von Emotionen führt zu erheblichen Spannungen, Gefühlen der Ohnmacht und des Ausgeliefertseins, und in weiterer Konsequenz bei einigen zu selbstzerstörerischen Handlungen. Nicht wenige unserer Patienten haben sich schon lange vor Ausbruch ihrer Magersucht vielfältige Schmerzen zugefügt: durch Zerkratzen ihres Gesichts, Abreißen von Finger- und Fußnägeln bis zum Nagelbett, durch Ohrfeigen und Schnittwunden.

»Gefühle zu zeigen war in unserer Familie nicht erlaubt, auf gar keinen Fall aber negative wie Wut oder Enttäuschung; höchstens Freude durfte man dosiert zeigen, aber niemals zu stark. Es mußte alles ein ausgewogenes Mittelmaß sein. Wut einmal richtig zu zeigen war geradezu ein Verbrechen, und so gab es bei uns nie Streit. Da niemand seine negativen Gefühle loswerden konnte, entstand aber eine ekelhafte Grundstimmung. Wenn wir abends alle zusammen vor dem Fernseher saßen, hätte man gelegentlich die Luft knistern hören können. Es war eine unheimliche Spannung da, die sich keiner von uns so richtig erklären konnte, weil sie sich nicht auf ein bestimmtes Ereignis bezog, sondern unterschwellig durch ständiges Hinunterschlucken von Wut und Ärger irgendwann entstanden war.«
»Mein Vater war immer nur um den Familienfrieden bemüht, wobei es ihm auch heute noch anscheinend egal ist, ob Scheinfriede oder wirklicher Friede herrscht. Er flehte, wir

sollten uns nicht streiten, da er keine Auseinandersetzung aushalten konnte und Harmonie wünschte. Ich erlebte ihn immer sehr ruhig, beinahe apathisch, ausgeglichen und sachlich, niemals aber gefühlvoll. Weil er sich sowieso nie äußerte, lief er auch nicht Gefahr, in Wut zu geraten und unsachlich zu werden.«

»In unserer Familie konnte man nie diskutieren. Eine Diskussion bedeutete bereits Streit. Streit war die Zerstörung der Harmonie. Die Zerstörung der Harmonie bedeutete die Zerstörung der Familie. Ohne diese Familie aber war niemand von uns lebensfähig.«

Eine Magersüchtige faßt zusammen:
»Wir mußten unsere Familienzusammengehörigkeit tagtäglich dokumentieren, weil es im Inneren gar keine Familie gibt. Es war absolute Pflicht, regelmäßig an den Mahlzeiten teilzunehmen. Ebenso gehörte die Familie an den Wochenenden zusammen. Wir mußten sie gemeinsam verbringen, obwohl wir uns dabei zu Tode langweilten. Ich konnte niemals Gefallen daran finden; ich fand sie komisch, inhaltlos, organisiert und starr. Heute weiß ich, wie sehr in meiner Familie Nähe und Einheit gespielt wird. Über allem steht die Harmonie, die durch nichts gestört werden darf. Jedesmal, wenn wir jetzt zusammen sind, empfinde ich es als etwas Unglaubliches, daß wir eine Familie sind. Wir haben uns im Grunde nichts zu sagen. Das Schlimmste dabei ist, daß das Verlogene und Gespielte meinen Eltern nicht einmal auffällt. Sie merken nicht, wie weit wir voneinander entfernt sind; daß wir zwar immer wieder Familie spielen und sehr vertraut tun und uns nicht zanken, aber dennoch keine Familie sind. Je mehr ich das spüre, um so mehr fange ich an zu reden. Ich rede mir selbst ein, eine tolle Familie und tolle Eltern zu haben, obwohl ich genau weiß, daß ich mich damit belüge. Aber das ist sonst einfach unerträglich für mich. Ich will immer noch das be-

kommen, was ich nie bekommen habe: Geborgenheit und Liebe. Ich habe das Gefühl, meine Eltern schulden mir noch etwas. Immer, wenn ich nach Hause komme, suche ich nach etwas, das ich dort niemals gefunden habe: das Gefühl, irgendwo hinzugehören, irgendwo einen Heimathafen zu haben, in den ich jederzeit einlaufen kann, ohne sofort festgekettet und vereinnahmt zu werden; einen Ort, an dem ich nicht meine Gefühle und Bedürfnisse sofort vergessen muß und meine Freiheit verliere. Manchmal fürchte ich, daß für meine Eltern Liebe nur an Äußerlichkeiten, an Leistungen und gutes Funktionieren gebunden ist. Ich fühle mich nicht als Ganzheit geliebt, sondern nur Teile von mir: die Teile, die man den Nachbarn – mit denen man ansonsten überhaupt nichts zu tun haben will – vorzeigen kann; alles, was sich in der Gesellschaft gut macht, nicht aber, was ich fühle und was ich bin.«

Familien, in denen Konflikte nicht ausgetragen werden, in denen Emotionen und Schwächen keinen Platz haben, brauchen eine andere Ausdrucksform, um sich zu artikulieren. Es liegt nahe, daß Krankheiten eine große Rolle spielen müssen. Eine Patientin hat einmal gesagt: »Kranksein bedeutete, auf eine gesellschaftliche Art schwach sein zu dürfen.«

An der Spitze der Erkrankungen stehen »psychosomatische« Störungen, insbesondere des Magen-Darm-Traktes sowie Migräne. Der Umgang mit Krankheiten ist unterschiedlich. Es gibt Familien, in denen jeder, der erkrankt ist, gehegt und gepflegt wird. Nicht wenige Magersüchtige erzählen, daß sie ihre Mütter immer dann, wenn sie krank waren, liebevoll und verwöhnend erlebt haben, so, als könnten diese Mütter dann Emotionen zulassen, die sie sich sonst nicht erlauben. In anderen Familien muß Krankheit »bewiesen« werden, wobei ein Beinbruch oder eine Blinddarmentzündung von vornherein zu den akzeptierten Krankheiten zählen, während Erkältungskrankheiten zum Beispiel mindestens mit hohem Fieber bewiesen werden müssen. »Leiden« stellt in vielen Familien einen hohen Wert per se dar. Dieser Wert läßt sich aber noch steigern, indem man die Zähne zusammenbeißt und dennoch seinen Verpflichtungen weiter nachkommt.

»In meiner Familie zählten Intelligenz, Kreativität, Sensibilität, aber auch Leiden und Krankheiten. Wir haben in allem konkurriert – auch wer am häufigsten und schlimmsten krank war.«

»Meine Mutter empfindet ihr Leben als so wertvoll, weil sie schon so viel gelitten hat. Auch ich genieße es zu leiden. Ich lebe nach dem Motto: Was mich nicht tötet, macht mich hart. Oder: Je tiefer ich falle, desto höher werde ich kommen. Je mehr ich ertrage, desto reiner, wahrhaftiger und geläuterter werde ich sein. Das sind alte, überkommene Weisheiten in meiner Familie. Darum bin ich immer brutal mit mir umgegangen: In eine Wunde schmierte ich brennendes Desinfektionszeug; hatte ich mir beim Spielen irgend etwas verstaucht oder geprellt, wurde der entsprechende Körperteil gerade besonders bewegt und gefordert.

Ich habe mir und anderen mit meinen Verstümmelungen, die ich mir, so lange ich denken kann, zugefügt habe, beweisen wollen, daß ich es wert bin zu leben. Ganz extrem war das dann später in meiner Magersucht. Im geheimen habe ich mir immer eine ganz schlimme Krankheit gewünscht, die schließlich zum Tode führt, weil sie zu spät entdeckt wurde, so etwa: Ihr habt es nie geglaubt, aber ich war immer viel kränker als ihr. Ich habe gelitten, ohne daß ihr mit eurer Sensibilität auch nur einen Funken mitbekommen habt. Jetzt ist es zu spät.«

Krankmachende Strukturen in der Familie

Aus den Texten von Betroffenen, aus der Charakterisierung einzelner Mitglieder läßt sich ein Bild von Familien skizzieren, in denen Magersucht entstanden ist. Diese Familien weisen eine Fülle von Eigenschaften auf, die als ausgesprochen wertvoll, beispielhaft und somit erstrebenswert bezeichnet werden können: Streben nach Ordnung und Leistung, Tüchtigkeit und Ehrgeiz, gelebte Harmonie und Häuslichkeit, die Bewahrung überkommener Wertvorstellungen. Dies alles mag einem in den Sinn kommen, wenn von einer idealen Familie als Keimzelle des Staates, als staatserhaltendem Element gesprochen wird.

Was meint man aber dann, wenn gerade diesen Familien im Ursachengefüge psychischer Krankheiten von Jugendlichen und nicht zuletzt der Eßstörungen eine wesentliche Rolle zugeschrieben werden muß? Jede der beschriebenen Eigenschaften stellt einen ethischen Wert dar, ist moralisch einwandfrei und gehört zu den bürgerlichen Tugenden. Es ist auch nicht die Mischung einzelner Eigenschaften, die krankmachend wirkt. Die Eltern leben diesen Stil mit Überzeugung, sie tragen die Gewißheit in sich, ihren Kindern das Beste zu vermitteln, was es an elterlicher Liebe und Fürsorge, an ethischen Werten, an Bildung, Erziehung und Ausbildung gibt. Diese felsenfeste Überzeugung der Eltern ist es auch, die das Erkennen ihrer Rolle bei der Entstehung der Magersucht so erschwert und, wenn es überhaupt gelingt, so schmerzhaft macht.

Aber was zeichnet diese Rolle aus? Welches ist der Beitrag der Familie zur Magersucht? Wir glauben nicht, daß man eine Liste mit Eigenschaften aufstellen, daß man den guten schlechte Merkmale gegenüberstellen kann; das Problem liegt tiefer. Es hat nach unserer Überzeugung damit zu tun, wie Menschen, Vater und Mutter und Kinder, miteinander umgehen. Es hat damit zu tun, wie die guten Eigenschaften der Familie gelebt, von einem zum anderen vermittelt, »transportiert« werden. Ob zum Beispiel geliebt oder Liebe verteilt wird; ob Leistung ein Prinzip darstellt oder gelockt wird; ob Ehrgeiz belohnt oder der Mangel an Ehrgeiz bestraft wird. Es geht darum, wie die einzelnen Mitglieder einer Familie einander wahrnehmen, ob als einmalige individuelle Person oder als Rollenträger im Familiengefüge. Das »man«-Regime (»das tut man, das tut man nicht«), die Entpersonifizierung von Emotionen läßt den Verdacht aufkommen, daß Rollen besonders wichtig sind, daß all die guten Eigenschaften mehr von Vorstellungen, von imaginären Verpflichtungen her getragen werden als von persönlichen Bedürfnissen und Gefühlen. Die Orientierung nach außen, nach tragenden Wertvorstellungen der Gesellschaft, wird zur Außensteuerung, hinter der die Emotionen des Individuums zurückzustehen haben und bei den Kindern Gefahr laufen zu verkümmern. Wenn die Erziehung sich nur nach Wertvorstellungen richtet wie Leistung, Ordnung, Bildung und Anerkennung und wenn Zuwendung und Liebe manipulativ und dosiert eingesetzt werden, um aus einem Kind einen »tüchtigen, wohlgeratenen« Menschen zu machen, dann wird Erziehung pathogen. Diese Familien haben einen unglaublich hochmütigen Anspruch auf alles, was richtig und gut ist, auf geistiges Niveau, Bildung, Ordnung und Moral, auf gute Manieren und Standesgemäßheit. Dieser Anspruch – oft genug ein Diktat noch aus der Generation der Großeltern – muß verwirklicht werden. Er richtet sich an alle Mitglieder der Familie, aber nicht an sie als Individuen, sondern als Träger einer Rolle. Die Bedürfnisse des einzelnen, seine Gefühle, Begabungen und Wünsche werden nicht wahrgenommen. Einen Beruf auszuüben ist Sache des Mannes; für die Erziehung der Kinder trägt die Frau die Verantwortung; die Ausbildung der Kinder richtet sich nach dem Prestige des Vaters. Die Methoden, mit denen diese Ziele verwirklicht werden, sind subtil. Die Währungseinheiten sind Anerkennung, Zuwendung, Liebe. Wenn einer die Ansprüche nicht erfüllt, stört er die Harmonie und muß bestraft werden – nur zu seinem Besten. Die Strafen sind wie die Belohnungen diskret und leise, für einen Außenstehenden kaum bemerkbar: Das »Taschengeld« an Zuwendung wird gekürzt; das Kind muß einsehen, daß es nur aus väterlicher Verantwortung oder aus mütterlicher Liebe bestraft wird. Es wird in diesen Familien nicht geschrieen, nicht geflucht, nicht geweint und auch nicht geschlagen. Vordergründig scheint dies ein Vorteil zu sein. Als Erziehungsprinzip ist es dort perfide, wo Emotionen verkümmern oder in ein abstraktes pädagogisches Ideal pervertiert sind. Es sind »Soft-Prügel«, die ausgeteilt werden; sie lassen den Körper unangetastet, aber verletzen die Seele. Manche deformierte Seele muß sich deshalb einen neuen Körper suchen.

»Überhaupt, vielleicht war es besser, einen groben Vater zu haben als so einen feinen und gerechten. Wenn ein Vater, so wie es in Geschichten und Traktätchen vorkam, im Zorn oder in der Betrunkenheit seine Kinder furchtbar prügelte, so war er eben im Unrecht, und wenn die Prügel auch weh taten, so konnte man doch innerlich die Achseln zucken und ihn verachten. Bei meinem Vater ging das nicht, er war zu fein, zu einwandfrei, er war nie im Unrecht. Ihm gegenüber wurde man immer klein und elend.« (Hermann Hesse)

Christoph Meckel hat in der Erzählung »Suchbild« eine Familien-Atmosphäre spürbar gemacht, die beklemmend an Familien Magersüchtiger erinnert (S. 92f.):

»Wenn die Kinder nach Hause kamen, aus Freundschaften, Ferien und erster Liebe, aus Epochen des Lichts und der Unbedenklichkeit, Zeitaltern voll Schnee,

wenn sie erschöpft in der Gartentür standen, mit Fahrrädern, Schultersäcken, Beulen und Sonnenbrand,
wenn sie mit zerrissenen Hosen kamen, mit kleinen Schulden und wenig Verspätung, mit ruinierten Schuhen und schmutzigen Pfoten,
wenn sie mit heißen Köpfen durch die Wohnung rannten, voll märchenhafter Berichte, und ihre Begeisterung zeigten (ein furchtbarer Fehler),
wenn sich herausstellte, daß sie glücklich waren, außerhalb des Hauses, in aller Welt, auf Festen und Vagabondagen, jenseits des Vaters,
wenn sie in vollem Umfang (so schnell nicht wieder getan) die enge, immer gleiche Wohnung füllten –
dann war der Zauber nach einer Stunde vorbei. Der Vater ließ das Badewasser ein.

Es folgte die gründliche Beseitigung alles Eingeschleppten: der Staub an den Beinen und die offene Freude, der Schweiß in den Haaren und die befreite Erfahrung, das Glück ohne Elternteile, Kontrolle und Pflicht. Das Kind hatte seine Ferien gehabt, jetzt wurde seine Schultasche aufgeräumt. Nach einer Stunde erschien es in der üblichen Preßform: als Familiengeschöpf. Die laute Lebendigkeit war verstummt, gewöhnlicher Mehltau deckte die Träume zu. Der Vater war mit dem Anschein von Ruhe zufrieden. Er hatte die Abwesenheit der Kinder benutzt, um ihre Schränke aufzuräumen. Alles in Ordnung.

*

Alles, was der Kindheit und Jugend fehlte, alles Fehlende zusammengenommen (…)
Alles Überflüssige fehlte.
Nicht Überfluß wurde vermißt, sondern Vielfalt im Wesen des Vaters und Offenheit im Alltag der Familie. Da alles ein-

geteilt war und verrechnet wurde, fehlte das Uneingeteilte, der Überschuß. Es fehlte das Gute, Unberechenbare, die improvisierten Feste und das schmatzende und schlürfende Fressen einer reifen Birne. Das Herrliche fehlte noch im besten Moment. Das Fehlen schien ohne Anfang und nahm kein Ende.

Die Freude fehlte.
(…) Die große, umfassende Freude war nicht da. Sie fehlte an allen Tagen, in allen Nächten, bei allen Gelegenheiten, zu jeder Zeit. Sie war schon vor dem Aufwachen weg und fehlte lange noch in den Schlaf hinein. Es fehlte das unbelastete Atmen und Träumen, es fehlte die unbedachte Zärtlichkeit; der besinnungslose Jubel ohne Anlaß; der begeisternde Anlaß. Es fehlten die unbedenklichen Wörter und die schwerelosen Unterhaltungen, es fehlten Lässigkeit, Langmut und Frivolität. Es fehlte ein Vorschuß an Sympathie für den Vater, ein laisser faire für die Schwächen seiner Kinder; es fehlte das grenzenlose Verzeihen und also die Liebe.
Es fehlten die akustischen und optischen Sensationen, der sensuelle Reiz nicht alltäglicher Sachen; Verschwendung von Blumensträußen, Kleidern, Musik; es fehlten die sprühenden Farben und dampfenden Schüsseln. Es fehlte der Raum für die Wut und das raumlose Lachen – aber die dicke Luft war raumfüllend da. Die Pflichtverordnung war da (WOZU HAT MAN KINDER?), erzwungene Ruhe, betonte Harmonie.
Unausgelebte Wut und unausgelebte Freude – sie packten zusammen und gingen woanders hin (…)
Es fehlte die gute und schöne Maßlosigkeit; aber der Mehltau, der Mehltau war immer da.
Er deckte glanzlos die Familie zu. Der Vater hieß Mehltau, die Kinderkrankheit war Mehltau; Mehltau, Mehltau. Niemals fehlte der Mehltau.
Wo waren Familien, in denen menschenmöglich gelebt wur-

de? Wo wurde bei offenen Fenstern umarmt und gelacht? Wo wurde gespielt, gesungen und musiziert ohne Nebenabsicht, Erlaubnis, Uhrzeit und Grund? Wo lebten Leute, die vor Vertraulichkeit kicherten, Salz in die Betten streuten und mit Pappnasen beim Essen saßen? Wo war das königliche Gelächter, das Rollenverteilungen ad absurdum führte? Wo war ein Lachen, das angestrengte Gesichter schön machte?
Es fehlte. Es fehlte.
Es fehlten Umarmungen, Selbstironie und Gedankenschärfe. Es fehlte die offene Strömung lebendigen Lebens. Es fehlten Konfettischwärme himmlischen Unsinns, es fehlte der kleinste Schlenker von Zweckfreiheit. Es fehlte die unbedenkliche Verschwendung von Zeit, und also fehlte das Zeithaben überhaupt. Es fehlte die Körperfreiheit zwischen Eltern und Kindern, es fehlten die offenen Worte und Zimmertüren. Es fehlte die Freude an Nacktheit oder ein Lachen darüber.
Es fehlte zum Himmelschreien und Gotterbarmen.
Es fehlte in allem, für alles ein echtes Wort. Es fehlte der lebendige Widerspruch, weil der Vater fehlte, der sich auf Widerspruch einließ. Es fehlte nicht an Spott und Rebellion. Es mangelte nicht an auswärts gelebter Freude. Es fehlte bloß die Luft im Familiengefängnis.
Es fehlte die Bejahung ungewaschener Kinderhälse, und es fehlte die Bejahung vaterfremden Denkens. Es fehlten weder Goethes noch Schillers Gedichte, aber es fehlte die Anerkennung von Interessen, die in der Familie nicht vorhanden waren. Was der Vater betrieb, war die konstante Entwertung, die Entwertung seiner selbst und des Lebens der anderen.
Er war der Entwerter.
Das Leben war anderswo.«

4. Krankheit und Kranksein

In medizinischen Lehrbüchern werden Krankheiten dargestellt. Die Charakterisierung eines Patienten, der an einer bestimmten Krankheit leidet, ist dort eher die Ausnahme; sie dient etwa in Form einer Kasuistik der Illustration und der Anschaulichkeit und erhöht die Lebendigkeit der Krankheitsbeschreibung. Für die Erklärung einer Krankheit ist die Kasuistik entbehrlich.

Wir gehen den umgekehrten Weg und beschreiben zunächst Magersüchtige und erst im folgenden Kapitel die Krankheit. Wir tun dies, weil wir überzeugt sind, so die Krankheit Magersucht besser zu verstehen.

Viele Krankheiten können durch ätiologische Faktoren, charakteristische Symptomkonstellationen und Erkenntnisse über den Krankheitsverlauf ausreichend erfaßt werden. Was Krankheitszeichen für den betroffenen Menschen bedeuten, ist für das Verständnis der Krankheit nicht unbedingt wesentlich. Das Krankheitsgefühl eines Betroffenen muß nicht identisch sein mit dem, was der Fachmann als pathologisch bezeichnet. Es könnte für den Arzt im diagnostischen Prozeß sogar hinderlich sein. Das Erleben von Krankheit wird in der Krankheitslehre nicht abgehandelt.

Hartmann (1987) hat auf die Notwendigkeit der Unterscheidung Krankheit – Kranksein hingewiesen. Er nennt Krankheit in der Sprache der Medizin ein aus einem bestimmten Kranken ablösbares und in der Diagnostik abgelöstes Gebilde in idealer, modellhafter Form, aus Tausenden von Einzelbeobachtungen zusammengesetzt, das auf das anscheinend Wesentliche, das sogenannte Essentielle, reduziert ist.

»Der Träger der Krankheit, ihr Gestalter und Sinngeber, verschwindet aus dem Bild; er kommt in der Diagnose nicht vor. Ärztliche Aussagen über Krankheiten sind Aussagen über die Natur einer Krankheit, d.h. ihre natürlichen Ursachen, Entstehungsweisen, Verläufe, Selbstheilungen. Sie sind nicht Aussagen über das Wesen von ›krank‹. Diese Unterscheidung von Natur und Wesen korrespondiert mit der Unterscheidung von Krankheit und Kranksein. Die übliche Bestimmung, Kranksein sei die subjektive Erlebnisseite des Kranken von seiner Krankheit, greift zu kurz; sie überläßt Kranksein als Daseinsform dem Kranken allein; sie verläßt ihn im Kranksein (…).« (Hartmann 1987, S. 120).

So ist Magersucht, unserer Meinung nach, nur zu verstehen, wenn man sich mit dem Wesen der Krankheit, nämlich dem Magersüchtigsein auseinandersetzt. Natürlich gibt es auch bei dieser Krankheit typische Merkmale und typische Symptome, die bei diagnostischen Überlegungen zu beachten sind. Aber diese Symptome erklären nicht das Kranksein, schon deshalb nicht, weil Magersüchtige sich, zumindest über weite Strecken, nicht krank fühlen. Dort aber, wo Magersüchtige leiden, öffnet sich ein Bereich, in dem der Krankheitsbegriff unscharf wird.

Ausdrucksformen des Krankseins

Ein junges Mädchen begibt sich auf den Weg abzunehmen, auf den Weg, den viele gehen, um dem gängigen Schlankheitsideal unserer Zeit zu entsprechen. Zunächst werden Süßigkeiten, später ganze Mahlzeiten gestrichen; immer mehr wächst das Interesse an Diäten, Kalorientabellen und der Waage – unterstützt, begleitet und motiviert durch ein intensives Medien-Angebot in Rundfunk, Fernsehen und Frauen-Zeitschriften. Das Abnehmen gelingt einmal gut, einmal weniger gut; entsprechend schwanken die Gefühle beim täglichen Wiegen zwischen Freude, Befriedigung und Enttäuschung oder sogar Depression.

Einige erreichen das angestrebte Zielgewicht; sie freuen sich über ihre Figur und essen von nun an wieder normal. Andere geben resigniert auf, ohne ihr gewünschtes Ziel erreicht zu haben. Sie trösten sich damit, es irgendwann noch einmal, vielleicht mit einer anderen Diät, zu versuchen. Bei anderen bleibt der Kampf um das Abnehmen ein permanentes Problem, dennoch werden sie nicht magersüchtig.

Eine kleine Gruppe bleibt übrig, die das Hungern fortsetzt, selbst dann, wenn das zunächst gesteckte Gewichtziel erreicht ist; selbst dann, wenn ihre schöne, schlanke Figur bewundert wird, selbst dann, wenn alle, besonders die Eltern, dazu raten, »so« zu bleiben und nicht weiter an Gewicht abzunehmen. Das ist die kleine Gruppe derer, die auf dem Weg sind, magersüchtig zu werden; die zwar begonnen haben wie alle anderen, aber im Laufe der Zeit nicht nur ihre Verhaltensweisen bei der Gewichtsabnahme verändern, sondern auch ihre *Ziele* und *Motive*.

Eine Magersüchtige berichtet:
»Ich war der Überzeugung, ich könnte nur einen netten Freund bekommen, wenn ich so schlank wie nur irgend möglich wäre, also begann ich darauf zu achten, was ich zu mir nahm. Nach den ersten Abnahmeerfolgen war ich sehr stolz und wollte dieses Gefühl noch steigern. Ich gestand mir nur noch minimale Nahrungsmengen zu, nahm stetig weiter ab und fühlte mich immer stärker. Das Beste daran war nicht mehr, daß ich meinem ursprünglichen Traumziel, nämlich der Figur meiner Freundin, näherkam, sondern daß ich etwas hatte, mit dem ich allen in meiner Familie überlegen war. Meine Mutter sprach dauernd vom Abnehmen, doch ich schaffte es tausendmal besser als sie; mein Vater fand sich zu dick, aber

während er bei einem guten Essen nicht widerstehen konnte, schaffte ich es, bei Tisch zu sitzen und keinen Bissen zu essen. Ich konnte mich beherrschen! Ich konnte verzichten! Ich war stark! Ich genoß es unheimlich, die anderen essen zu sehen und dabei zu erleben, wie sie dadurch in meinen Augen immer schwächer wurden – die, die sonst so stark waren. Ja, sie wurden nicht nur schwächer, sondern waren auch auf einmal schlechtere Menschen als ich. Im Gegensatz zu mir brauchten sie so etwas Primitives wie Essen. Sie hatten sich nicht im Griff, ihnen fehlte die Beherrschung. Sie waren gierig, waren wie wilde, heruntergekommene Tiere, die sich auf etwas zum Fressen stürzten. Nichtessen aber war meine Stärke allein, und niemand konnte sie mir rauben.

Mein Vater war durch seine berufliche Karriere, meine Mutter durch ihre vielgerühmte Gastfreundschaft und Kochkunst in den Mittelpunkt gerückt. Sie hatten mich irgendwie verdrängt. Mein Bruder wurde in der Schule besser und machte mir meinen Platz bei den Eltern streitig. Lange war ich das kleine süße Mädchen gewesen, um das alle meine Eltern beneidet hatten. Das war auf einmal vorbei, und ich kam mir zurückgesetzt, zu wenig beachtet und minderwertig vor. Aber jetzt hatte ich auf einmal etwas: Ich hatte meine Stärke herausgefunden: Ich konnte hungern. Mein Vater redete stundenlang auf mich ein, als er bemerkte, daß ich immer dünner wurde. Bei seinen Standpauken hörte ich zwar geduldig zu und machte ein freundliches, betretenes und einsichtiges Gesicht, aber innerlich dachte ich: Red du nur. Ich mache doch, was ich will. Du kannst gar nichts machen. In diesem Bereich bist du machtlos, da kannst du mir nichts wegnehmen. Ich hatte nämlich immer das Gefühl, mein Vater würde mir alles, was mir etwas bedeutete, entreißen. Kaum hatte ich etwas geschafft, worauf ich stolz war, und er erfuhr davon, dann war das nicht mehr meine Sache, meine Leistung, sondern er kassierte die Bewunderung, und ich sah ins Leere.

Obwohl ich das genau wußte, erzählte ich ihm dennoch immer alles, denn ich wollte ja seine Bewunderung, seine Anerkennung und seine Liebe. Mein Vater stahl mir das, was mir etwas wert war; die negativen Dinge aber, die ich machte, blieben für alle Ewigkeit an mir hängen. Schließlich hatte ich in meiner Familie das Gefühl, ich bestände nur aus Fehlern, Dummheiten und schlechten Eigenschaften. Ich fühlte mich wertlos, während alle anderen in meiner Familie besser, schöner, stärker, liebenswürdiger und vor allem intelligenter waren als ich. Im Vergleich zu meinem Vater und meinem Bruder fühlte ich mich dumm und ungebildet, aber beim Abnehmen war ich die Beste, und keiner konnte mir auch nur entfernt das Wasser reichen.«

Bei einigen Betroffenen lassen sich Ereignisse, Erlebnisse oder Schicksalsschläge erkennen, welche die Magersucht auslösen. Solche »Auslöser« haben nichts mit den Ursachen zu tun. Manchen wird die Starrolle, die sie lange Zeit in der Familie innehatten, streitig gemacht – zumeist durch ein Geschwister. Bei anderen lassen sich einschneidende Lebensereignisse wie zum Beispiel das Abitur als Auslöser bestimmen. Nach Beendigung der Schule fällt für viele ein bis dahin wesentlicher Halt fort, die Basis ihres Daseins, ihres Leistungsbeweises und damit ihrer Selbstbestätigung. Für nicht wenige tut sich nach der Schulzeit eine gähnende Leere auf, der sie sich im Hinblick auf notwendige Entscheidungen und Initiativen wie Wahl einer Ausbildung oder eines Studiums nicht gewachsen fühlen, zumal der Anspruch, den diese jungen Menschen an sich stellen, immens ist. Sie müssen nicht nur wenigstens den Ausbildungsstand ihrer Eltern erreichen, sondern haben ihn möglichst zu überbieten. Schließlich hatten sie eine wesentlich sorglosere Kindheit und Jugend als ihre Eltern. Darüber hinaus meinen viele, mit ihrer Ausbildungs- und Berufswahl ein für allemal, irreversibel über

Glück und Unglück ihres zukünftigen Lebens zu entscheiden.

Bei wieder anderen Magersüchtigen läßt sich vor dem Krankheitsausbruch der Verlust einer wichtigen Bezugsperson feststellen, von der sie innerlich abhängig waren und die ihnen Halt bedeutete, wie Mutter, Vater, Großvater oder Großmutter. Der Verlust kann real stattgefunden haben – durch Tod oder Scheidung –, oder es kann sich um einen drohenden Verlust handeln, etwa aufgrund der Tatsache, daß der Vater eine Freundin hat. Diese einschneidenden Veränderungen im Leben der Jugendlichen können zum Ausbruch der Krankheit führen.

Bei einigen Jugendlichen sind solche »Life-events« als Auslöser plausibel nachzuweisen. Bei anderen hat man den Eindruck, daß die generellen Anforderungen und Konflikte, die sich aus bzw. in der Phase der Pubertät ergeben, zu Auslösern für die Erkrankung werden. Diese Jugendlichen haben im Vergleich zu Gleichaltrigen eine Vielzahl von Defiziten. Sie sind schlecht gerüstet, die entscheidenden Aufgaben der Pubertät zu meistern. Sie haben das Gefühl, vor einem riesigen Abgrund zu stehen und können sich nicht vorstellen, das Leben eines Erwachsenen zu führen, mit all den Anforderungen, die sich daraus ergeben. Sie sind weit davon entfernt, so vorbereitet zu sein, wie Lohmann (1978) es für notwendig erachtet, wenn ein junger Mensch die Familiengeborgenheit verläßt:

»Dann muß er über die nötigen Ressourcen und das Bewußtsein über diese Ressourcen verfügen, wenn es ihm gelingen soll, seinen Platz im Leben zu finden. Er muß dann in der Lage sein, die eigene Identität zu finden und die Lebensform zu wählen, die ihm entspricht – um nicht völlig verwirrt vor der Vielzahl möglicher sozialer Rollen zu stehen. Er muß fähig sein, das Leben in den Griff zu bekommen, welche Verhältnisse auch immer herrschen, und dabei das Gefühl behalten zu können, eingefügt in eine soziale Gemeinschaft – als einer unter anderen –, ein und derselbe zu bleiben.« (Lohmann 1987, S. 220).

Dies alles ist für die Magersüchtigen unmöglich. Sie sind aufgewachsen in totaler Abhängigkeit von ihren Eltern, von Eltern, die immer wußten, was richtig und falsch ist, die jede Entscheidung für sie getroffen haben und Versuche in Richtung Eigenständigkeit nicht zulassen wollten. So wird für viele allein schon die Vorstellung einer räumlichen Trennung von den Eltern, etwa durch ein Studium an einem anderen Ort, bedrohlich. Manche mögen zwar den Absprung von zu Hause rein äußerlich schaffen, aber es gibt wohl kaum einen Lösungsprozeß, der als geglückt angesehen werden könnte. Aber nicht nur die Magersüchtigen sind schlecht ausgerüstet, den Ablösungsprozeß zu vollziehen, sondern mindestens ebenso ihre Eltern. Die Eltern zeigen, wie wenig sie in der Lage sind, gerade dieses Kind, das in ihrem eigenen Leben vielfältige Aufgaben zu erfüllen hat, seinen eigenen Weg gehen zu lassen. Magersüchtige nehmen die Ablösung häufig gar nicht erst in Angriff. Trennung ist für alle Beteiligten so bedrohlich, daß die Krankheit, der Ausbruch der Magersucht, davor schützen muß. Diese jungen Menschen behindern nicht nur ihre Entwicklung, sie schaffen auch mit der Magersucht für sich und die Eltern die Bedingungen, weiterhin in gegenseitiger Abhängigkeit zu leben.

Hungern und die Waage

Je fortgeschrittener die Magersucht ist, um so mehr wird die Waage zur beherrschenden Instanz. Sie richtet über Gut und Böse, über Leistung oder Versagen, Freude oder Enttäuschung. Während figurbewußte Menschen sich üblicherweise nur einmal morgens wiegen, nimmt diese Gewohnheit bei

Magersüchtigen erheblich zu. Es gibt Betroffene, die sich zwanzig- bis dreißigmal am Tag wiegen, um ja genügend Kontrolle zu haben. Manche steigen schließlich sogar nachts auf die Waage. Es gibt die, die ihrer Waage nicht trauen, mehrere Apotheken aufsuchen, um sicher zu sein, sich auf geeichten Waagen zu wiegen. Nicht wenige rechnen von vornherein einige Kilo zu, um auf alle Fälle eine Fehlerreserve zu haben. Das zu erreichende Gewichtsziel wird immer weiter nach unten festgelegt, die Kalorienzahl stetig reduziert. Die Nahrungsmittel sind längst in »erlaubte« und »unerlaubte« eingeteilt, wobei der Anteil der erlaubten immer weiter reduziert wird. Schließlich zählen zu den »erlaubten« nur noch Gurken, Magerquark oder andere kalorienarme Lebensmittel. Der Beginn der Nahrungsaufnahme wird, wenn irgend möglich, immer weiter hinausgezögert. Nicht wenige nehmen ihre erste Mahlzeit erst am Abend ein. Das gemeinsame Essen mit der Familie wird mit allen Mitteln verhindert. Ist das dennoch unumgänglich, so wird mehr und mehr versucht, die Kontrolle über das Einkaufen und Kochen zu übernehmen, was einigen über weite Strecken sehr gut gelingt. Manche versuchen, die Mutter ganz aus der Küche zu verdrängen. Gelingt das nicht, überreden sie sie wenigstens zum kalorienarmen und schließlich fettlosen Kochen. Einige erreichen, daß sie sich ihr Essen allein zubereiten können. Das Einkaufen der ohnehin fixierten Lebensmittel nimmt bei Magersüchtigen Stunden in Anspruch, getreu dem Motto: »Wenn ich nur wenig essen darf, dann soll das wenige wenigstens ausgezeichnet schmecken.« Nicht nur das Einkaufen, sondern auch das Zubereiten der Nahrung erfordert Engagement und Zeit.

»Seit Beginn meiner Krankheit interessierte ich mich verstärkt für das Einkaufen von Lebensmitteln. Ich studierte Tageszeitungen und Werbeprospekte, wollte Sonderangebote ausnutzen und stellte mir entsprechende Ernährungspläne zusammen. Konnte ich einmal nicht das bekommen, was ich mir in stundenlangem Sinnieren und Hin- und Hergrübeln am Tag vorher überlegt hatte, schmeckte mir das ganze Essen nicht mehr. Überhaupt, wenn irgend etwas meine Essenspläne durchkreuzte, so wie ich sie mir im voraus genauestens fixiert hatte, brach eine halbe Welt für mich zusammen.«

Eßrituale und Hungerbewältigung

Einkaufen und Zubereiten der Nahrung hilft, Hunger zu bewältigen. Auch sehr langsames Essen gehört zu den Strategien, mit denen Hungergefühle unterdrückt werden. Essen mit Stäbchen und Löffeln von Flüssigkeiten dienen demselben Zweck.

»Das Wichtigste war, daß ich allein essen konnte, denn ich hatte mir vorgenommen, jeden Bissen richtig zu genießen. Ich aß Brösel für Brösel, ganz langsam. Ich wollte stundenlang genießen. Mein Pausenbrot wickelte ich mir in winzige Portionen. Nach jeder Stunde gönnte ich mir ein höchstens bonbongroßes Häppchen, an dem ich dann mindestens zehn Minuten kaute.

Wenn ich am Vormittag allein zu Hause war, machte ich aus meinem Frühstück ein wahres Zeremoniell. Es bestand aus Vollkornbrot, fünf Gramm Butter, einer Messerspitze Frischkäse, einer hauchdünnen Scheibe Lachsschinken. Dazu trank ich mindestens drei Gläser Tee mit Zitrone. Zuerst deckte ich mir den Tisch ganz liebevoll und feierlich – möglichst mit Kerzen. Außerdem gehörte die Zeitung dazu. Dann suchte ich mir die dünnste und schönste Scheibe Vollkornbrot aus der Packung und legte sie in eine Plastiktüte, damit sie nicht austrocknete. Dann wog ich meine Butterportion ab und legte einen Eiswürfel dazu, damit die Butter während des

Essens nicht schmolz. Manchmal stellte ich sie auch zurück in den Kühlschrank und mußte für jede Messerspitze hin- und herlaufen. Am Tisch schnitt ich von meiner Brotscheibe ganz, ganz winzige Eckchen ab und bestrich sie zuerst mit Butter, belegte sie dann mit Schinken und strich hauchdünn Frischkäse darüber. Während ich die Häppchen ganz bewußt und sehr langsam kaute und genoß, las ich die Zeitung. Zwischendurch mußte ich immer wieder aufstehen, um Tee zu holen, den ich auf der Kaffeemaschine heiß hielt. Je mehr Zeit ich hatte, um so mehr brauchte ich auch für mein Frühstück, mindestens aber zwei Stunden.«

Dieses Eßverhalten hat eine überraschende Ähnlichkeit mit dem, das Horst-Eberhard Richter (1965) während eines Gefängnisaufenthalts bei Gefangenen beobachten konnte.

»Ich habe als Insasse eines Gefängnisses während einiger Monate bei einer Kost von morgens und abends je einer einzigen Scheibe Brot mit Malzkaffee und einer Kelle wäßriger Brühe zum Mittagbrot folgendes gesehen: Nur die Minderheit der Häftlinge vermochte diese kargen Mahlzeiten in normaler Weise einzunehmen. Manche fingen an, einzelne Mahlzeiten auszulassen. Einer enthielt sich seiner zwei pro Tag gelieferten Brotscheiben für drei Tage. Er erklärte, er wolle dann alles auf einmal essen. Aber das brachte er dann nicht fertig, weil er unbedingt einen Vorrat bewahren wollte. Er verbarg dann immer etwas Brot sehr sorgsam, ohne daß diese Vorsicht objektiv nötig schien. Von einem anderen erinnere ich mich, daß er manchmal vielleicht anderthalb bis zwei Stunden für das Vertilgen seiner Brotscheibe benötigte. Er verkroch sich in einer Zellenecke und aß so, daß er die Illusion haben mochte, niemand könne ihm zusehen. Er machte sich kleine Kügelchen aus dem Brot, die er wie Bonbons lutschte und gelegentlich wieder aus dem Mund herausnahm. Wieder andere verteilten ihre Brotportionen so, daß sie zum Beispiel pro Stunde einen vorher abgeteilten Bissen nahmen, wobei sie behaupteten, dies sei zur Sättigung viel zweckmäßiger. Manch einer schwappte seine Portion Malzkaffee in sich hinein, manch einer nippte immer nur ganz vorsichtig an seinem Kaffeetopf. Das Bedürfnis, sich vor den anderen beim Essen abzuschließen, so als ob man dabei etwas zu verheimlichen habe, war eigentlich sogar die Regel. Daneben gab es natürlich in der Häftlingsgruppe die bekannten, endlosen Gespräche über Kochrezepte, Lieblingsmahlzeiten usw. zur Ersatzbefriedigung in der Phantasie. Bemerkenswerter aber waren zweifellos die geschilderten, variationsreichen Verfahren, die praktisch alle darauf hinausliefen, die quälende Abhängigkeit von Zeit und Menge der Mikromahlzeiten zu verleugnen und eine illusionäre Verfügungsgewalt, ja, geradezu eine Autarkie über das Essen wiederzugewinnen. Das bedeutete immer freiwilliges, zusätzliches Hungern – nämlich durch Aufschub oder groteske Verzettelungen der einzelnen Mahlzeiten. Ich nehme an, daß diese sehr in die Nähe von Anorexia nervosa gehörenden Praktiken erstens durch das extreme Ausmaß des Nahrungsdefizits und zweitens durch das Fehlen jeglicher Ablenkung begünstigt wurde. Wir hatten im Gefängnis keinerlei Arbeit.« (Richter 1965, S. 111f.).

Die Ähnlichkeit der Verhaltensweisen läßt den Schluß zu, daß Magersüchtige über weite Strecken sehr unter Hunger leiden, auch wenn sie dies nicht zugeben können. Aber das Hungergefühl ist nicht nur leidvoll. Es verschafft auch Befriedigung! Denn es ist schließlich ein Beweis dafür, daß sie sich ihren eigenen Gesetzen entsprechend richtig verhalten haben. Für manche sind Hunger- oder Völlegefühl die einzigen Gefühle, die sie überhaupt noch empfinden.

Neben dem langsamen Essen gibt es weitere Formen für die Betroffenen, sich mit Nahrung zu beschäftigen, um so den Hunger zu bewältigen: Sie kaufen ein, bekochen die Familie, lesen Kochbücher, sammeln Rezepte, schauen sich Auslagen von Konditoreien an oder lesen Speisekarten, die vor Restaurants aushängen. Manche halten sich lange in Lebensmittelabteilungen auf, ohne etwas kaufen zu wollen – zumeist dort, wo es Süßigkeiten gibt. Gelegentlich packen sie ihre Lieblingsschokolade, -kekse und -pralinen in den Korb, um sie später aber wieder zurückzulegen. Andere gehen noch einen Schritt weiter: Sie kaufen Süßigkeiten ein und horten sie zu Hause wie einen heimlichen Schatz, den sie ab und zu anschauen, manchmal sogar berühren, beriechen, niemals aber essen.

»Ich legte mir ein riesiges Süßwarenlager an und hatte den Traum, eines Tages all diese Sachen, nach denen ich mich so sehr sehnte, essen zu können, dann, wenn ich noch weiter an Gewicht abgenommen hatte. Das Lager umfaßte alle nur denkbaren Schokoladensorten, die meisten in doppelter Ausführung, alle Arten von Schokoladeriegeln, Bonbons, Pralinen, Keksen und Chips. Ich ging mit meiner Sammlung sogar so weit, daß ich in andere Städte fuhr und dort Süßwarenläden abklapperte, um ein wirklich umfassendes Sortiment zu besitzen. Voll Sehnsucht, manchmal auch Gier, schaute ich mir mehrmals am Tag alles an, nahm einzelne Teile in die Hände, beroch sie auch, ohne aber jemals etwas davon zu essen.«

Selbstverständlich wird dies zur Bewältigung des Hungers heimlich praktiziert. Niemand darf wissen, daß die Gedanken Magersüchtiger von morgens bis abends ausschließlich um Essen kreisen, auch wenn sie sich scheinbar mit etwas ganz anderem beschäftigen. Trotz dieser Hungergefühle, Sehnsüchte und auch Gier nach Nahrung versuchen die Betroffenen, ihr Hungern fortzusetzen, auch dann, wenn sie ihre Gewichtsziele, die sie immer wieder neu und noch niedriger definieren, erreicht haben; selbst dann, wenn sie sich längst häßlich fühlen, gegen Schwächezustände ankämpfen, nachts Todesängste haben und sich schwören, am nächsten Tag mehr zu essen: Sie hungern weiter. Die Angst vor einer Gewichtszunahme ist zu groß; die Vorstellung, an Gewicht zuzunehmen, versetzt sie in Panik; der Gedanke, morgens auf der Waage den Gewichtszuwachs sehen zu müssen, ist unvorstellbar und unerträglich. Manche wünschen sich, mehr Gewicht zu haben, aber ohne die Qual des Zunehmens erleben zu müssen.

Auseinandersetzung mit den Eltern

Nicht wenige Eltern befürworten die Gewichtsabnahme ihrer Tochter zunächst oder bewundern sie sogar. Manche haben sie initiiert oder sich anfänglich an Schlankheitskuren beteiligt. Schließlich ist Schlanksein auch bei den Eltern gefragt.

Eine Magersüchtige dazu:
»Eine gute Figur spielte, vor allem bei meinem Vater, eine besondere Rolle. Er wog sich x-mal am Tag und trieb Sport, nur um Kalorien zu verbrauchen. Aß ich seiner Ansicht nach zu viel, beschimpfte er mich, ob ich so dick werden wolle wie meine Mutter.«

Irgendwann aber stellen die Eltern fest, daß die Gewichtsabnahme weit über das für sie tolerable Maß hinausgeht, und versuchen, ihre Tochter wieder zu einem normalen Eßverhalten zu bewegen. Daß sie dabei auf Widerstand stoßen, erstaunt sie, denn sie sind bei ihrem Kind Widerstände nicht gewöhnt. Die Tochter war bis dahin immer bemüht, alles zu tun, was die Eltern wünschten, um sie nie zu enttäuschen. Aber in diesem Punkt läßt sie sich nichts sagen; Hungern ist für sie existentiell geworden, sie kann diesen Weg nicht mehr verlassen. Die Eltern bitten, drohen, toben, weinen; sie zerren sie auf die Waage – vor allem zum Jähzorn neigende Väter, die sich durch das Hungern ihrer Tochter provoziert fühlen; andere ziehen sich gekränkt zurück und reagieren mit depressiven Verstimmungen. Sie können es nicht fassen, daß sich diese ihre geliebte Tochter so selbstzerstörerisch verhält und die üblichen Erziehungsmaßnahmen nicht greifen. Magersüchtige berichten nicht ohne Genuß, daß sie ihre Eltern niemals so emotional und schon gar nicht so hilflos erlebt haben wie im Kampf mit ihnen um eine Gewichtszunahme.

Entsprechend dem Druck, den die Eltern ausüben, versucht die Magersüchtige durch immer geschicktere Täuschungen an ihrem Hungern festzuhalten. Sie gibt etwa vor, schon gegessen zu haben, berichtet von Einladungen bei Freunden, lernt die Speisepläne der Mensa auswendig, um zu Hause berichten zu können, was sie mittags gegessen hat; sie produziert Abfälle und läßt das schmutzige Geschirr demonstrativ in der Küche stehen, ohne auch nur einen Krümel gegessen zu haben. Sie versucht bei den Mahlzeiten, wenn sie gezwungen wird, daran teilzunehmen, alles zu tun, um die Eltern zu täuschen.

»Beim Essen habe ich Tricks angewandt, auf die kein normaler Mensch kommt: Entweder ich schneuzte mich pausenlos und spuckte dabei die zerkauten Bissen ins Taschentuch, oder ich aß mit den Händen vor dem Mund und beförderte die abgebissenen Brocken aus dem Mund und ließ sie dann in den Halsausschnitt meines Pullis gleiten. Mir graust noch jetzt davor. Es war scheußlich, das Essen auf der Haut zu spüren, außerdem eklig, wie die Klamotten irgendwann einen beschissenen Geruch annahmen. Aber wenn ich sie nach jeder Mahlzeit gewechselt hätte, wäre das meiner Mutter aufgefallen.«

Trainingsprogramm und Kalorienverbrauch

Neben der stetigen und immer radikaleren Reduktion der Kalorienzufuhr führen die meisten ein Trainingsprogramm durch, um zusätzlich Kalorien zu verbrauchen. Dabei stellen sie einen exakt ausgeklügelten Plan auf. Haben sie einmal nach ihren Vorstellungen zuviel gegessen, müssen sie sich entsprechend mehr bewegen. Es besteht die Tendenz, die Übungen ständig zu steigern und immer anstrengender werden zu lassen. Schließlich bewegen sich viele von morgens bis abends. Sie gönnen sich keine Sekunde der Ruhe und Entspannung, sie reduzieren ihre Schlafmenge auf immer weniger Stunden, stehen morgens als erste auf und gehen abends als letzte ins Bett. Sie üben sitzende Tätigkeiten im Stehen aus, benutzen keine Verkehrsmittel, sondern joggen in die Schule oder fahren kilometerweit Rad. Sie verbringen mehrere Stunden am Tag ausschließlich mit Gymnastik, Joggen, Radfahren, Tanzen und Aerobic. Manche halten sich regelmäßig täglich mehrere Stunden in Fitneßcentern auf. An den Wochenenden stehen Berg-, Rad- oder Skitouren auf dem Programm, auch bei brütender Hitze oder eisiger Kälte. Surfen bei heftigem Sturm ist eine beliebte Sportart Magersüchtiger. Sie surfen bis zur Erschöpfung; einer unserer Patienten kam dabei ums Leben.

»Mein Tag war von morgens bis abends eingeteilt, jede Minute genau geplant, ein permanenter Streß: Zuerst kalt duschen, dann Gymnastik im Bad. Im Sommer raste ich mit dem Fahrrad zur Arbeit, im Winter zu Fuß, mit schweren Stiefeln. Nach der Arbeit machte ich mindestens zwei Stunden allein Gymnastik in der Turnhalle oder ich lief so viele Runden im Park, bis mir das Herz bis zum Hals schlug und ich fast zusammenbrach. Dann fuhr ich mit dem Fahrrad nach Hause, in immer schnellerer Geschwindigkeit, aus Angst, doch vielleicht nicht genug Kalorien verbraucht zu haben. Oder ich ging nach der Arbeit zum Schwimmen. Wie eine Maschine zog ich die Bahnen, hundert hintereinander, und natürlich auch am ›Kaltbadetag‹. Kinder im Wasser, Behinderungen durch ältere, langsamere oder sich unterhaltende Schwimmer haßte ich. Sie waren mir im Wege. Ich fürchtete dann, ich könnte nicht so schnell schwimmen, wie ich wollte. Nach dem Schwimmen – oft hatte ich schon längst Wadenkrämpfe – machte ich Bauchmuskelgymnastik. Dann rannte ich mit nassen Haaren nach Hause. Oder ich nahm nach der Arbeit an der Gruppengymnastik teil. Ich ärgerte mich wahnsinnig und haßte die Leiterin, wenn sie zu spät kam, zu früh aufhörte oder wenn, meiner Meinung nach, die Übungen nicht anstrengend und hart genug waren. Ich gab natürlich vor, die Übungen der Beweglichkeit wegen mitzumachen. Aber in Wirklichkeit ging es mir nur um Kalorienverbrauch. Eine andere Möglichkeit war, nach der Arbeit sofort ins Fitneßcenter zu rasen. Hier machte ich alle Übungen an allen Geräten doppelt, ohne Pause und bei schwerster Einstellung, mit rotem Kopf, von Gerät zu Gerät – immer in Zeitdruck, immer in Angst, nicht genug machen zu können. Danach ging es in die Sauna. Dort mindestens vier Gänge Schwitzen, Bürsten, Duschen, dazwischen ins Kaltbecken bis zur halben Ohnmacht. Mein Tag bestand nur noch aus Hektik und Angst: Angst, zuviel zu essen; Angst, am Sport gehindert zu werden; Angst, eine sportliche Aktivität könnte ausfallen; Angst, das Wetter könnte nicht entsprechend sein. Ich tat immer mehrere Dinge zugleich. Trotz des harten Trainingsprogramms aß ich natürlich möglichst wenig Kalorien. Machte ich zum Beispiel Apfelmus oder Obstsalat, aß ich nur die Schalen und die Kerngehäuse.

Die ganze Zeit stand ich wie eine zweite Person neben mir. Ich trieb mich an und machte mich zur Schnecke, wenn ich meiner Ansicht nach zuviel gegessen oder mich zu wenig bewegt hatte. Zugleich gab mir das Mich-Quälen ein Gefühl des Selbstwertes, der Überlegenheit den Faulen und Bequemen gegenüber. Ich haßte die Menschen, die Spaß beim Schwimmen hatten, die im Fitneßcenter schön angezogen herumstanden, die sich beim Joggen unterhielten. Ich sah auf sie alle herab und lebte gleichzeitig in dem Wahn, daß mich alle vom Sport und vom Fasten abbringen wollten. An den Wochenenden trainierte ich natürlich noch härter. Beim Bergsteigen machte ich mehrere Gipfel an einem Tag, während andere schon nach einem total erschöpft waren. Beim Skilanglauf bewältigte ich drei Loipen, bis mir alle Glieder zitterten. Am intensivsten aber trainierte ich im Urlaub. Ich aß dann noch weniger und war von morgens bis abends unterwegs. Nie brach ich eine Unternehmung ab, und wenn sie noch so wahnsinnig war. Müdigkeit oder Hunger gab ich niemals zu, ganz im Gegenteil: Immer war ich die treibende Kraft. Mein Leben bestand nur noch aus Kalorienverbrauch. Ich tat alles für dieses kurze Glücksgefühl auf der Waage, dann, wenn ich befriedigt feststellte, abgenommen zu haben.«

Wir haben den Eindruck, daß Jungen bei der Durchführung ihres Trainingsprogrammes noch radikaler und brutaler vorgehen als Mädchen. Ein Junge machte neben einer Unzahl anderer Gymnastikübungen mehrere Male am Tag hundertfünfzig Liegestützen am Stück und schleppte zentnerweise Steine – und das alles bei einem Gewicht von nur 55% des idealen Körpergewichts und erheblichen Störungen der Elektrolyte. Ein anderer machte achtstündige Klettertouren vom Schweregrad sieben bei sengender Hitze und einem ebenso massiven Untergewicht sowie bereits bestehenden Lähmungserscheinungen. Sehr geschätzt sind auch Hantelübungen. So trainierte ein weiterer Patient seinen ausgezehrten Körper mit zehn Kilogramm schweren Hanteln, die er in halsbrecherischer Position über seinem Kopf bewegte – und das mehrmals am Tag für die Dauer von einer Stunde. Das Ziel dieses harten Trainings ist nicht allein Schlankheit im Sinne eines Schönheitsideals. Angestrebt wird vielmehr ein muskulärer Körper ohne ein Gramm Fett, also Schlankheit und Muskelkraft. Diesem Ideal wird auch dann noch nachgejagt, wenn ein Muskelschwund nicht mehr zu übersehen ist.

Betroffene berichten:
»Ich glaube, als alles anfing, wog ich 52 kg. Damals habe ich mich in der Tanzschule im Spiegel gesehen und fand mich unheimlich fett, besonders mein Doppelkinn, meine Oberschenkel und meinen fetten Hintern. Ich brauchte keinen Beschluß zu fassen, alles ging wie von selbst: morgens nur noch Yoghurt, Tee, und in der Schule Kaugummi am laufenden Band. Der neidische Blick auf die Brote der Nachbarinnen, die ihrerseits neidisch auf meine Schulnoten schauten und auf meinen Freund ... Er war eigentlich nur Mittel zum Zweck, denn er ging abends mit mir tanzen, und so konnte ich das Abendessen ausfallen lassen. Außerdem freute ich mich, wenn er nach dem Tanzen Kalorienbomben, d. h. Eisbecher, in sich reinfraß, ich aber dankend ablehnte. Ich aß nichts, verbrauchte dafür aber Massen von Kalorien beim Tanzen und Schwimmen. Ich lernte, mich zu beherrschen und verbissen zu trainieren. Ich bekam Panik, wenn das Training aus irgendwelchen Gründen nicht stattfand. Mit der Zeit stimmte ich die Nahrungsmenge, die ich zuführte, genau mit meinem Trainingsplan ab. Ich reduzierte meine Kost ständig und systematisch. Ich hatte Magenkrämpfe und Rückenschmerzen vor Hunger, dennoch hungerte ich noch radikaler. Ich wog mich zwei- bis dreimal am Tag; ich konkurrierte mit meiner Freundin, die auch erfolgreich abnahm, aber ich gewann den Kampf und ließ sie bald weit hinter mir. Im Skilager fror ich noch mehr als schon zuvor, fuhr wie besessen Ski und aß noch weniger. Die Piste rief zum Kalorienverbrauch, die Kü-

che des Hotels sparte an mir. Am Ende der Ferien wog ich knappe vierzig Kilo, die Haare gingen mir aus, und ich fror entsetzlich.«

»Ich stand um 6.30 Uhr auf, frühstückte in großer Hektik, um dann noch eine Stunde vor der Schule Gymnastik zu machen. Dann rannte ich los, kam völlig fertig in der Schule an, machte aber nach jeder Stunde mindestens dreißig Kniebeugen auf dem Klo. Den Rest der Pause rannte ich treppauf, treppab. Nach der Schule lief ich nach Hause, denn ich mußte noch vor dem Mittagessen Gymnastik machen. Jeden Mittag aß ich dasselbe: Toast mit Schinken ohne Fett. Danach wieder Gymnastik, dann eine Stunde Joggen. Ich steigerte das Joggen von Tag zu Tag; ich joggte bei Wind und Wetter. Im Winter war es oft eisig kalt. Ich wurde nicht mehr warm, denn ich kam schon blaugefroren aus der Schule, dennoch mußte ich nach dem Essen wieder los. Die Hausaufgaben machte ich, wenn möglich, nur noch im Stehen. Ich rannte treppauf, treppab, weil ich immer noch wieder irgend etwas in meinem Zimmer vergessen hatte, was ich für die Schularbeiten brauchte. Saß ich doch einmal auf einem Stuhl, dann so, daß ich kaum das Gleichgewicht halten konnte, denn auch beim Sitzen versuchte ich, Kalorien zu verbrauchen. Zwischendurch machte ich Kniebeugen und Liegestütze. Ich legte mich auf den Rücken und Bauch und machte Dehn- und Streckübungen, immer mit dem Ziel, meine Bauchkuhle weiter zu vertiefen. Vor dem Abendessen machte ich wieder Gymnastik und danach raffte ich mich noch einmal zum Joggen oder Radfahren auf. Ich ging meist erst um 23.30 Uhr ins Bett; überzog ich diese Zeit, dann durfte ich am nächsten Tag auch erst zu einem späteren Zeitpunkt ins Bett gehen. So steigerte ich von Tag zu Tag meine Aktivitäten, und mein Schlaf wurde immer weniger. Bald konnte ich mich kaum noch auf den Beinen halten. Dennoch lief alles weiter nach meinem Plan, der immer härter und brutaler wurde. Morgens taten mir oft alle Knochen weh – dennoch, die Gymnastik mußte sein. Manchmal konnte ich in der Schule kaum noch die Treppen rauflaufen.«

Leistung und Regeln

»Ich stand als erste in meiner Familie auf und machte Frühstück. Wenn ich versehentlich vergessen hatte, den Wecker zu stellen, und später aufwachte, war der ganze Tag verloren, und ich machte mir schwere Vorwürfe; stand meine Mutter vor mir auf, heulte ich los. Ich machte täglich hundert Kniebeugen, rannte mindestens drei Stunden spazieren, lief in die Schule, machte Aerobic nach einer Kassette. Als ich dann irgendwann spürte, daß ich die Anforderungen, die ich im Sport an mich stellte, nicht mehr erfüllen konnte, verlegte ich sie in die Schule; wenn ich da schon rumsitzen mußte, sollte es wenigstens so effektiv und anstrengend wie irgend möglich sein. Ich meldete mich bei jeder Gelegenheit und arbeitete wie besessen. Ich schrieb seitenweise Aufsätze als Zusatzaufgabe und machte auch zu Hause soviel ich konnte. Nach einer Deutsch-Schulaufgabe schrieb ich, als ich fertig war, noch einen zweiten Aufsatz, um ja nicht zuwenig zu tun. Ich drehte fast durch, wenn es in der Schule locker zuging, so vor den Ferien, wenn die anderen sich unterhielten oder einen Film ansahen. Ich hatte dabei fast körperliche Schmerzen. Ich hätte heulen können. Ich machte dann krampfhaft andere Sachen, schrieb Briefe, machte Hausaufgaben und strickte. Es war schrecklich. In den Pausen konnte ich mich nie mit den anderen unterhalten, weil ich mich gezwungen fühlte zu laufen. Nach der Schule rannte ich sofort los, um die erste Straßenbahn zu erreichen, um ja nicht zu spät zum Mittagessen daheim zu sein. Wenn ich mit dem Rad fuhr, hatte ich mir ein Zeitlimit gesetzt und brach in Tränen aus, wenn ich das nicht eingehalten hatte. Überhaupt stand ich immer unter Zeitdruck; der ganze Tag war auf die Minute eingeteilt und verplant, und ich war verzweifelt, wenn irgend etwas dazwischenkam. Am Nachmittag machte ich selbstverständlich nur Hausaufgaben. War ich damit fertig, übte ich Geige oder Klavier. Dann machte ich das Abendessen und war ärgerlich, wenn meine Mutter das selber machen wollte. Auch da hatte ich Regeln: nicht vor 19.00 und möglichst nicht nach 21.00 Uhr. Nach dem Abendessen schuftete ich weiter für die Schule oder übte wieder Klavier. Um 23.00 Uhr ging ich in mein Zimmer, las dort aber so lange, bis meine Eltern ins Bett gingen. Niemals durfte ich vor ihnen schlafen. Passierte es mir einmal, daß ich über meinen Büchern einschlief, war ich geschockt und mußte das am nächsten Tag doppelt und dreifach wieder ausgleichen.«

»Ich fühlte mich total gehetzt. Bei keiner Tätigkeit konnte ich länger bleiben. War ich mit einer Sache beschäftigt, dachte ich schon an die nächste. Das Ganze fühlte sich an wie eine unheimliche Gier nach etwas. Ich glaube, ich versuchte das Leeregefühl, das ich in mir hatte, durch etwas von außen Kommendes zu füllen, wobei ich nie das gefunden habe, was mich befriedigt hat. Ich war ewig unzufrieden und hörte nicht auf, wie eine Wilde herumzurasen und nach etwas Neuem zu suchen, immer mit der Sehnsucht, daß es mir vielleicht doch noch Befriedigung verschaffen könnte. Ich konnte nichts genießen. Ich hatte ewig das Gefühl, weiter zu müssen, um schließlich den Ort zu finden, an dem ich mich wohlfühlen könnte. Aber nichts reichte, um meinen Hunger zu stillen; bei einem angekommen, suchte ich schon nach dem, was ich als nächstes tun könnte. Ich fühlte mich in mir selbst nicht wohl, das weiß ich heute, darum konnte ich auch keinen Ort finden, an dem ich mich wohl und geborgen fühlte. Meine verrückte Suche hörte nicht auf und gelangte niemals an ein Ziel.«

»Schließlich waren Abnehmen und Schule mein einziger Lebensinhalt. Ich zog mich von allem zurück. Ich lebte ein genau geplantes Leben und tat Dinge, die ich heute höchst komisch finde. Meine Bücher waren das Heiligste, was es für mich gab; berührte sie jemand, mußte ich sie wegschmeißen oder verschenken. Das Komische daran war, daß ich die Bücher selbst auch nicht las. Sie standen im Regal und stellten einen sichtbaren Wert für mich dar, der nur mir gehören sollte. Dann bekam ich einen Putz- und Sauberkeitswahn. Es fing mit meinen Händen an, die ich ständig waschen mußte, ging dann auf das Geschirr über, von dem ich aß, bis später auf die gesamte Küche. Jeden Tag gab es üble Auseinandersetzungen, weil niemand aus der Familie während meiner Putzaktionen die Küche betreten durfte. Ich schloß sie ab. Daß ich damals alle anderen terrorisierte, war mir voll bewußt, aber das wollte ich eben auch. Oft hatte ich, bevor ich putzte, Angst vor der Lächerlichkeit meiner eigenen Person, aber ich putzte dennoch. Das Fatale daran war nämlich, daß ich, nachdem ich einmal in diese Mühle geraten war, putzen mußte, auch wenn ich eigentlich gar keine Lust mehr dazu hatte. Dann folgte eine Zeit, da mußte ich um Punkt neun Uhr im Bett liegen und durfte nur auf dem Bauch schlafen. Morgens wachte ich häufig entsprechend gerädert auf. Schließlich durfte ich meine Kleidung nur zu bestimmten Zeiten wechseln. So lief ich oft wochenlang in denselben Klamotten herum, was meine Eltern natürlich ziemlich nervte. In der Schule mußte ich stets aufrecht am Tisch sitzen, die Hände auf dem Tisch. Ich hatte sogar ein schlechtes Gewissen, wenn ich die Hände in die Manteltasche steckte und sie nicht draußen behielt. In der Pause stand ich am schwarzen Brett; das Betreten des Schulhofes hatte ich mir verboten. Ich mußte mit allem, was ich tat, demonstrieren, daß ich etwas Anderes und Besonderes war. Ich durfte mit keinem Normalbürger mehr sprechen, geschweige denn mit einem Schüler oder einer Schülerin. Ich wußte, wie lächerlich ich mich machte, und hatte bald Angst, in die Schule zu gehen.

Noch heute erwische ich mich dabei, wie ich alles plane und organisiere, damit alles reibungslos und sinnvoll über die Bühne geht, genau wie mein Vater. Sein Verhalten heißt Absicherung, Halt. Von ihm ist jede Spontaneität abgefallen; er hat Angst, das Leben könnte ihm aus den Händen gleiten. Inzwischen begreife ich, wie sehr ich das Abbild meines Vaters geworden bin, obwohl ich niemals so werden wollte wie er. Es fällt mir schwer einzugestehen, daß ich ihn noch perfekter imitiert habe als er selber war. Ich glaube, ich wollte ihm mit meinen Zwängen imponieren: Er war zwanghaft, und ich wurde noch viel zwanghafter. Ich wollte von ihm geliebt und anerkannt werden mit allem, was ich tat, und ihm ähnlich sein.«

Hungern und Sich-Bewegen sind schließlich der alleinige Lebensinhalt. Daneben steigern die meisten ihre ohnehin schon guten Leistungen. Sie fühlen sich gezwungen, von morgens bis abends nur »Sinnvolles« zu tun; jede Minute ist verplant, wie die Aufzeichnungen zeigen.

Diese Verhaltensweisen, die in echte Zwänge ausarten können, sind für die meisten Magersüchtigen und auch für ihre Familien schon vor der Krankheit lebensbestimmend, werden aber in der Magersucht zweifellos ausgeprägter. Ein streng strukturierter Tagesablauf, Regeln, Gesetze und Kontrollen werden als Halt und Lebenshilfe verstanden.

»Eigentlich ist das Leben in dieser Regelwelt eine Unsicherheitsschraube: Je mehr Unsicherheit ich spüre, um so mehr Regeln brauche ich zum Festhalten. Ich hoffe, mich zwar zu finden in den Regeln, werde aber immer abhängiger von ihnen und fürchte, daß ich mich irgendwann ›weggeregelt‹ habe. Dennoch gibt mir das alles Sicherheit, eine Sicherheit, die ich mir selbst nicht geben kann, die ich in mir nicht spüre. Diese absurden Gesetze sind meine Struktur. Ohne Gesetze fühle ich mich als strukturlose, unförmige, gallertartige, nichtssagende Masse; ich bin nur durch Gesetze zu bändigen.«

»Ich bin der festen Überzeugung, daß ich mir längst nicht aller inneren Kontrollmechanismen bewußt bin, so viele habe ich. Ich lebe nach Regeln seit meiner Kindheit und erfinde immer neue, in die ich mich presse. Ich muß meine Gefühle im Zaum halten, darf Freude und Schmerz nicht zeigen. Ich kontrolliere meine Bewegungen, mein Sprechen und vor allem mein Lachen. Ich fand mein Gesicht immer scheußlich beim Lachen, darum habe ich mir angewöhnt, nur noch zu lächeln. Ich hatte Angst vor meinem rosigen, dicken Gesicht beim Lachen. Irgendwann war ich dann so verkrampft, daß ich nur noch eine ziemliche Fratze geschnitten habe.«

»In meiner Familie lebte jeder nach einem Zeitplan, vor allem meine Mutter. Wenn ich in der Schule saß, wußte ich ganz genau, was sie gerade tat: Bis 8.30 Uhr Bettenmachen; 9.45 Uhr Einkaufen; 11.00 Kochen. Jede Minute wußte sie im voraus, auch, wann und zu welcher Stunde sie in der vor ihr liegenden Woche »Extras« erledigen wollte. Wir durften niemals auch nur um eine Minute zu spät kommen, vor allem nicht zu den Mahlzeiten. Alles war genau fixiert und festgelegt. Mir war dieses Leben mit seinen zeitlich vorgeplanten Tätigkeiten angenehm. Nie war eine Lücke; ich wußte immer, was ich zu tun oder getan hatte. Das gab mir Sicherheit; Leerlaufzeiten machten mich unsicher und hilflos. Ich hatte eine Heidenangst, Zeit zu haben, ohne zu wissen, was ich in dieser Zeit tun sollte. Ich konnte nicht mit mir allein sein, ich brauchte die Sicherheit meiner verplanten, hektischen Tage.«

»Erst die Arbeit, dann das Vergnügen. Ich mußte von morgens bis abends, seit meiner Volksschulzeit, immer Sinnvolles tun. Sinnvoll hieß: Hausaufgaben und noch einmal Hausaufgaben machen. Ich mußte besser sein als die anderen, sonst wurde ich wahnsinnig. Mein Neid auf die, die besser waren, war fast physisch. Mir wurde ganz heiß und kalt. Ich führte genau Buch über meine Noten. Hatte ich für eine Arbeit auf Zetteln geübt, dann warf ich die Blätter nicht fort, bevor wir die Arbeit zurückbekamen, denn sonst hatte ich das Gefühl, ich würde mein Wissen wegwerfen, das ich vielleicht noch benötigte. Auf gar keinen Fall durfte ich mich mit meiner Mutter vor einer Arbeit streiten, denn sonst hatte ich Angst, zur Strafe eine Sechs zu schreiben.«

Neben Leistung, Regeln und Kontrollmechanismen bedeuten für die meisten Betroffenen materielle Güter, Halt und Sicherheit. Entsprechend ausgeprägt sind Sparsamkeit und Geiz.

»Geldausgeben ist für mich die absolute Horrorvision und kommt mir vor wie eine Vergewaltigung. Ich will alles festhalten, alles besitzen, immer noch mehr. Am liebsten wäre mir, ich hätte so viel, daß es bis in die Ewigkeit reicht und noch länger. Irgendwann werde ich mir dann alle Wünsche erfüllen, dann, wenn ich glücklich bin.«

Mit diesem Traum von einer glücklichen und zufriedenen Zukunft ist die Patientin nicht allein. Viele meinen, alles für diesen Tag X tun zu müssen, der einmal kommen wird und an dem eigentlich ihr Leben erst beginnt. So leben sie in Träumen und in der Zukunft, nicht aber in der Gegenwart.

Heißhunger und Erbrechen

Nach einer Zeit des Fastens und der Kasteiung kommt es bei ungefähr 60% der Magersüchtigen irgendwann zum Kontrollverlust, zur Bulimie (Stierhunger). Eine Bulimie kann sich aber auch bei Übergewichtigen oder Normalgewichtigen entwikkeln. Menschen, die, aus welchen Gründen auch immer, über einen längeren Zeitraum Fastenkuren machen oder Diäten einhalten, sind gefährdet, irgendwann die Kontrolle zu verlieren, die sie sich mit ihren Diätvorschriften oder ihrem rigiden Hungerprogramm selbst auferlegt haben. Sie versuchen dann, den begangenen Fehler durch Erbrechen oder die Einnahme von hohen Dosen von Abführmitteln wiedergutzumachen. Zunächst werden normale Nahrungsmengen erbrochen, wenn sie das gesetzte Limit überschritten haben. Im Laufe der Zeit kommt es zu einer Steigerung der Nahrungsmenge, bis schließlich richtige »Freßorgien« abgehalten werden, in denen unvorstellbare Mengen – bis zu 10000 Kalorien – verschlungen werden können. Hochkalorische, leicht kau- und schluckbare Nahrungsmittel, vor allem Süßigkeiten, werden bevorzugt zugeführt, außerdem einige Liter Flüssigkeit, um problemlos erbrechen zu können. Die Reihenfolge der Nahrungsmittel, die in rascher Folge verschlungen werden, ist nicht zufällig, sondern so gewählt, daß eine möglichst vollständige Entleerung des Magens gewährleistet ist.

Die Nahrungsart hängt auch davon ab, wieviel Geld den Betroffenen zur Verfügung steht, ob sie zum Beispiel noch zu Hause leben oder nicht. Manche versuchen, die Schuldgefühle, die sie wegen des Erbrechens haben, dadurch abzubauen, daß sie nur billige Nahrung essen wie Nudeln und Pfannkuchen aus Leitungswasser, Mehl und Zucker zubereitet. Einige verschlingen auch ungenießbare Lebensmittel wie Gefrorenes, Obstschalen, Nahrungsreste anderer oder auch Hundefutter, weil es billiger ist. Eine Patientin begründete ihr Essen von Abfällen, Obstschalen und Knochen einmal mit ihrem Geiz und Selbsthaß; zum anderen hatte sie nach dem Essen von Apfelsinen- und Bananenschalen lange Zeit ein Sättigungsgefühl. Mit dem Herumbeißen auf Knochen befriedigte sie ihr Verlangen, ständig zu kauen.

Schließlich werden Nahrungsmittel zu Hause »entwendet«. Einige sind bemüht, ihren »Diebstahl« vor den Angehörigen zu verbergen, manche aber nehmen gezielt die Nahrungsmittel fort, von denen sie wissen, daß andere Familienmitglieder sie auch gern gegessen hätten. Einige benutzen ihr Taschengeld oder jobben, um sich zusätzlich etwas Geld zu verdienen. Ein hoher Prozentsatz stiehlt nach einer gewissen Zeit Lebensmittel in Geschäften. Bei einigen gehört es geradezu zum Ritual der Heißhungerattacken, Nahrungsmittel zu entwenden. Das Organisieren von Nahrung wird für nicht wenige zum Leistungsbeweis.

Üblicherweise finden die Heißhungerattacken heimlich statt. Die Nahrungsmittel werden versteckt und gehortet und erst gegessen, wenn niemand zu Hause ist. Einige breiten Zeitungspapier auf der Erde aus, essen aus Tüten, trinken aus Pappbehältern und Flaschen, benutzen weder Geschirr noch Messer und Gabel; von Tischsitten kann keine Rede mehr sein. Sie verschlingen in kürzester Zeit riesige Nahrungsmengen; sie beißen in Kuchen, Schokolade, Butter, Käse und Wurst und trinken dazu Unmengen Flüssigkeit. Bei anderen laufen die Freßattacken ritualisiert ab. Diese nehmen mehrere Stunden in Anspruch, und die Atmosphäre wird dabei so angenehm wie nur irgend möglich gestaltet. Eine Patientin hörte dabei Schlagermusik, während sie sonst nur klassische Musik hören durfte, und las Kitschromane oder blätterte in Zeitschriften, die sie ansonsten wegen ihres geringen Niveaus verachtete.

Im Anschluß an eine Heißhungerattacke muß die Nahrung möglichst rasch und vollständig wieder aus dem Körper entfernt werden. Es gibt einige, die während einer Freßorgie die gekaute Nahrung nicht hinunterschlucken, sondern sie wieder ausspucken, die meisten aber erbrechen oder nehmen hohe Dosen Abführmittel ein, zum Beispiel bis zu 100 Dragees über den Tag verteilt. Das selbstinduzierte Erbrechen wird entweder durch Auslösen des Würgreflexes mit dem Finger, einem Löffel oder einer Feder erreicht, anderen gelingt es, spontan zu erbrechen, wenn sie nur daran denken und sich über die Toilette beugen. Einige kommen von selbst irgendwann darauf zu erbrechen, wenn sie zuviel Nahrung zugeführt haben, anderen wurde von ihrer Mutter dazu geraten; wieder andere hörten von Gleichaltrigen oder auch von Hausärzten davon. Eine nicht geringe Rolle spielen auch die Massenmedien. Es gibt Patienten, die auf der Suche nach weiteren »Anregungen« entsprechende Artikel in den Zeitungen gezielt durchforsten; andere wollen die Bestätigung, wirkliche Experten auf diesem Gebiet zu sein.

Das Erbrechen findet, ebenso wie die Heißhungerattacken, in aller Regel heimlich und allein statt. Wir kennen nur zwei Mädchen, die in Gegenwart anderer gefressen und auch erbrochen haben. Häufig wissen Angehörige über Jahre nichts davon und erfahren erst mit Beginn der Therapie von dieser Symptomatik. Einige Patienten tragen besondere Kleidung während der Freßattacken und des Erbrechens. Die meisten putzen sich danach die Zähne, duschen, wechseln die Kleidung und säubern das Bad. Sie sind darum bemüht, alle Spuren zu beseitigen. Das Erbrechen in fremden Toiletten ist eine Hürde, die aber irgendwann von einigen dennoch genommen wird. Diese Patienten wissen nicht nur, wann welche Kioske Tag und Nacht geöffnet haben, sondern sie kennen auch sämtliche öffentliche Toiletten oder Cafés in einem Stadtviertel, die sie zum Erbrechen aufsuchen könnten.

Es gibt aber auch Patienten, die gezielt mit dem Erbrechen darauf hinweisen wollen, daß etwas nicht in Ordnung ist: Sie erbrechen in Blumentöpfe, auf Sessel, aus dem Fenster, in Eimer, die sie im Zimmer oder auf dem Balkon stehen lassen, in Plastiktüten, die sie in Schränken verstecken oder in der Wohnung verteilen, so daß die Angehörigen damit konfrontiert werden müssen.

Zunächst ist die Einstellung zum Erbrechen bei fast allen positiv. Die Freude, nach der langen Zeit der Kasteiung wieder alles essen zu können, ohne an Gewicht zuzunehmen, verdrängt aufkommende Skrupel. Manche sehen darin ein notwendiges Übel, andere empfinden es als Aggressionsabfuhr. Zu einem späteren Zeitpunkt sind viele verzweifelt; sie halten sich für pervers und haben Angst, immer weiter abzugleiten.

Dazu einige Berichte:
»Ich nahm über einen langen Zeitraum mit Erfolg ab. Ich durchlitt alle Qualen des Hungerns, die man sich nur vorstellen kann. Irgendwann aber lernte ich, über den Dingen zu stehen: Ich freute mich über die sorgenvollen Blicke meiner Eltern, genoß meinen leeren, zusammengekrampften Magen und träumte von dem Essen, das ich mir irgendwann einmal gönnen würde, wenn ich noch mehr abgenommen hatte. Ich freute mich, wenn die anderen viel mehr aßen als ich, und verachtete mich für jeden Krümel, den ich über das gesetzte Ziel hinaus zu mir nahm. Meine Gewichtsziele schraubte ich fortwährend herunter. Gott sei Dank aß niemand in meiner Familie weniger als ich, das hätte mich wahnsinnig gemacht und wäre die absolute Hölle gewesen. Dann aber machten wir einen Urlaub, den ich als einzige Quälerei empfand, weil mein Vater meine sämtlichen Lieblingsspeisen kochte. Ich glaube, während dieses Urlaubes kam ich auf den Trick, Essen in den Mund zu nehmen, zu kauen und dann ins Waschbekken oder in eine Tüte zu spucken. Diese Methode praktizierte ich zwei Jahre lang. Ich hungerte; hatte ich aber zuviel gegessen, spuckte ich es aus. Irgendwann fing ich an zu kotzen. Es war Weihnachten, und ich fand in dieser Notlage den Weg zur Toilette. Anfangs riß ich mir den Hals mit meinen Fingernägeln auf, ich empfand Ekel beim Kotzen, und es kostete mich übermenschliche Überwindungskräfte. Jedoch die Angst vor

dem Zunehmen und der dann folgenden Riesenquälerei des Abnehmens war größer. Schließlich konnte ich automatisch kotzen, und es machte mir nicht mehr viel aus. Alles blieb unentdeckt. Dann gab ich das Kotzen wieder auf und setzte das Spucken in Tüten fort, bis es einmal von meiner Mutter bei einer ihrer Zimmerrazzien entdeckt wurde. Nun fing ich wieder an zu kotzen und aß mehr, damit die Quälerei sich auch lohnte. Bald entdeckte ich, daß ich viel trinken mußte, um die Sache zu erleichtern. Ich war selig über mein rapides Abnehmen. Ein schlechtes Gewissen hatte ich nie, nur Angst, von meiner Mutter erwischt zu werden, was zwangsläufig nicht ausblieb. Trotz aller möglichen Versprechungen und dem ganzen Tanz, den es gab, stellte ich das Erbrechen nicht ein. Schließlich war das Essenbeschaffen und das Erbrechen endgültig zu meinem Lebensinhalt geworden. Irgendwann entwickelte sich ein richtiges Ritual: Ich frühstückte morgens etwas Gemüse, auch in den Pausen. Auf dem Rückweg von der Schule kaufte ich mindestens anderthalb Stunden lang ein. Dann aß ich zu Hause die Reste, die mir meine Geschwister vom Mittagessen übriggelassen hatten und fraß in meinem Zimmer heimlich weiter. Ich fraß und kotzte bis zum Abendessen. Nach dem Abendbrot fing ich noch einmal an. Meine ›Orgien‹ dauerten in der Regel zwischen zwei und vier Stunden. Dazu trank ich Unmengen Tee, Kaffee, Saft und Wasser, und immer, wenn ich voll war, kotzte ich, um dann wieder weitermachen zu können. Ich fand es unverschämt, daß meine Schwestern auch einmal ins Bad wollten. Das spontane Erbrechen funktionierte bei mir längst; es ging alles wie von selbst, ich aß und erbrach vollautomatisiert. Was die Nahrungsmittelschichtung anging, war ich perfekt. Inzwischen machten wir Familientherapie; aber nach jeder Familiensitzung freute ich mich darauf, daß wir essen gingen und ich wieder alles rauskotzen konnte. Der Gedanke, daß es auch möglich gewesen wäre, das Essen drinzulassen, kam mir

partout nicht mehr. Es erschien mir einfach unmöglich, geradezu übermenschlich, an Gewicht zuzunehmen. Genausowenig aber konnte ich auf meine x Packungen Kekse, zehn Tafeln Schokolade, Eis, diverse Kuchenstücke, mindestens zehn Brötchen, Butter, Wurst, Käse und Spaghetti verzichten.«
»Schließlich hielt ich es nicht mehr aus. Ich hungerte von Montag bis Freitag total und trank nur Mineralwasser – auch das nur in kleinen Mengen. Am Wochenende stopfte ich alles in mich hinein, was ich in die Finger bekommen konnte. Von Samstag morgen bis Sonntag abend fraß ich ausschließlich, so daß ich meistens so vollgefressen war, daß ich mich kaum bewegen konnte und furchtbare Schmerzen hatte. Ich ging keinen Schritt aus dem Haus, denn so durfte mich niemand sehen. Wenn ich montags zur Schule mußte, versteckte ich meinen vollen Bauch unter riesigen Pullis. In den ersten zwei Tagen der Woche war ich unausstehlich; erst wenn sich die Merkmale meiner Völlerei etwas zurückgebildet hatten, war ich wieder einigermaßen ansprechbar. Als ich einmal Abführmittel genommen hatte, war ich sicher, den perfekten Weg zu meiner Traumfigur entdeckt zu haben. Gleich am nächsten Tag besorgte ich mir Dulcolax, von denen ich täglich eine mehr einnahm, bis ich schließlich bei einer Dosis von dreißig bis vierzig pro Tag angelangt war. Jeden Krümel, den ich zu mir genommen hatte, mußte ich wieder ausschwemmen. Meine Wochenendfressereien hatte ich, als ich den Trick mit den Abführmitteln entdeckt hatte, eingestellt. Mein Schema hieß nun, den ganzen Tag über nichts zu essen, dafür aber am Abend vor allem Süßigkeiten.
Und dann fing ich an zu erbrechen. Endlich konnte ich so viel essen, ohne zuzunehmen. Das Erbrechen empfand ich zwar als eklig und schmerzhaft, doch die Gier nach Essen und der Erfolg, dennoch abzunehmen, zählten mehr. Anfangs erbrach ich normale Mengen, die ich aß, doch mit der Zeit wurde meine Gier nach Essen immer größer, so daß ich riesige

Mengen in mich hineinstopfte und diese erbrach, um gleich anschließend wieder zu fressen und zu erbrechen.

Dann begann ich, Alkohol zu trinken. Ich hatte das Gefühl, im Vollrausch endlich den Ärger über meine mir immer noch zu dick erscheinende Figur zu vergessen. Aber selbst das klappte nicht; auch wenn ich noch so betrunken war, hatte ich immer noch den Gedanken im Kopf: Trink weiter, damit du das Zeug erbrichst und nicht zunimmst. Ich betrank mich schließlich drei- bis viermal in der Woche bis zum Umfallen, wahrscheinlich auch, um dazuzugehören und ›in‹ zu sein. Schließlich fing ich an, Hasch zu rauchen, obwohl mir davon kotzübel wurde. Ich tat aber so, als sei ich high und überglücklich.

Nach dem Abitur fing ich an zu jobben. Mein Tag sah eine Zeitlang wie folgt aus: Ich aß morgens nichts, fuhr kilometerweit mit dem Fahrrad zu meiner Arbeitsstelle, arbeitete dort wie eine Blöde, um möglichst viel Kalorien zu verbrauchen und um mein unerträgliches Hungergefühl zu vergessen. Heute noch ist es mir ein Rätsel, wie ich die schwere Arbeit schaffen konnte, ohne zusammenzuklappen. Abends verschlang ich riesige Mengen, die meine Mutter für mich gekocht hatte, erbrach alles wieder, stieg unter die Dusche, zog mich an und ging ins Clubhaus, wo ich Hasch rauchte und mich sinnlos betrank. War ich einmal nicht so betrunken, wenn ich nach Hause kam, um gleich ins Bett zu sacken, brachte ich vor dem Schlafengehen noch zwei bis drei Freß- und Kotzorgien zustande. Mein körperlicher Zustand wurde immer schlechter, doch das hätte ich niemals zugegeben, denn dann hätte ich die Konsequenzen ziehen und in Behandlung gehen müssen, wogegen ich mich aber mit Händen und Füßen sträubte.«

Ein anderes Mädchen in der Rückschau:
»Nun erkenne ich mit Grauen, daß ich die letzten acht Jahre meines Lebens nur über der Kloschüssel gegangen habe.«

Stehlen und seine Hintergründe

Das Entwenden von Nahrungsmitteln oder Geld zum Erwerb von Nahrungsmitteln ist bei an Bulimie Erkrankten die häufigste Art von Diebstählen. Dies wird durch den steigenden Bedarf an Nahrungsmengen, der die eigenen finanziellen Mittel übersteigt, plausibel. Bemerkenswert ist, daß auch Magersüchtige ohne Bulimie den Impuls zum Stehlen haben (Gerlinghoff und Backmund 1986). Mester (1981) hat auf den Symbolcharakter des Diebstahls hingewiesen. Wir finden dies bestätigt. Nach unseren Erfahrungen lassen sich verschiedene Symbol- und Ersatzfunktionen des Stehlens differenzieren, was aus den folgenden Texten hervorgeht:

»Es war mir unmöglich, Geld für mich auszugeben. Aus diesem Grund habe ich Lebensmittel geklaut, was das Zeug hielt bzw. soviel meine Taschen faßten. Ich hatte dabei besonders zwei Gefühle: einmal das Gefühl der bitteren Notwendigkeit und zum anderen eine Art Triumphgefühl und ein Gefühl der Erleichterung danach, wenn ich heil und nicht erwischt aus den Läden wieder herauskam. Ich freute mich darauf, meinen Hunger in einer Orgie betäuben zu können. Ein schlechtes Gewissen hatte ich nie, höchstens Angst vor dem Erwischtwerden.«

»Nichts konnte mich mehr aufbauen, nichts reizte mich mehr. Dann ließ ich Süßigkeiten en masse mitgehen, und später stieg ich auf Kosmetika um. Ich war froh, daß ich mich endlich spürte. Ich stahl immer dann, wenn ich mich ungerecht behandelt fühlte oder verletzt war. Ich habe immer dann gestohlen, wenn ich das Gefühl hatte, daß mir jemand etwas getan hatte; vor mir selbst hatte ich dann die Entschuldigung, daß dem nur recht geschieht. Ich habe nie Menschen, die nett und gerecht zu mir waren, etwas weggenommen.«

»Stehlen, Bescheißen und Betrügen war für mich ein Gefühl von Überlegenheit: Der andere merkt noch nicht mal, daß er betrogen wird, steht also schön blöd da und ist in meinen Augen damit gedemütigt. Ich bin als Kind so oft gedemütigt worden – das mußte ich nun heimzahlen. Klauen machte mir immer ein Gefühl der Überlegenheit, des Befriedigtseins, des Sich-ins-Fäustchen-Lachens, die volle Bestätigung... Ich hatte es mir bewiesen; ich freute mich über meine Dreistigkeit und Frechheit; je dreister und frecher ich gewesen war, desto besser fühlte ich mich, zumal ich mir selbst soviel Frechheit und Coolheit nie zugetraut hätte.«

»Zu Hause schreckensgeweitete Augen, Entsetzen, Wut. Der gemütliche Abend war dahin. Oma bekam fast einen Kollaps, Papa einen Herzanfall und Mama keine Luft mehr. Sie sollten endlich begreifen, daß das Bild, das sie sich von mir machten, nicht stimmte. Meine Mutter fragte mich oft, ob ich gestohlen hatte. Sie fragte mich mit derselben Bestimmtheit, mit der sie mich nach meinen Kotzereien und Bescheißereien gefragt hatte – gleichzeitig mit demselben flehenden und verzweifelten Bitte-nicht-Blick. Ich sollte immer etwas Besonderes, Einmaliges, Berufenes sein, aber ich war es nun einmal nicht und wollte es nicht sein. Das Stehlen stand im Raum als unumstößliche Gegebenheit, eine knallharte Realität.«

Interessanterweise sind die Motive, die für das Stehlen und die Freßorgien angegeben werden, ähnlich. Eine Magersüchtige hatte selbst das Gefühl, daß ihr exzessives Klauen anstelle von Heißhungerattacken auftrat. Eine andere stahl immer dann, wenn sie keine Heißhungerattacken hatte, und umgekehrt. Einige empfinden einen Zwang zum Stehlen, wie die folgenden Berichte illustrieren:

»Irgendwann stand ich unter einem Zwang zu stehlen – zwanghaft insofern, als ich ein total unbefriedigtes Gefühl hatte, wenn ich einmal einen Tag kein Geld aus der Kasse ge-

nommen hatte. Ich mußte immer einen bestimmten Mindest-
betrag nehmen, und erst, wenn dieser überschritten war, wurde es spannend für mich. Oder in der Stadt, wenn ich einmal
angefangen hatte zu stehlen, mußte ich ins nächste Kaufhaus
gehen und weitermachen. Teilweise mußte ich mir sogar noch
Plastiktüten kaufen, um die Sachen unterbringen zu können.«

»Ich erinnere mich, daß Klauen schließlich langweilig wurde und mir nicht mehr das ersehnte Erfolgserlebnis brachte
wie am Anfang. Es war nur noch Zwang. Ich mußte immer
wertvollere Sachen stehlen, um die Spannung von Tag zu Tag
zu erhöhen.«

Hier wird Stehlen zur Leistung wie das Hungern. Das Lei-
stungsmotiv des Diebstahls findet sich nur bei Anorexia nervosa und nicht bei der Bulimie.

Selbsterfahrungen im Kranksein

Das Krankheitsverständnis der an Magersucht und Bulimie
Erkrankten beschränkt sich zunächst auf die beschriebenen
Verhaltensweisen wie Hungern, exzessive Bewegung, Heißhungerattacken und Erbrechen. Diese werden aber zunächst
nicht als Ausdruck einer Krankheit, sondern als natürliche
Folge ihres »Schlankheitswahns« gesehen. Einen Zusammenhang zwischen ihrer persönlichen Entwicklung, ihren Famili-
enbeziehungen und ihrem gestörten Eßverhalten vermögen
die Patienten in aller Regel vor der Therapie nicht herzustellen. So sind die meisten, wenn sie eine Therapie beginnen, der
Überzeugung, daß nach Überwinden ihres gestörten Eßverhaltens, sei es anorektisch oder bulimisch, alles wieder in
Ordnung ist.
Es ist darum ein erster, wichtiger Schritt in der Therapie,

den Betroffenen und ihren Angehörigen die Sprache der Magersucht zu übersetzen, um damit ein Krankheitsverständnis zu wecken und ein Begreifen in Gang zu setzen, das über die äußere Symptomatik hinausgeht. Der Prozeß des Erkennens ist langwierig und löst vielfältige Gefühle aus wie Trauer, Haß, Wut und Aggressionen. Besonders quälend sind die immer wieder aufkommenden Zweifel, ob und wie sehr man geliebt wurde. War es vielleicht nur aufgrund vielfältiger Begabungen, Leistungen und perfekter Anpassung?

Selbstdarstellungen

Die folgenden Texte, in denen Magersüchtige von sich berichten – ihrer Ohnmacht, ihrem Ausgeliefertsein, ihrer Anpassung und ihrem Rollenverhalten, ihrer Unsicherheit im Umgang mit ihren Gefühlen – enthalten Gedanken, die im Verlauf der Therapie erkannt und geäußert wurden.

»Ich fühle mich wie eine Marionette, nicht lebendig, sondern unbeweglich und starr. Ich bin ein Hampelmann, der sich nur bewegt, wenn man an seinen Fäden zieht. Ich habe nichts Eigenes, Individuelles, Unverwechselbares; ich bin leer und weiß nicht, wie, was und wer ich bin.«
»Ich bestimme mich aus den Maßstäben anderer. Ich habe ein unheimlich gutes Gespür dafür entwickelt, wie andere Menschen mich haben wollen; mein Leben ist ständig auf ein Feedback angewiesen, ohne das weiß ich nicht, ob ich mich richtig verhalte. Ich bin ein zusammengesetztes Mosaik aus Bildern von anderen Menschen. Ich frage mich immer: Wo sendet mir jemand, wie er mich wünscht? Wo hat jemand ein Bild von mir, dem ich entsprechen kann? Ich habe Angst davor, nicht gemocht zu werden, wenn ich so bin, wie ich bin. Ich habe Angst, die Menschen dann zu verlieren. Ich bin der

Überzeugung, daß man meine bequeme Fassade mag, nicht aber mein Ich. Ich habe Angst, dem anderen so, wie ich wirklich bin, nicht zu gefallen. Ich habe Angst, verlassen zu werden. Ich weiß nicht warum – aber meine bloße Existenz war schon nicht in Ordnung; bevor ich irgendwie sein konnte, war ich nicht erwünscht.«

»Ich habe eine unförmige, unzerstörbare flexible Masse um mich herum, die sich nur anpassen kann an andere Formen. Widerlich! Ich kann sie nicht abschütteln. Teilweise nimmt sie mir die Luft. Sie ist meine einzige Möglichkeit, die Welt zu interpretieren und mich als angepaßtes, widerliches, formloses, konturenloses Wesen zu erleben. Von dieser Masse bin ich umgeben, kilometerdick, und nach außen dringt kein Laut und kein Rufen und nichts von mir. Ich kann sie nicht zerstören, weil sie immer wieder nachgibt, wenn man in sie hineinboxt und hineinsticht.«

»Ich mache viele beschissene Sachen, nur um liebenswürdig zu erscheinen. Ich bin übertrieben aufmerksam, übertrieben ernsthaft, achte auf jede Kleinigkeit und bezeuge, wie wichtig mir der andere ist. In meinen Inszenierungen kenne ich mich aus. Ich kann mich vielen Positionen anpassen, ich kann meine Rollen auf Knopfdruck wechseln; je nach dem Menschen, mit dem ich zusammen bin, ändere ich auch meine Meinung, meinen Geschmack und meine Interessen. Mein Leben besteht inzwischen nur noch aus Spielen und Rollen. Ich bin der Überzeugung: Wenn ich so bin, wie ich bin, dann mag man mich nicht. Meine Gefühle sind Rollen und meine Meinungen auch. Ohne Rolle bin ich ein Nichts, bin ich allein. Ich selbst existiere nirgends. Alles ist Anpassung, und ich bin auf der Strecke geblieben.«

»Ich komme mir vor wie ein wechselwarmes Tier: Ich richte mich stets nach der Außentemperatur. Ich kann mich nicht selbst regulieren und aufrechterhalten. Ist die Außentemperatur kalt, schaltet sich mein Organismus automatisch auf Sparflamme. Ich suche ständig nach Anerkennung, Integration, Zuwendung und Bestätigung, indem ich mich der jeweiligen Situation und Umgebung anpasse und mich an ihr orientiere. Ich gleiche mich den Normen, Moralvorstellungen, Erwartungen und Idealen der anderen an. Wahrscheinlich fehlen mir eigene Grundlagen, ein eigenes Wertgefühl und eine innere Sicherheit. Ich kenne mich nicht. Ich weiß nicht, was ich will und wer ich bin. Das ständige Farbewechseln bringt mich immer mehr in Konflikte. Die Welt ist so voller Widersprüche; mehr und mehr habe ich mich gefragt: Was ist wirklich richtig? Wo liegt die Wahrheit: bei meinen Eltern, bei den Schulkameraden, bei den Lehrern und später bei den Therapeuten? Ich weiß es nicht.«

»Ich erfülle Erwartungen, die man an mich stellt. Ich habe ein Verhaltensschema für Trauer, eines für Freude. In Wahrheit trauere ich nicht und freue mich nicht. In Wahrheit täusche ich das alles nur vor. Ich versuche, künstlich Einigkeit herzustellen. Inzwischen nimmt das Scheinlebenorganisieren meine ganze Zeit in Anspruch, davon werde ich getrieben und gehetzt; der Tod würde eigentlich Rettung und Erlösung bedeuten.«

Warum fühlen sich diese Mädchen so ohnmächtig? Warum sind sie so ausgeliefert? Warum haben sie keinen Zugang zu ihren Gefühlen? Warum äußern sie ihre Wünsche und Bedürfnisse nicht? Warum sind sie ständig auf der Hut, zu erspüren und zu erfahren, was die anderen von ihnen wollen? Warum passen sie sich an wie eine amorphe Masse? Warum gelingt es ihnen so lange, sich hinter einer perfekten Fassade zu verbergen? Warum verwechseln sie Anerkennung mit Liebe? Warum glauben sie fest daran, daß sie sich Liebe verdienen müssen?

Rolle in der Familie

Rein äußerlich betrachtet wurden viele von ihnen zu einem »falschen« Zeitpunkt geboren. Einige waren der Grund für die Heirat der Eltern oder der Grund dafür, daß die Mutter ihre Ausbildung abbrechen mußte. Wieder andere wurden zu früh nach einem Geschwister geboren oder aber, und das sind nicht wenige, haben das »falsche Geschlecht«, weil sich di ; Eltern oder Großeltern einen Jungen gewünscht hatten. Eine Patientin sagt: »Als ich noch gar nicht war, durfte ich schon nicht sein.« Diese Empfindung teilt sie mit erstaunlich vielen.

Versuchen wir, die Eltern jenseits ihrer »wohlkomponierten« Fassade zu sehen. Dieser äußere Schein trügt. Im Grunde sind auch sie unglückliche, selbstunsichere, einsame Menschen und ebenso wie ihre Kinder auf der Suche nach sich selbst, nach Bestätigung, Anerkennung und Liebe. Sie rakkern sich von morgens bis abends ab, die Väter am Arbeitsplatz, die Mütter zu Hause; sie tun alles, was von ihnen erwartet wird, sei es von den Familienangehörigen, sei es von der Gesellschaft. Nicht wenige hoffen und glauben, endlich über ihre Kinder all das zu bekommen, was sie bisher entbehren mußten.

Hilde Bruch (1980) sagt dazu: »Ein allen Familien gemeinsames Merkmal ist, daß die zukünftige Patientin nicht als Individuum mit eigenen Rechten gesehen und anerkannt wird, sondern vor allem als jemand geschätzt wird, der das Leben und die Erfahrungen der Eltern zufriedenstellender und vollständiger machen soll (…)

Das ganze Leben des Kindes hindurch hat eine Art Ungleichgewicht bestanden. Die freundliche Unterwürfigkeit des Kindes verdeckt die Tatsache, daß es von seinen Eltern des Rechtes beraubt worden ist, sein eigenes Leben zu führen. Die Eltern haben es für ihre unbestreitbare Aufgabe gehalten, alle Pläne und Entscheidungen zu treffen, das Kind in jeder

Hinsicht zu lenken und zu dirigieren. Solche Eltern bezeichnen ihre Einstellung zum Leben im Brustton der Überzeugung als richtig, normal und wünschenswert und glauben, einen berechtigten Anspruch darauf zu haben, daß ihr Kind ihre Träume und Wünsche erfüllt. Das Unvermögen des Kindes zur konstruktiven Selbstbehauptung und die damit verbundenen Defizite in der Persönlichkeitsentwicklung sind das Ergebnis von Interaktionsmustern, die bereits früh im Leben einsetzten. Daß die Eltern nicht erkennen, welche übermäßige Kontrolle sie über das Kind ausgeübt haben, und ihre Unfähigkeit, davon abzulassen, gehören zu den weiterbestehenden und die Krankheit aufrechterhaltenden Interaktionsmustern.« (Bruch 1980, S. 54f.).

Horst-Eberhard Richter bringt in seinem Buch »Eltern, Kind und Neurose« zum Ausdruck, daß Eltern, die bei ihren Kindern eine neurotische Störung begünstigen, selbst unter dem Druck affektiver Konflikte stehen: »Sie saugen das Kind gewissermaßen in ihren eigenen Konflikt hinein. Allgemein formuliert, wird dem Kind dadurch die Funktion zugewiesen, den Eltern zu einer Entlastung von ihrer Konfliktspannung zu verhelfen. Die Rolle des Kindes bestimmt sich also aus der Bedeutung, die ihm im Rahmen des elterlichen Versuches zufällt, ihren eigenen Konflikt zu bewältigen.« (Richter 1963, S. 86).

Richter differenziert folgende Rollen:
»Das Kind als Substitut für einen anderen Partner (für eine Elternfigur, für einen Gatten, für ein Geschwister).

Das Kind als Substitut für einen Aspekt des eigenen, elterlichen Selbst (als ideales Selbst, als Sündenbock).« (Richter 1963, S. 94).

Aus diesen Rollen lassen sich die wesentlichen Ersatzfunktionen ablesen, für die Kinder von ihren Eltern benützt, wenn nicht gar mißbraucht werden können. Stierlin spricht in diesem Zusammenhang von »Delegation«. Auch der von Bos-

zormenyi-Nagy 1965 eingeführte Begriff der »Parentifizierung« beschreibt diese Probleme der Rollenzuweisungen.
Wir sind mit diesem Autor der Meinung, daß Rollenzuweisungen in Beziehungen nicht unbedingt pathogen sein
müssen. »Indessen sollte dieser Begriff nicht allein der ›Pa-
thologie‹ oder der Dysfunktion zwischenmenschlicher Beziehungen zugeordnet werden. Parentifizierung ist vielmehr
ein allgemein menschliches Phänomen: Sie gehört zum re-
gressiven Kerngeschehen selbst bei harmonischen, weitgehend auf Gegenseitigkeit beruhenden Beziehungen.« Auch
müsse »jedes Kind von seinen Eltern hin und wieder bis zu
einem gewissen Grad parentifiziert werden; wäre das nicht
der Fall, würde das Kind nicht lernen, sich für sein künftiges
Leben mit verantwortlichen Rollen zu identifizieren.« (Boszormenyi-Nagy 1965, S. 209).

Rollenzuweisungen an ein Kind, »Parentifizierungen«,
werden dann pathogen, wenn sie das Ausmaß des Gelegentlichen überschreiten, rigide und erstarrt sind und somit die seelische Entwicklung des Kindes lähmen oder sogar zum Still-
stand bringen. Bei Magersüchtigen trifft dies fast immer zu.
Die folgenden Aussagen weisen darauf hin:

»Für meine Eltern bin ich ihr Ein und Alles, ihr einziger Lebensinhalt; sie können ohne mich nicht sein. Bei dem Gedanken auszuziehen, fühle ich mich nicht wohl. Ich habe ein
schlechtes Gewissen meinen Eltern gegenüber, die alles für
mich tun. Ich will und darf sie nicht traurig machen und verlassen. Ich fühlte mich immer als Verbündete meiner Mutter
gegen meinen Vater. Dann wieder war mir mein Vater viel näher als meine Mutter. Oft kam ich mir vor wie eine Schaufensterpuppe, die zum Vorzeigen und Angeben bestens geeignet
war. Ging mein Vater mit Geschäftskollegen zum Essen, wurde ich automatisch mitgeschleppt. Ich haßte diese Essen wie
die Pest. Ich konnte und durfte nicht mitreden, sondern muß-

te einfach nur still dasitzen. Ich flehte meinen Vater immer wieder an, zu Hause bleiben zu dürfen, aber er erlaubte es nie. Eine Schaufensterpuppe muß auch immer parat und perfekt sein.«

»Ich tat stets das, was mein Vater wollte. Sobald er da war, stand ich unter Hochspannung, waren meine Sensoren auf höchste Empfindlichkeitsstufe eingestellt; jede schlechte Laune bezog ich auf mich. Ich dachte sofort, ich wäre Schuld, wenn es ihm nicht gut ging, und machte mir Vorwürfe, wenn es mir nicht auf der Stelle gelang, ihn aufzuheitern.«

»Ich war für meinen Vater alles; ich war die Nummer Eins, sein Mittelpunkt, sein Star. Ich habe nie etwas getan, was sein Mißfallen hätte erregen können; er wollte mich stolz, und ich war stolz. Ich kann mich genau an meine Angewohnheit erinnern, die Haare zurückzuwerfen und die Nase hochzutragen, außerdem hatte ich einen stolzen Gang und einen stolzen Blick. Ich wußte genau, wie ich mich zu kleiden hatte, um ihm zu gefallen. Ebenso habe ich seine Wertvorstellungen und Meinungen unreflektiert übernommen. Mein Vater war stolz auf mich. Er wollte mich so, und ich liebte ihn. Er wollte mich ganz anders haben als meine Mutter: Er wollte mich nicht schwach, er wollte mich stark. Nichts sollte mich berühren, nichts mich ängstigen, nichts mir Probleme machen. Er wollte mich als Frau von Welt. Ich habe die Frau von Welt gespielt, um ihm zu gefallen.«

»Ich und mein Leben stehen unter der Kontrolle eines Beobachters, den ich bediene, besteche und erpresse. Wenn ich es ihm einigermaßen recht mache, fühle ich mich wohl, sonst sinne und trachte ich ständig danach, wie ich es besser machen könnte. Meine Mutter sitzt irgendwo in meinem Kopf. Sie streicht bestimmte Verhaltensweisen einfach aus; ich habe überhaupt keine Chance, mich anders zu verhalten, als sie es will und für richtig befindet.«

»Ich habe mich immer für das Leben meiner Mutter verantwortlich gefühlt, ihr Glück und ihre Zufriedenheit. Ich tat alles, um meiner Mutter ein angenehmes Leben zu machen, ich wollte ihr nicht noch mehr Sorgen und Kummer bereiten; ich wollte sie nicht enttäuschen und verletzen. Nicht ich war interessant und wichtig, sondern wie ich ihre Erwartungen bediente und erfüllte. Der Druck zur Anpassung wurde immer höher. Ich durfte nichts Eigenes haben, nichts, was nur mir gehörte. Ich nehme an, daß meine Mutter eifersüchtig auf mich war, deshalb hielt sie mich wohl immer klein und ließ mich weder erwachsen und unabhängig werden noch schön sein. Ich habe mich von allen Menschen isoliert, nur um die Einsamkeit meiner Mutter zu versüßen. Ich wollte die Einsamkeit meiner Mutter wegretuschieren; ich wollte ihr ihre eigene Einsamkeit verheimlichen dadurch, daß ich ständig um sie herum war. Einerseits wollte sie, daß ich ein Leben leben kann, wie sie es sich immer gewünscht hatte, andererseits waren da ihre Eifersucht und ihr Neid auf mein Leben. Mußte ich mir deshalb mein Leben verbieten, weil wir Kinder ihr Leben zerstört hatten? Sie beklagte oft, was sie sich für eine *Brut* hochgezogen habe. Das zeigt ganz deutlich, daß sie uns geformt hatte und wir ihren Ansprüchen genügen sollten, daß es sich nicht um uns handelte und um unser Leben. Außerdem hat sie oft damit gedroht, uns zu verlassen, wenn wir uns nicht so benahmen, wie sie es sich vorstellte.«

»Ich war immer ein offener Kanal für meine Eltern, durch mich flossen ihre Botschaften. Sie spülten alles, was vielleicht an Eigenem in mir war, total hinweg. Nie wurde ich und meine Person angesprochen, sondern nur der andere Partner, die andere Partei. Ich war dazwischen. Ich mußte die Kontaktsituation mit dem jeweiligen Elternteil immer so inszenieren, daß der andere seine Botschaften loswurde. Es war gefährlich für mich – eine Art Spionagesituation. Mein Leben hing davon ab, wie gut ich diese Vermittlerrolle spielte. Meine Mutter verlangte, die Geheimnisse von meinem Vater auszuspionieren, ohne ihn aber mißtrauisch zu machen. Dafür mußte ich ihm wohldosiert geheime Informationen über meine Mutter zukommen lassen – vorher sagte er mir nichts, denn auch er mißtraute mir. Ein Tauschhandel von Informationen und Geheimnissen zwischen diesen beiden Superbossen: Ich war der Händler beider Partner; der Kampf der beiden Supermächte fand in mir statt. – Ich war die Tasche ohne eigene Hülle, die auf dem Schwarzmarkt heimlich mit versteckter Ware hin- und hergereicht wurde. Ich wurde ausgehöhlt, um meine Funktion zu erfüllen. Ich war meine Funktion. Nicht meine Person wurde angesprochen, sondern meine Funktion, die ich zu erfüllen hatte – eine Tasche ohne Innenleben. Je mehr ich in mir tragen ließ, desto größer wurde mein Fassungsvermögen, desto größer mein Verlangen, mehr für meine Eltern hin- und herzutragen. Es blieb kein Platz für mich. Meine Haut wurde immer dünner und gespannter, kurz vor dem Zerreißen, aber ich hielt durch. So habe ich für diese beiden armseligen Kreaturen mir meine letzten Eingeweide herausgerissen, um für sie mehr Platz zu schaffen. Wieso konnte ich mich so von ihnen verscheißern lassen? Immer hoffte ich irgendwo, daß sie mich einmal ansprechen. Ich ließ mich durch sie täuschen, weil sie mir sagten: Komm, trag das noch rüber, dann hab ich dich lieb. Es ging ihnen nur um den Transport. Ich wurde geliebt wegen meiner Funktion. Noch heute bin ich meine Funktion; benutzt man mich nicht, sacke ich zusammen wie ein überdehnter Luftballon. Ein Vakuum entsteht. Auch heute noch kann ich in meinen Beziehungen nur als Katalysator funktionieren. Ich lasse mich anfüllen von den anderen und weiterhin als Tasche benutzen wie in meiner Kindheit.«

Einstellung zur Frauenrolle

Bereits 1903 sprach Janet die Vermutung aus, die Anorexia mentalis spiegele die Weigerung der Patientin wider, die weibliche Geschlechtsrolle zu übernehmen. Sigmund Freud bezeichnete die Krankheit als Melancholie der sexuell Unreifen. Manche Autoren reduzieren die Psychodynamik und Psychopathologie der Anorexia nervosa auf die inneren Schwierigkeiten der Magersüchtigen, die körperlich-sexuelle Entwicklung vom Mädchen zur Frau zu akzeptieren. Susie Orbach sieht in der Anorexie u.a. »eine Metapher für unser Zeitalter.« Sie schreibt: »Die Erkenntnisse des Feminismus erlauben eine einfühlsame Auslegung der Anorexie. Beim Entschlüsseln dieser seelischen Krankheit können wir erkennen, daß die Magersüchtige eine besonders extreme, intensive und rebellische Antwort auf die verschiedenen Herausforderungen an die Frauen formuliert. Sie hat ihren Körper auf dramatische Art verändert. Sie ist – dem Schönheitsdiktat entsprechend – schlank und zart. Aber gleichzeitig so abgemagert, daß ihr Körper eine schreiende Anklage gegen auferlegte Vorstellungen von weiblicher Sexualität ist.« (Orbach 1990, S. 35).

Aussagen von Magersüchtigen scheinen das zu bestätigen: »Als Kind verlangte ich, mit einem Jungennamen angesprochen zu werden, und steckte mir eine Karotte in die Jeans, um mein wahres Geschlecht zu verbergen.«
»Als meine Periode nur noch unregelmäßig kam und dann ganz ausblieb, war ich froh.«
»Ich halte es nicht für einen Vorteil, eine Frau zu sein, die gebären kann, sondern es ist mir verhaßt, von Natur aus diese Veranlagung zu haben.«
»Sex ist in meiner Vorstellung etwas Schmutziges, Animalisches, Schmerzhaftes, Ekelhaftes und Verbotenes.«

Diese Aussagen fordern Fragen an die Familie heraus. Können sich diese Mädchen mit der Frauenrolle identifizieren, die ihnen ihre Mutter vorgelebt hat? Wie ist die Ehe der Eltern, wie ihr Erziehungs- und Aufklärungsstil, wie die häusliche Atmosphäre in bezug auf Emotionalität, Lust und Sinnlichkeit? Welche Rolle haben die Väter im Reifungsprozeß dieser Mädchen gespielt?

Wir wissen, daß die häusliche Atmosphäre in diesen Familien vorwiegend geprägt ist von Vernunft, Disziplin, Ordnung und Korrektheit. Ein Austausch von Gefühlen und Zärtlichkeiten fand, wenn überhaupt, nur in der Kindheit statt. Später war es verpönt, Gefühle zu zeigen. Einige Familien sind darüber hinaus ausgesprochen prüde; die Kinder haben ihre Eltern höchstens einmal aus Versehen nackt gesehen; andere wiederum geben sich aufgesetzt freizügig, ohne es zu sein. Sie mißachten das Schamgefühl heranwachsender Kinder und verletzen ihren Intimbereich. Nicht wenige berichten, daß zu Hause die Badezimmertür nicht abgeschlossen werden durfte, so daß jeder freien Zutritt hatte. Andere wurden verhöhnt, wenn sie sich nicht nackt vor den Familienangehörigen zeigen wollten, entweder zu Hause oder am FKK-Strand im Urlaub.

Die Ehe der Eltern ist häufig unbefriedigend. Sie wirkt auf die heranwachsenden Kinder ernüchternd wie eine Zweckgemeinschaft, fern von ansteckender Lust und Freude. Nicht wenige Magersüchtige fühlen sich verpflichtet, zu vermitteln und die Ehe der Eltern zu verbessern, wobei sie natürlich scheitern. Der Aufklärungs- und Erziehungsstil dieser enttäuschten und frustierten Eltern, die sich nicht selten als lebenslängliche Opfer ihrer ehelichen Pflichten fühlen, ist desillusionierend und tabuisierend. Ein wichtiges Anliegen der Eltern von Mädchen ist es, vor den bösen Männern zu warnen, auf die Gefahr einer verfrühten Schwangerschaft hinzuweisen, die Sexualität vor der Ehe zu verteufeln und zu verhindern.

»Als ich das erstemal meine Periode hatte, schämte ich mich tödlich, meine Mutter um Binden zu bitten, dennoch fühlte ich mich verpflichtet, es ihr zu sagen. Ein ähnliches Gefühl hatte ich, als ich zum erstenmal die Pille nehmen sollte, wollte, durfte... ich weiß nicht, wie ich es ausdrücken soll. Auf Veranlassung meiner Mutter ging ich zum Frauenarzt. Meine Sexualität lag von nun an nicht mehr in meinen Händen, sondern meine Mutter hatte sie an sich gerissen und damit auch mein Vater. Sie wußten besser als ich, wie ich mich in meinem Sexualleben zu verhalten hatte. In den Augen meiner Eltern war ich als Frau ausgeliefert und sowieso immer die Dumme. Mir wurde immer erzählt und vorgelebt von meiner Mutter und meiner Großmutter, daß die Frau eigentlich für alles verantwortlich ist: verantwortlich für Stimmung, Mann, Familie und Empfängnisverhütung – nur nicht für sich selbst.«

»Aufklärung und alles in diesem Bereich lief theoretischwissenschaftlich, fast technisch ab. Mir kam es so vor, als ob eine Biologielehrerin mit mir sprach, aber nicht meine Mutter. Gefühle wurden völlig übergangen.«

»Ich wurde nicht aufgeklärt, aber bekam einen Vortrag über Verhütungsmittel. Danach hatte ich trotz Pille Angst vor einer Schwangerschaft. Ich wurde ständig von dem Gedanken geplagt: Als Frau bist du ein Lustobjekt, die Jungen wollen nur Sex von dir. Das wurde mir von meinen Eltern so eingeredet.«

»Ich durfte nicht zu einer Frau werden wie meine Freundinnen. Ich durfte mich nicht für Jungs interessieren, kokett sein, mich schminken, reizvoll anziehen, Sex entdecken. All das war in den Augen meiner Eltern etwas Ordinäres.«

»Bei meiner Mutter ging die Kette der Sexualität folgendermaßen: Die bösen Männer wollen nur das Eine von dir, und damit drehen sie dir Kinder an und machen dich abhängig.«

»Meine Mutter bezeichnete mich als mannstoll, warf mir vor, meine Freunde wie meine Unterwäsche zu wechseln und sagte, daß sie mir nicht aus der Klemme helfen werde bei einer Schwangerschaft. Meine Eltern hatten mir eingepflanzt, daß Sex vor der Ehe schlecht sei und ich mich dadurch unfähig mache für eine richtige Beziehung in meinem späteren Leben.«

»Als ich einmal von einem Freund nach Hause kam – es war überhaupt nichts geschehen –, sagte meine Mutter: Geh ins Bett, du stinkst nach Mann!«

»Meine Mutter verglich uns mit Flittchen, die sich in Gebüschen herumtreiben und irgendwann mit einem Kind nach Hause kommen. Ich habe ihren verächtlichen Gesichtsausdruck noch in Erinnerung.«

»Früher empfand ich Sexualität als etwas Schönes. Aber schließlich wurde das Gefühl, animalisch und schmutzig zu sein, allesbeherrschend. Meine Eltern haben es geschafft: Sexualität existiert heute für mich nicht mehr.«

Sicher darf man nicht den Eltern eine echte Sorge um das Wohl ihrer Töchter absprechen, aber die Berichte vermitteln auch, daß diese Eltern mit allen Mitteln versuchen, eine Liebesbeziehung ihrer Tochter zu verhindern, um sie nicht zu verlieren. Nicht nur die Magersüchtige ist existentiell von ihren Eltern abhängig, sondern auch die Eltern sind extrem an die magersüchtige Tochter gebunden. Nicht selten muß sie in einer unbefriedigenden Ehe als Ersatzfrau dienen oder in einer Dreiecksbeziehung als Gesandte und Vermittlerin fungieren. Die Ausdrucksweise der hier zitierten Eltern steht in hohem Maß in Widerspruch zu Niveau und Stil dieser Familien und weist auf die starke affektive Beteiligung hin.

Die beschriebene Art der Überwachung und Beeinflussung ist in jedem Fall beeinträchtigend für eine freie und harmonische Entfaltung. Sie kann unter ungünstigen Umständen zu chronischen Störungen im Gefühls- und Sexualleben führen. Dies trifft in besonderem Maß auf die Magersüchtigen zu.

Aufgrund ihrer Persönlichkeitsstruktur, ihrem niedrigen Selbstwertgefühl und einer symbiotischen Bindung an die Familie sind sie nicht in der Lage, sich von den Anschauungen der Eltern zu distanzieren und eigene Wege zu gehen. Sie fühlen sich ihren Eltern in Dankbarkeit verpflichtet und glauben, durch eine Liebesbeziehung schuldig zu werden. Hinzu kommt bei ihnen der fast generell fehlende, vertrauensvolle Austausch mit Gleichaltrigen, der korrektiv wirken könnte.

Die Charakteristiken, die Magersüchtige vom Leben ihrer Mütter geben, sind geprägt von Pflichterfüllung, Abhängigkeit, Opfer und Leiden:

»Meine Mutter wirkt auf mich wie ein geschlechtsloses Wesen. Sie empfindet Sexualität als Pflichterfüllung und nicht als einen lustvollen Bestandteil einer Beziehung.«

»Ich hatte von meiner Mutter gelernt: Frausein heißt sich opfern, heißt leiden, von Männern abhängig sein und von ihnen ausgetrickst werden.«

»Meine Mutter vermittelte mir, eine Frau muß immer erst die Bedürfnisse aller anderen erfüllen, bevor sie an ihre überhaupt nur denken darf. Eine Frau muß vor allem für den Mann da sein. Er entscheidet in letzter Instanz. Weiblichkeit schien mir unvereinbar mit Stärke, Unabhängigkeit, eigener Identität und Persönlichkeit. Darum wollte ich lieber ein Junge sein. Ich habe noch keine Vorstellung davon, was Frausein für mich sein könnte, aber eines weiß ich: ich will niemals so werden wie meine Mutter.«

»Meine Mutter ließ mich weder erwachsen werden noch schön sein. Ich habe das dumme Gefühl, daß ich nicht zur Frau werden durfte, weil meine Mutter es verhinderte. Sie selbst ist nie eine gewesen; sie war unglücklich, eine Frau zu sein, sie machte sich nicht schön und verachtete alles Weibliche. Heute glaube ich, daß meine Mutter in mir eine heranwachsende Konkurrentin gesehen hat. Ich sollte kindlich bleiben und nicht für sie eine Rivalin als Frau werden, wohl auch meinem Vater gegenüber.«

Vor dem dargestellten Hintergrund erscheint es keineswegs absonderlich, sondern vielmehr plausibel, daß die Magersüchtigen unter diesen Einflüssen und Erfahrungen ihre Sexualität nicht ungestört entwickeln, geschweige denn als etwas Positives akzeptieren können, und ebenso begreiflich ist es, daß sie sich mit der Frauenrolle, wie sie ihnen von resignierten und enttäuschten Müttern vorgelebt wird, nicht identifizieren.

Aber nicht nur die Mütter, sondern auch die Väter haben ihren Anteil an den Sexualstörungen ihrer Töchter. Der emotionale Anspruch, den die Magersüchtigen an ihre Väter stellen, wird von diesen meistens nicht so beantwortet, wie es für den Entwicklungsprozeß förderlich wäre. Einige Väter nehmen bei ihren Töchtern nur deren gutes Funktionieren wahr, sie verhehlen nicht ihre Enttäuschung darüber, daß die Magersüchtige ein Mädchen und kein Junge ist. Das ist allerdings nichts Ungewöhnliches, denn diese Väter entsprechen damit einem gängigen Klischee: »In jedem Zeitalter und in jedem Land wurden – in welch subtiler Form auch immer – Jungen stets den Mädchen vorgezogen.« (Robertson 1977, S. 568).

»Für meinen Vater war ich der Sohn. Als ich mich dann zur Frau entwickelte, verachtete er mich.«

»Mein Vater hatte sich einen Jungen gewünscht, und ich verspürte tief in meinem Innern seit jeher die Verpflichtung, so jungenhaft wie nur möglich zu sein. Mein Vater erwartete vor allem Vernunft, Einsicht, Intelligenz und Stärke. Ich tat alles, was ich nur konnte. Als ich dann aber in die Pubertät kam, war ich vollkommen verzweifelt. Ich merkte, daß ich den Wünschen und Anforderungen meines Vaters – nämlich ein Junge zu sein – nun auch mit aller Gewalt nicht mehr nachkommen konnte. Als ich das erstemal meine Periode bekam, erlebte ich meinen Vater so hilflos und erschrocken wie nie zuvor. In diesem Augenblick wußte ich, daß ich mich niemals mit diesem neuen Zustand abfinden würde, und verteufelte es, ein Mädchen zu sein.«

»Als ich Kind war, beschäftigte sich mein Vater viel und intensiv mit mir. Das hat aufgehört, als ich etwa zwölf Jahre alt war. Seither fühle ich mich von meinem Vater nicht mehr wahr- und ernstgenommen. Vielleicht habe ich Schwierigkeiten mit meinem Frausein, weil er aufhörte, an meiner Entwicklung teilzunehmen, sich mit mir auseinanderzusetzen, als ich anfing, Frau zu werden.«

Einige Väter funktionieren ihre Tochter in den fehlenden Sohn um, andere benutzen sie zu ihrer eigenen sexuellen Befriedigung. Manche Autoren sehen daher in der Magersuchtssymptomatik eine Maßnahme, den drohenden Inzest abzuwehren.

Wir haben festgestellt, daß der sexuelle Mißbrauch Magersüchtiger durch ihre Väter keine Seltenheit ist. Er reicht von voyeurhaftem Betrachten bis zu sexuellen Handlungen. Da es für die Betroffenen verständlicherweise schwer ist, darüber zu sprechen, kann man vermuten, daß die Dunkelziffer hoch ist. Auch unsere Patientinnen haben über ihre sexuellen Erfahrungen mit ihren Vätern erst mit uns gesprochen, nachdem über einen längeren Zeitraum ein Vertrauensverhältnis entstanden war.

Hirsch (1987) meint dazu: »Es läßt sich kaum eine Form der Kindsmißhandlung denken, bei der die Dunkelziffer ähnlich hoch ist: Es sind keine äußeren Verletzungen – abgesehen von extremen Fällen – erkennbar; das Redeverbot, die Verleugnung und das Aufrechterhalten als Familiengeheimnis gehören zur spezifischen Dynamik.« Hirsch weist darauf hin, daß Inzest keinesfalls nur in einem asozialen Milieu vor-

kommt, wie man vielleicht vermuten möchte. In dem von
C. Kazis herausgegebenen Buch »Dem Schweigen ein Ende«
finden sich dafür erschreckende Beispiele; Helga Saller beschreibt in ihrem Beitrag die Familien wie folgt: »Die Famili-
en, in denen Kinder sexuell ausgebeutet werden, sind in der
Regel geschlossene Systeme, in denen der Kontakt mit der
Außenwelt so gering wie nur irgend möglich gehalten wird.
Meist ist die Familie sozial isoliert; alles, was Familienmitglieder betrifft; wird als Familienangelegenheit privatisiert und
systematisch möglichen Außeneinflüssen entzogen.
Während die Familie nach außen isolierende, starre Grenzen hat, herrscht innerhalb der Familie eine bisweilen maßlose Grenzenlosigkeit. Es fehlen sowohl Grenzen zwischen den
Generationen (Eltern/Kinder), wie auch zwischen den einzelnen Personen. Die persönliche Integrität und die In-
timsphäre der einzelnen Personen werden nicht respektiert.«
(Saller 1989, S. 177).

Betroffene berichten:
»Als ich magersüchtig geworden war, ließ mein Vater mich
endlich in Ruhe, weil er mich nicht mehr hübsch fand. Ich
aber wollte niemals mehr begehrenswert für ihn werden.«
»Unser Badezimmer kann man nicht abschließen. Mein
Vater kam oft herein. Am schlimmsten war das in meiner Pubertät. Er sprach mich direkt auf meine Haare und meine
Brüste an und machte sich lustig über mich. Damals fing ich
an, meinen Körper zu hassen. Ich riß mir meine Schamhaare
aus und ließ kaltes Wasser über meine Brüste laufen.«
»Ich stellte für meinen Vater ein Schauobjekt dar und hatte
seinen Ansprüchen zu genügen. Mein Vater legte viel Wert
auf mein Aussehen. Er liebte es, mich nackt zu sehen. Manchmal machte er sogar Nacktfotos von mir. Ich konnte mich
nicht dagegen wehren. Gesehen habe ich diese Fotos niemals.«

»Ich fand es ekelhaft, wenn er mich streichelte, aber ich ließ es geschehen, aus Angst, ihn zu verletzen und zu verlieren.«

»Mein Vater hielt mich oft fest und streichelte mich von oben bis unten. Mir war das widerlich, und ich bekam Angst vor dem Erwachsenwerden.«

»Meine erste Erfahrung mit meinem Körper, seiner sexuellen Erregbarkeit und seinen Reaktionen hatte ich mit meinem Vater. Ich war ungefähr 15 Jahre alt, als ich in einem Hotel mit ihm übernachtete. In der Nacht wollte er unbedingt mit mir schmusen; ich drückte mich total in die Ecke, hatte einen Schweißausbruch nach dem anderen, fühlte mich wehrlos ausgeliefert und wußte nicht, was mir geschieht. Er hat mich gestreichelt – zuerst meinen Busen, dann meine Schenkel; schließlich schob er meine Unterhose zur Seite … Im Moment meine ich, nicht weiterschreiben zu können. Ich habe das Gefühl, die Erinnerung nicht auszuhalten. Ich will nicht daran denken, will lautlos schreien. Ich habe den Impuls wegzurennen, weg, ganz weit weg. Ich bin total verschwitzt, und mir ist heiß. Lange Zeit wurde mir schlecht, wenn ich nur daran dachte, und es kostete mich die größte Kraft, dieses Erlebnis so schnell wie möglich zu verdrängen, es auszulöschen. Es war eine Qual, ihm und meiner Mutter unter die Augen zu treten. Am liebsten wäre ich tot gewesen. Seither hasse ich Sexualität.«

Alice Miller sagt dazu: »Es ist ganz natürlich, daß das Kind im Erwachsenen Sexualbedürfnisse weckt, weil es anschmiegsam und zärtlich ist und weil es den Erwachsenen so bewundert wie wohl niemand in dessen Umgebung. Wenn ein Erwachsener mit seinem gleichaltrigen Partner ein befriedigendes Sexualleben führt, wird er sich die Befriedigung seiner beim Kind aufgetauchten Wünsche versagen können, ohne sie abzuwehren. Wenn er sich aber bei seinem Partner erniedrigt und nicht ernst genommen fühlt und seine eigenen Bedürfnisse nie entfalten und reifen durften, oder wenn er selbst ein verführtes, ein vergewaltigtes Kind war, dann wird dieser Erwachsene besonders stark dazu neigen, einem Kind seine sexuellen Bedürfnisse heranzutragen, bevor das Kind die Möglichkeit hat, mit ihnen umzugehen.« (Miller 1981, S. 155f.).

»Doch die Folgen eines sexuellen Mißbrauchs beschränken sich nicht nur auf die Schwierigkeiten im Sexualleben, sie behindern die Entwicklung des Selbst und beeinträchtigen die Bildung eines autonomen Charakters.« (Miller 1981, S. 205).

Die sexuellen Störungen Magersüchtiger sind, so unsere Überzeugung, weder Ursache noch Folge der Anorexia nervosa. Die Behauptung, Magersucht bedeute Ablehnung der weiblichen Rolle, trifft in dieser pauschalen Form nicht zu. (Gerlinghoff 1987).

Nach unseren Überlegungen ist es plausibel, daß die psychosexuelle Entwicklung auch bei männlichen Anorexien gestört ist. Fichter et al. (1987) meinen sogar, daß eine normale, unkomplizierte psychosexuelle Entwicklung eine Anorexia nervosa beim Mann praktisch ausschließe. Auf homosexuelle Aktivitäten wird immer wieder hingewiesen. Angaben über die Häufigkeit sind unterschiedlich.

Sprache der Magersucht und Bulimie

Magersucht und Bulimie sind eine Ausdrucksform, die nicht so ohne weiteres verständlich ist – die Sprache junger Menschen, die sich nicht anders zu artikulieren wissen. Was wollen junge Menschen ausdrücken, die hungern bzw. Massen von Nahrung verschlingen, um sie dann wieder zu erbrechen, die sich von morgens bis abends kasteien, kontrollieren und bewegen müssen? Es sind Menschen, die schließlich im Rahmen der Eßstörung täuschen, betrügen und stehlen, während sie gleichzeitig Perfektion anstreben und den Wunsch haben, ihre Eltern niemals zu enttäuschen. Therapeuten und Betroffene müssen versuchen, die Sprache gemeinsam zu verstehen, denn nur so besteht die Chance, daß die Eßgestörten doch noch zu ihrer eigenen Identität finden. Bringt man sie allerdings zum Schweigen, ohne sie verstanden zu haben, so ist die Gefahr groß, daß sie sich in der gleichen Weise noch einmal, vielleicht heftiger, äußern. Es ist aber auch möglich, und das scheint fast bedrohlicher, daß sie verstummen und ihr abhängiges und deformiertes Leben fortsetzen. Irgendwann mißbrauchen sie dann vielleicht ihre Kinder, so wie sie selbst in ihrer Kindheit mißbraucht worden sind.

»Ich war in meinem Kampf um Eigenständigkeit gescheitert und hatte dadurch immer mehr an Selbstvertrauen verloren. Ich haßte mich dafür, meine Ziele nicht erreicht zu haben und wollte über einen anderen Weg beweisen, daß ich stark sein konnte. Hungern können beweist Stärke und Willen; Hungern macht stark und mächtig, gleichzeitig aber auch schwach. So konnte ich durch Hungern Stärke beweisen und auf gesellschaftliche Weise Schwäche ausdrücken, die ich sonst niemals zugeben durfte.«

»Für mich bedeutet die Magersucht Lebenssinn, Lebensinhalt und die Sicherheit, daß meine Eltern sich weiterhin für mich interessieren. Sie ist mir innere Beruhigung und Entschuldigung, wenn ich mich unfähig fühle, irgend etwas zu leisten – sei es an der Uni, im Leben, in bezug auf menschliche Kommunikation. Meine Magersucht und ihre Gesetze sind mir vertraut. Ich habe Angst vor Veränderungen, vor jeder Veränderung in meinem Leben; so habe ich auch Angst, die Magersucht aufzugeben. Das würde bedeuten, meinen einzigen mir vertrauten Anker herzugeben; das würde vor allem bedeuten, womöglich die Hoffnung und den Glauben aufgeben zu müssen, daß sich ohne Krankheit irgendwann einmal alles zum Besseren wenden könnte. Das wäre das absolute

Aus. Ich habe die unerklärliche Horrorvorstellung, daß von mir nichts übrigbleibt, wenn meine Magersucht bewältigt ist. Ich sehe mich irgendwie so, als wären mein Ich und mein gutes – hoffentlich existierendes – Selbst unter einem großen, schwarzen, häßlichen Tuch, genannt Magersucht, verborgen. Ich habe eine ungeheure Angst, daß, wenn ich dieses Tuch herunterreiße, daß dann nichts, absolut nichts darunter ist, oder vielleicht noch etwas viel, viel Häßlicheres, so daß das Tuch noch besser gewesen wäre als das, was sich darunter verbirgt. Die Welt, alle Verwandten, Bekannten, meine Eltern und am allermeisten ich wären zutiefst enttäuscht und deprimiert. Man würde mich aufgeben, sich von mir abwenden, und ich bliebe absolut allein, verlassen und verachtet zurück. Ich wäre endgültig und total am Ende. Alle Hoffnung wäre dahin. Das wäre das absolute Ende, der Abgrund, das Aus.«

»Ich wollte mit meiner Magersucht zur Elite gehören und verband damit, außergewöhnlich, etwas Besonderes, Extravagantes, Einmaliges zu sein. Ich wollte demonstrieren, daß ich ein vergeistigter Mensch bin, ein Mensch, dem materielle Gier und Leidenschaft fremd sind. Durch meine Magersucht wollte ich erreichen, daß man über mich spricht. Zwar habe ich mit meiner Krankheit nicht erreicht, zur Elite zu gehören, dennoch brachte mir meine Krankheit die Sonderstellung ein, die ich mir wünschte.«

»Ich brauche einfach die Sicherheit, egal, ob es die Sicherheit von einigen Kilos zuwenig, oder ob es die Sicherheit von sich anhäufendem Geld ist. Die Vorstellung, an meine Sicherheiten zu gehen – anzufangen, zuzunehmen oder Geld auszugeben – ist für mich unvorstellbar. Ich würde mich lieber kaputtkotzen oder -hungern bzw. mich totjobben, als auf diese meine Sicherheiten zu verzichten. Ich glaube manchmal, Geld gibt mir die Illusion, nicht allein zu sein bzw. das Alleinsein leben zu können, genauso wie Essen bzw. Nichtessen. Die Sicherheit und deren Erhaltung ist für mich wichtiger und existentieller, als das gefährliche Risiko einzugehen und zu schauen, ob es auch ohne Garantien läuft.«

Diese Äußerungen ließen sich beliebig vermehren. Sie können als exemplarisch gelten für die Ideologie Magersüchtiger, offenbaren sie doch, was die Anorexie nach dem Verständnis der von ihr Betroffenen zu »leisten« hat. Verschiedene Ersatzfunktionen der »Krankheit« kommen in den Blick. Der Verzicht auf Nahrung, das exzessive Hungern, wird als Beweis persönlicher Stärke und Willenskraft gewertet. Gleichzeitig kann die Magersucht Schwäche und Versagen sanktionieren. Sie funktioniert als Entschuldigung und Entlastung und vermag obendrein, die ersehnte Zuwendung und Fürsorge von den Eltern zu erwirken. Einigen verschafft die Anorexie die Illusion, außergewöhnlich zu sein, zu einer Elite zu gehören, die über materielle Bedürfnisse erhaben ist. Anderen gibt sie existentielle Sicherheit und Beruhigung. In allen Fällen aber dient die Magersucht dazu – auf welchen verschlungenen Wegen auch immer –, das unsichere, gefährdete Ich zu schützen und zu stärken.

Die Ideologie Magersüchtiger ist ein möglicher Zugang zu einem Krankheitsverständnis, das unter mehreren Aspekten von konventionellen Sichtweisen abweicht.

Krankheitsverständnis

Die Aufzeichnungen der Magersüchtigen über ihre Ideologie enthalten viele Beispiele für das Leiden an der Magersucht, die Beschränkung des Lebens, das quälende Festhalten an Verhaltensweisen, deren Sinnlosigkeit längst offenkundig ist.

»Die Waage bestimmte mein Leben, mein Selbstwertgefühl hing einzig und allein von ihr ab.«

»Immer mehr Gefühle wurden durch Zu- und Abnahme von wenigen hundert Gramm, nicht Kilos, bestimmt.«
»Selbst als ich mich schon nicht mehr schön fand und sogar normales Sitzen durch die hervorstehenden Knochen Schmerzen verursachte, wollte ich weiter abnehmen.«
»Ich hielt irgendwann an der Krankheit fest, obwohl sie mir nichts mehr brachte, obwohl ich eigentlich nur noch unter ihr litt ...«

Solche Aussagen lassen, vor allem wenn sie mit offensichtlichen Veränderungen, wie einem gravierenden Gewichtsverlust, einhergehen, eine Einordnung als »pathologisch«, »krankhaft« unabweisbar erscheinen. Diese Einschätzung erscheint um so plausibler, wenn die Entwicklung des auffälligen Verhaltens mit berücksichtigt wird. Alle gut gemeinten, verständnisvollen Ratschläge oder auch »durchgreifende«, »einschneidende« Maßnahmen der Eltern, selbst die eigene Einsicht haben diese Entwicklung nicht aufhalten können. Stellt man sich gar ein fortgeschrittenes Stadium, einen kachektischen jungen Menschen vor, dessen Denken auf den eigenen Körper eingeengt und dessen Emotionen verflacht sind, bleibt als Erklärung nur das Konzept »Krankheit«.

Die Verwandlung eines intelligenten, zu den »schönsten Hoffnungen berechtigenden« Jugendlichen in einen abgezehrten, hochgradig geschwächten, in Mimik und Gestik greisenhaft wirkenden Menschen, drängt die Umwelt und nicht zuletzt Ärzte und Wissenschaftler dazu, eine cerebral bedingte Fehlsteuerung, eine Triebentgleisung, eine hypothalamische Stoffwechselstörung oder einen frühkindlichen Hirnschaden in das ätiologische Konzept einzubauen. Aber es ist über lange Wegstrecken einer anorektischen Entwicklung durchaus problematisch, von einer Krankheit zu sprechen. Der Beginn der Krankheit ist unscharf und ihr Ende kaum zu definieren.

Was ist damit gewonnen, wenn wir auffällige Verhaltensweisen krankhaft nennen, wenn die Magersucht als Krankheit eingestuft wird? Die Anorexie verläßt damit den normalen Bereich individueller Unterschiede, den engen Schauplatz familiärer Auseinandersetzungen. Die professionellen Heilberufe und die sie begleitenden Wissenschaften sind herausgefordert und damit das System der Gesundheitsversorgung. In unserem System der geregelten Krankenversorgung ist auch die Hilfe für die, die leiden, weitgehend formalisiert. Wird einem Problem der Status »Krankheit« zugestanden, eröffnen sich ganz neue Möglichkeiten der Hilfestellung, die ohne diesen Status genauso erforderlich sein mögen, aber nicht zu realisieren (d.h. meist nicht zu finanzieren) sind. Die Verwaltung der Hilfestellung hat feine, aber folgenreiche Unterscheidungen eingeführt. Man denke nur an die Unterschiede zwischen einem »Pflegefall«, einem »Behandlungsfall« oder dem »Zustand einer bleibenden Behinderung«. Unter den vielen Formen des Leidens kann es ein erheblicher Vorteil sein, als »krank« eingestuft zu werden, das heißt, ein Behandlungsfall zu sein.

Die Wissenschaft hat die Anorexia nervosa als Forschungsfeld entdeckt. Damit verbindet sich die Hoffnung, daß wir diese Krankheit irgendwann erklären und vielleicht bessere Behandlungsverfahren entwickeln können. Das wäre wünschenswert, denn bis heute hat sich kein Behandlungsverfahren durchgesetzt und bei genauerer Betrachtung ist nahezu jeder Aspekt der Behandlung umstritten. Die Anorexie hat sich bislang auch gegenüber der Forschung als störrisch erwiesen. Was sollte getan werden? Die Forschung intensivieren? Nur: welche Forschung?

Magersucht und Bulimie sind als Krankheiten definiert, es liegen Diagnosekriterien vor (zum Beispiel DSM III R), die Zuständigkeiten sind halbwegs abgesteckt. Bedeutet das aber eine Verbesserung, oder kann das Konzept »Krankheit« auch zum Nachteil für das Verständnis von Anorexie und Bulimie geraten? Das erscheint uns durchaus möglich. Das Konzept »Krankheit« ist in der Medizin leider sehr unklar. Diese Feststellung mag manchen überraschen, aber ein kurzer Streifzug durch die medizinischen Lehrbücher zeigt die Schwierigkeit, »Krankheit« zu definieren (vgl. Sadegh-Zadeh 1977). Im Alltag leben wir nicht schlecht mit unserem mehr oder weniger intuitiven Konzept von Krankheit. Gerade unklare Konzepte können einen erheblichen Einfluß auf das Denken ausüben. Genaues Nachfragen oder Überprüfen bei der Anwendung des Begriffs erübrigt sich. So werden Vorurteile im Denken begünstigt. Dazu gehört die enge Assoziation von Krankheit mit somatischen Problemen. Wie konnte in der Anorexieforschung das Körpergewicht zur Hauptvariablen werden, an der sogar der Wert von psychotherapeutischen Gesprächen während einer stationären Behandlung (Danzinger et al. 1987) gemessen wird?

Zum Begriff der Krankheit gehören unsere impliziten Modellvorstellungen über das Entstehen von Krankheit, die Suche nach *der* Ursache, das »Virusmodell« oder mindestens die Annahme eines angeborenen Schadens. Natürlich sucht heute niemand nach dem »Virus«, der Anorexie auslöst. »Jede einseitige Sichtweise führt unweigerlich in eine Sackgasse. Keine einzelne, alleinige Ursache der Anorexia nervosa ist bekannt oder beweisbar, kein einzelner Faktor reicht allein aus, um diese Krankheit zu erklären. Nur eine *multidimensionale Sichtweise*, die sich aus somatischen wie auch psychologischen Faktoren und deren komplexen Zusammenspiel aufbaut, kann helfen, das anorektische Rätsel zu lösen« (Meermann & Vandereycken 1987). Das klingt apodiktisch. Multidimensional ist das neue Schlagwort, mit dem Vorteil, nichts festlegen zu müssen. Die Betonung von Komplexität bei der Entstehung der Anorexie ist auch nicht neu, hat aber bisher kaum etwas bewirkt.

Beachtliche Forschungskapazitäten werden durch die fortwährende Bestimmung neuer Untergruppen gebunden. Die komplexe Erkrankung wird in handliche Formen eingeteilt, und es folgt die »wissenschaftliche Frage«, welche dieser Formen als »eigenständige« Krankheiten angesehen werden können. Oder es geht um die Frage, ob nicht bestimmte Formen der Eßstörungen doch den affektiven Erkrankungen zugerechnet werden sollten. Welche Hypothesen haben die pharmakologischen Behandlungsversuche geleitet? Nicht doch die Hoffnung, *das* Mittel schlechthin zu finden? Welche Vorstellung von der »Krankheit« Anorexie stand hinter den operativen Hirneingriffen? Wie sicher können wir sein, nicht doch der faszinierenden Einfachheit des »Virus-Modells« zu erliegen?

Krankheit assoziieren wir mit Schmerz, Bedrohung, Leid, zumindest mit durchweg Negativem. Die Heilung ist die Wiederherstellung des Zustands vor der Krankheit, »Gesundheit« (der unklare Komplementärbegriff) ist die Abwesenheit von Krankheit. Ein solches Krankheitsverständnis wird offenbar nicht, zumindest nicht durchgängig, von anorektischen Patienten geteilt:

»Die Krankheit gab mir lange Zeit Dinge, die ich im realen Leben vergeblich suchte.«

»Für mich bedeutet meine Krankheit Lebenssinn, Lebensinhalt und die Sicherheit, daß meine Eltern sich weiterhin für mich interessieren.«

Hier werden einer Krankheit positive Aspekte zugeordnet, wobei die Deutlichkeit überrascht, mit der dies von den Patientinnen formuliert wird. Gibt es vergleichbare positive Erklärungen von Betroffenen bei anderen Krankheiten? Das Festhalten an Beschwerden, die Betonung von Krankheit zum Beispiel mit dem Ziel, vorzeitig berentet zu werden, hat eine andere Qualität. Krankheit kann so zu »sekundären Gewinnen« führen: die Rente wird ausbezahlt oder die Umwelt nimmt mehr Rücksicht oder die Krankheit verändert das Repertoire von Machtmitteln in der Auseinandersetzung mit dem Partner. Aber selbst wenn solche Patienten offen über die »Vorteile« ihrer Krankheit sprechen könnten, ist es kaum vorstellbar, daß sie, wie die Magersüchtigen, ihre Krankheit mit »Lebenssinn« in Zusammenhang brächten. Vielleicht findet man eher unter Alkohol- und Drogenabhängigen Menschen, die positive Aspekte nennen. Der Rausch als positiv erlebte Ausnahmesituation spielt aber nur am Anfang eine Rolle. Bald wird alles von dem Kampf gegen quälende Entzugserscheinungen bestimmt, die Rauscherlebnisse werden selten, und es bleibt die deprimierende Einsicht, in den immer wiederkehrenden Verhaltensabläufen gefangen zu sein. Versuche, die Abhängigkeit zu durchbrechen, führen häufig nur zu der beschämenden Erkenntnis der eigenen Schwäche. Der anfängliche Glaube an das »Aufhören-Können« wird immer mehr untergraben. Die anfänglich als Vorteil betrachtete Zugehörigkeit zu einer Gruppe Gleichgesinnter, die Ideologie, sich von dem Durchschnittsbürger elitär absetzen zu können, alles dies verblaßt sehr rasch durch die Eigengesetzlichkeiten der abhängig machenden Droge. In dieser Situation wünschen sich die meisten Abhängigen nichts sehnlicher als eine Rückkehr in ein Leben ohne Abhängigkeit. Die Einstellung ähnelt dann wieder denen, die wir typischerweise bei somatisch Erkrankten finden. Krankheit wird hier negativ, als eine Bedrohung für das Selbstwertgefühl, als erniedrigend und als etwas, das möglichst rasch überwunden werden soll, empfunden. Dazu stellen Äußerungen von Magersüchtigen einen auffallenden Kontrast dar.

»Ich hatte Angst, an Gewicht zuzunehmen und plötzlich körperlich sozusagen gesund dazustehen, trotz meiner vielen Probleme.«

»Ich habe die unerklärliche Horrorvorstellung, daß von mir nichts übrigbleibt, wenn meine Magersucht bewältigt ist.«

Positive Aspekte einer Erkrankung passen nicht zu unserem intuitiven Krankheitsverständnis. Nach positiven Aspekten wird folgerichtig auch in diesem Zusammenhang kaum gefragt. Sieht man die gängigen Fragebögen durch, die in der Anorexieforschung eingesetzt werden (Meermann & Vandereycken 1987), sucht man nach positiven Aussagen zu der Erkrankung vergebens. Können wir also sicher sein, daß der unklare Begriff Krankheit nicht doch unser Nachdenken und Forschen über Anorexie einseitig beeinflußt?

Wenn wir das Spannungsverhältnis zwischen positiven Aspekten der Krankheit und dem Leiden an der Krankheit betrachten, wird verständlicher, warum viele Betroffene sich nicht als krank verstehen. Über lange Zeit haben die Betroffenen nicht nur kein Krankheitsgefühl, sie empfinden vielmehr ihr verändertes Verhalten als Stärke, als Zuwachs an Leistung, es bringt ihnen das Gefühl, etwas Elitäres zu sein, über Kräfte zu verfügen, die andere, zum Beispiel ihre Eltern oder Geschwister, nicht haben. In einer Welt voller Probleme, Schwierigkeiten, Unsicherheit und Ängste ist Magersucht eine Oase, sie ist ein Zaubertrick, durch den alle Widrigkeiten der Umwelt reduziert werden – auf das machbare Glück des Abnehmens. Krankheitsgefühle haben da logischerweise keinen Platz, Krankheit/Kranksein wird geleugnet.

Die Verleugnungstendenzen sind natürlich auch den Wissenschaftlern aufgefallen. Aber hat dies zu einer intensiveren Suche nach den positiven Aspekten der Krankheit geführt? Eher scheint die Verleugnung zu einer Bedrohung für Therapeuten und Forscher zu geraten. In jedem Fall liegt die Schuld beim Patienten, der sich nicht öffnet, möglicherweise sogar lügt. Dem entspricht, was Meermann und Vandereycken (1987) über die gängigen Anorexiefragebögen schreiben: »Hinzu kommt die größte Schwäche all dieser Skalen, nämlich, daß keine von ihnen eine sogenannte Lügen-Skala beinhaltet. Sie scheinen das äußerst wichtige Problem der Verleugnung zu übersehen, das ein wichtiger Stolperstein bei Einschätzungsprozeduren ist, die sich lediglich auf die Selbstbeobachtung der Patienten stützen.« Die Selbstbeobachtung der Patienten wird zur möglichen Fehlerquelle. Selbstbeobachtungen dürfen bezweifelt werden; das ist bekannt. Aber Zweifel an den Fragen, die gestellt werden, kommen nicht auf. Fragen wir vielleicht zu wenig oder fragen wir das Falsche, wenn wir einer Magersüchtigen oder Eßsüchtigen keine Gelegenheit einräumen, auch über die positiven Seiten ihrer Erkrankung zu sprechen?

Verstehen als Zugang zu dem Phänomen Magersucht, besonders aber im Umgang mit den Erkrankten, ist kein neuer Vorschlag. Kein Buch, kein Übersichtsreferat über Anorexie, in dem nicht auf die Bedeutung einer verständnisvollen Beziehung zu den Betroffenen hingewiesen wird. Welcher Therapeut wollte auch nicht für sich in Anspruch nehmen, Verständnis zu haben? Aber was beim Lesen der Anorexieliteratur auffällt – und irritiert –, ist, daß von der Notwendigkeit des verständnisvollen Umgangs nur in den Kapiteln über »Erstgespräch« und »Therapie« die Rede ist. Damit hat man Stellung genommen, das Thema »Verstehen« ist abgehakt, und die Forderung nach Verstehen stört dann nicht mehr die technische Diskussion der Konstruktion von Lügen-Skalen.

Für ein Verständnis der Eßstörungen scheint uns ein Akzeptieren der positiven Aspekte dieser Krankheiten unumgänglich. Der Nachweis der Gewichtsabnahme wird zum unmittelbar ablesbaren Leistungsbeweis, zum positiven Erleben, etwas zu können, zur heimlichen Entdeckung einer Kraft in sich, verbunden mit dem Gedanken: Euch werde ich es zeigen! Dazu mischt sich die Lust auszuprobieren, wie weit man es schafft, über das ursprünglich gesteckte Ziel hinaus das Gewicht zu reduzieren, den Hunger zu bewältigen, Macht über den eigenen Körper zu bekommen. Es entstehen Verhaltensweisen und Rituale, um den einmal begonnenen Weg fortsetzen zu können und die Umwelt darüber zu täuschen. Wer – oft genug per Zufall – entdeckt, daß einmal zuviel genossene Nahrung problemlos erbrochen werden kann, gerät in eine bulimische Phase. Anderen bleibt dieser Weg versagt, weil sie sich schwer tun zu erbrechen. Welche Art der Eßstörung sich auch entwickelt, ist letztlich unerheblich. Von Bedeutung ist, daß die Eßstörung zu einer Existenzform wird, zu einer Lebensstrategie, mit deren Hilfe vieles ausgelebt, bewältigt, befriedigt und bezwungen werden kann. Vielen gibt die Eßstörung Sicherheit und Halt. Daher ist es verständlich, daß Betroffene sich häufig dagegen wehren, von etwas kuriert zu werden, was sie keinesfalls als Krankheit empfinden.

Anorexie und Bulimie kann man auch als Ausdrucksform der Auseinandersetzung mit einer wichtigen Bezugsperson verstehen. Horst-Eberhard Richter (1965) sprach von einer »dialogischen Funktion der Magersucht« unter Hinweis auf eigene und in der Literatur mitgeteilte Beobachtungen frühkindlicher »Magersucht«; andererseits gibt es auch vereinzelte Mitteilungen über Magersucht jenseits der Menopause (Kellett et al., 1976). Zudem wird ein aufmerksamer Arzt immer wieder selbst sehr alte Menschen beobachten können, bei denen abnorme Nahrungseinschränkungen und Eßrituale einen wichtigen Stellenwert in der Partnerbeziehung gewinnen können. So kommt dem Eßverhalten weit über die Krankheiten Magersucht und Bulimie hinaus eine erhebliche Bedeutung zu als Stilmittel einer zwischenmenschlichen Kommunikation.

Überraschend ist die Direktheit, mit der Betroffene über diesen Aspekt im Verlauf der Behandlung schreiben können:

»Ich glaube, ich hätte essen können, wenn ich das Gefühl gehabt hätte, allein leben zu können, mit meinen Problemen fertig zu werden. So benutzte ich mein Dünnsein als sichtbares Zeichen meiner Probleme. ... Mein Abnehmen war Sehnsucht nach Hilfe gegen die Angst, allein gelassen zu werden.«

»Hungern-Können beweist Stärke und Willen. Hungern macht stark und mächtig, gleichzeitig aber auch schwach. So konnte ich durch Hungern Stärke beweisen und auf gesellschaftliche Weise Schwäche ausdrücken, die ich sonst niemals zugeben durfte.«

»Mit meiner Magersucht wollte ich mich an meinen Eltern rächen. Ich wollte sie provozieren, sie aus ihrer Reserve und Gefühllosigkeit locken.«

»Mit meiner Magersucht konnte ich die Garantie haben, daß sie (die Eltern) weiter für mich sorgen, aber ich konnte damit auch Eigenständigkeit und Auflehnung beweisen. Ich hielt die Fäden in der Hand, war absoluter Mittelpunkt in meiner Familie.«

Versteht man Magersucht und Bulimie als Ausdrucksform eines jungen Menschen, der aus dem Zusammentreffen seiner Eigenschaften, seiner Lebenssituation und seines Milieus in existentielle Unsicherheit und Ängste gerät, erscheint es mehr als fragwürdig, all dies unter dem Konzept »Krankheit« einzuordnen.

Eine auch nur annähernd vollständige Theorie der Magersucht und Bulimie haben wir nicht zu bieten. Unseren Ansatz verstehen wir eher als *Programm*, als Vorschlag für die Ausrichtung derzeitiger und zukünftiger Untersuchungen und Behandlungsbemühungen. Wir unternehmen den Versuch, Anorexie und Bulimie als Ausdruck einer gestörten Entwicklung zu begreifen: einer Entwicklung, in der die Ausformung von Individualität zu wenig gefördert oder sogar systematisch behindert wurde; einer Entwicklung, in der die Anpassung an ungeprüfte Normen wichtiger war als das Zulassen von widersprüchlichen Gefühlen; in der eigene Erfahrungsbildung mit dem Risiko des Fehlermachens nicht unterstützt wurde; in der das Eingeständnis von Unsicherheit dem Anschein von Abgeklärtheit geopfert wurde.

Obwohl die Anorexie in späteren Phasen alle Elemente einer schweren körperlichen Erkrankung einschließlich einer vitalen Bedrohung aufweisen kann, sehen wir unseren Ansatz bewußt als Kontrast zu dem konventionellen Konzept »Krankheit«. Das Konzept »Krankheit« mit allen zugehörigen Fragen nach Ursache, Verlauf, Prognose hat seine Chance in der Forschung gehabt. Die Ergebnisse sind nicht gerade überwältigend. Eine Rückbesinnung und Neuorientierung erscheint dringend geboten.

Wir wenden uns auch gegen eine Forschung, in der methodische Konventionen an Stelle der inhaltlichen Relevanz zur Richtschnur des Forschens werden. Unzureichendes Verständnis von Forschungsmethoden und besonders von statistischen Verfahren hat dazu geführt, daß der Forschungsgegenstand mehr und mehr den Methoden angepaßt wird statt umgekehrt. Wegen der besseren »Prüfbarkeit« werden Therapieprogramme standardisiert, werden Programme »durchgezogen«, auch wenn im individuellen Fall eine Modifikation klar indiziert wäre. Patienten werden nach dem Zufall Behandlungsvarianten zugeordnet, obwohl Zuordnungskriterien offensichtlich sind. War erst eine aufwendige Studie notwendig, um herauszufinden, daß eine Familientherapie bei sehr jungen Patientinnen eher indiziert ist als bei älteren Patienten, bei denen die Erkrankung erst nach dem 19. Lebensjahr auftrat (Russel et al. 1987)? Und der Erfolg jeder Therapie wird nur und ausschließlich an der Zunahme des Gewichts gemessen, vielleicht weil diese Skalenqualität nicht bezweifelt werden kann.

Unser Ansatz unterscheidet sich von anderen Ansätzen in

der Auswahl der Forschungsinhalte und in der Strategie bei der Entwicklung von Behandlungsprogrammen. Faszinierend sind die Lücken in der Forschung. Über einen Zusammenhang der Eßstörungen mit den Bedingungen der Familie wurde viel geschrieben. Die Geschwister von Erkrankten sind aber kaum systematisch untersucht worden. Entwickeln Geschwister von Magersüchtigen andere Auffälligkeiten, oder könnten wir von ihnen lernen, wie man erfolgreich mit pathogenen Familienbedingungen umgeht? Ablehnung der weiblichen Rolle, Probleme mit Sexualität sind Schlagworte, die bei der Diskussion der Anorexie ständig wiederholt worden sind. Aber es fehlen Untersuchungen zum Beispiel darüber, wie man mit der Sexualität in den jeweiligen Familien umgeht. Es fehlen Untersuchungen über positive Aspekte, die von Patienten der Anorexie zugeordnet werden, obwohl diese Zuordnungen einen wichtigen Zugang zum Verständnis der individuellen Entwicklungsstörung ermöglichen.

In der Diskussion der Behandlung von Eßstörungen werden schon erstaunlich lange die immer gleichen Schwierigkeiten beschrieben: Patienten sind wenig motiviert, sie verweigern eine Therapie oder brechen sie bald wieder ab, Therapieeffekte sind instabil, Rückfälle häufig. Was kann man tun, um die Motivation der Patienten zu verbessern, wie die anderen Probleme angehen?

5. Magersucht und Bulimie als medizinische Diagnosen

Anorexia nervosa

Die Bezeichnung »Anorexia nervosa« hat sich seit ihrer Einführung durch Sir William Gull im Jahre 1874 in der medizinischen und wissenschaftlichen Literatur behauptet, obwohl von Anfang an und bis heute immer wieder darauf hingewiesen wurde, daß diese Namensgebung unzutreffend ist. Anorexia, d.h. Appetitlosigkeit, ist entweder überhaupt nicht oder über lange Zeit kein Symptom der Krankheit. Die deutsche Bezeichnung »Magersucht« oder »Pubertätsmagersucht« ist treffender, wenn man den Begriff Sucht nicht zu eng faßt.

In den publizierten Fallberichten von Patienten mit Anorexia nervosa finden sich detaillierte Beschreibungen von Einstellungen und Verhaltensweisen, Berichte über somatische und psychische Befunde und Symptome. Trotzdem erwies es sich als überraschend schwierig, allgemein akzeptierte diagnostische Kriterien zu benennen. Jedenfalls lösten die ersten Publikationen solcher diagnostischer Kriterien zu Beginn der 70er Jahre erhebliche Diskussionen um die Angemessenheit einzelner Kriterien aus. Die Diskussion offenbarte gravierende Unterschiede zwischen den Experten, die man zuvor bei der Diagnosestellung der Anorexie wohl nicht vermutet hatte. Bis heute ist diese Diskussion nicht abgeschlossen. Die weit verbreiteten diagnostischen Kriterien der American Psychiatric Association von 1980 (DSM III) sind 1987 in erheblich revidierter Fassung erschienen (DSM III R) und 1994 erneut geändert worden (DSM IV; deutsche Fassung 1996).

Da die Ursachen und die Entstehungsmechanismen der Anorexia nervosa nicht aufgeklärt sind, können lediglich Syndrome, d.h. die Beschreibung einer Kombination von Symptomen, zur Klassifikation herangezogen werden. Dieses Schicksal teilt die Anorexie mit den meisten psychiatrischen Erkrankungen. Klassifikationen auf der Grundlage von Symptomen orientieren sich zwar an der Empirie oder zumindest an der klinischen Erfahrung, die resultierenden Klassen bleiben aber immer nur Vorschläge für Nomenklaturen, sind Konventionen. Konventionen, Sprachregelungen haben eine große Bedeutung, zumindest für die Forschung. Will man zum Beispiel Therapieergebnisse vergleichen, ist eine der Voraussetzungen, daß man sich darüber verständigen kann, ob man vergleichbare Patientengruppen behandelt hat. Sprachregelungen sind für verschiedene Zwecke mehr oder weniger günstig. Je nach Wahl der diagnostischen Kriterien werden zum Beispiel in der Klasse »Anorexia nervosa« unterschiedlich viele Personen zusammengefaßt. Eine Klasse kann breiter oder enger formuliert werden. Die Klassendefinition bleibt in jedem Fall ein Vorschlag zur Übereinkunft, zur Konvention. Eine Konvention kann weder richtig noch falsch sein, sie ist lediglich eine einmal getroffene Übereinkunft und als solche mehr oder weniger präzise oder praktisch (und natürlich auch reversibel). Ein großer Teil der Diskussion um die diagnostischen Kriterien der Anorexia nervosa wird aber so geführt, als ginge es um die »Wahrheit« der Kriterien.

Wird zum Beispiel vorgeschlagen, von Anorexie nur dann zu reden, wenn der »Erkrankungsbeginn vor dem 25. Lebensjahr« liegt (Feighner et al. 1972), finden sich bestimmt Kritiker, die betonen, daß sie Patienten kennen, die erst nach dem 25. Lebensjahr erkrankt sind. Oder es wird vorgeschlagen, sehr viel feinere Untergruppen der Anorexia nervosa zu unterscheiden. Beumont et al. (1976) trennen die Gruppe der anorektischen Patienten nach der Art und Weise, wie der Gewichtsverlust herbeigeführt wurde, in zwei Untergruppen: solche, die ihr Gewicht durch Reduktion der Kalorienaufnahme reduzieren (»dieters and restricters«) im Unterschied zu solchen, die das Gewicht durch selbstinduziertes Erbrechen oder durch Mißbrauch von Abführmitteln verringern (»vomiters and purgers«). Fast identische Unterteilungen sind mit der neuesten Klassifikation (DSM IV) möglich. Sind die Unterklassen einmal definiert, kann leicht untersucht werden, in welchen weiteren Merkmalen sich diese Gruppen unterscheiden. In der Regel finden sich auch statistische Unterschiede, und das läßt schnell vergessen, nach der Begründung für die vorgeschlagene Unterscheidung zu fragen. Unterschiedliche therapeutische Ansätze für die Untergruppen wären eine Begründung, aber so pragmatisch richten nur wenige Forscher ihre Arbeit aus.

Eine der ersten Zusammenstellungen diagnostischer Kriterien stammt von Dally (1969):

Dally (1969)   Anorexia nervosa

1. Weigerung zu essen;
2. Gewichtsverlust von mindestens 10 % des ursprünglichen Körpergewichts;
3. Amenorrhöe für mindestens drei Monate, wenn die Menstruation vorher regelmäßig war;
4. Alter bei Krankheitsbeginn zwischen 11 und 35 Jahren;
5. Kein Anhalt für eine vorbestehende Schizophrenie, Depression oder organische Erkrankung.

Speziell als Bezugsrahmen zum Vergleich von Daten, die in verschiedenen Zentren erhoben wurden, haben Feighner et al. (1972) ihre diagnostischen Kriterien vorgeschlagen:

1. Alter bei Krankheitsbeginn unter 25 Jahren;
2. Anorexia mit einem Gewichtsverlust von mindestens 25 % des ursprünglichen Körpergewichts;
3. Eine verzerrte und unnachgiebige Einstellung gegenüber dem Essen, der Nahrung oder dem Gewicht, die sich über Hunger, Ermahnungen, Versprechungen und Drohungen hinwegsetzt: zum Beispiel
   (1) Verleugnung der Krankheit und Unvermögen, Ernährungsnotwendigkeiten zu erkennen;
   (2) offensichtliches Gefallen am Abnehmen mit der Demonstration, daß die Verweigerung des Essens ein angenehmes Erlebnis ist;
   (3) ein erwünschtes Körperbild von extremer Dünnheit mit offensichtlichen Belegen, daß es für den Patienten lohnend ist, diesen Zustand zu erreichen und zu halten;
   (4) ungewöhnliches Horten von oder Hantieren mit Nahrungsmitteln.
4. Keine bekannte medizinische Erkrankung, die die Anorexie und den Gewichtsverlust erklären könnte;
5. Keine andere psychiatrische Erkrankung, insbesondere keine primäre affektive Erkrankung, Schizophrenie, Zwangsneurose oder phobische Neurose. (Dabei wird die Annahme gemacht, daß die Essensverweigerung allein, auch wenn sie phobisch oder zwanghaft erscheint, nicht ausreicht, um als Zwangsneurose oder Phobische Erkrankung zu gelten.)
6. Zumindest zwei der folgenden Manifestationen: (1) Amenorrhöe, (2) Lanugo, (3) Bradykardie (ein andauernder Ruhepuls von 60 oder weniger), (4) Perioden der Überaktivität, (5) Episoden der Bulimie, (6) Erbrechen (möglicherweise selbst induziert).

Es ist wenig verwunderlich, daß einzelne Aspekte dieser Kriterienliste heftig kritisiert wurden. Gegen das Kriterium 2 (Anorexia mit einem Gewichtsverlust von mindestens 25 % des ursprünglichen Körpergewichts) läßt sich zum Beispiel einwenden, daß der Appetitverlust (= Anorexia) eher die Ausnahme ist. Eine Relativierung der Gewichtsabnahme auf das ursprüngliche Körpergewicht erscheint ungünstig, wenn die betreffende Person vorher übergewichtig war. Heute wird daher überwiegend empfohlen, eine Gewichtsreduktion auf das nach Körpergröße und Alter zu erwartende Idealgewicht zu beziehen. Trotz der Einwände gegen die Kriterien von Feighner et al. (1972) tauchen diese in der folgenden Literatur sehr häufig als Selektionskriterium für Patientenstichproben auf. Im Vergleich zu anderen vorgeschlagenen diagnostischen Kriterien erweisen sich die Kriterien von Feighner et al. als restriktiv, d.h. vergleichsweise wenige Patienten werden der Diagnose »Anorexia nervosa« zugeordnet. Rollins und Piazza (1978) haben die Feighner Kriterien mit denen von Russell (1970) und ihren eigenen verglichen. Bei 30 aufeinander folgenden Patienten, die mit der Verdachtsdiagnose einer Anorexia nervosa in eine psychosomatische Klinik überwiesen wurden, konnten 3 übereinstimmend nach allen 3 Kriterienlisten ausgeschlossen werden. Die verbliebenen 27 Patienten erfüllten alle die diagnostischen Kriterien von Rollins und Piazza, aber nur 7 dieser Patienten erfüllten die Kriterien von Feighner et al. Die Kriterien von Russel nehmen in dieser Hinsicht eine Mittelstellung ein. Immerhin 16 der 27 Patienten würde nach diesen Kriterien die Diagnose »Anorexia nervosa« zugeordnet. Auch wenn nur die jeweils geforderte Gewichtsreduktion zu Grunde gelegt wird, zeigen sich erhebliche Unterschiede in der Zahl der Patienten, die das jeweilige Kriterium erfüllen. Russell (1970) fordert eine Gewichtsreduktion von mindestens 25 lb (ca. 11,3 kg), Feighner et al. (1972) mindestens

25% des ursprünglichen Körpergewichts, und Rollins und
Piazza (1978) verlangen einen Gewichtsverlust von 20% des
Körpergewichts oder einen Gewichtsverlust von mindestens
20% im Vergleich zu den errechneten Durchschnittswerten
bei vergleichbarem Alter und Körpergröße. In der Untersuchung von Rollins und Piazza (1978) erfüllen 28 der 30 Patienten ihr Gewichtskriterium, aber nur 22 das Kriterium von
Feighner et al. und sogar nur 20 das absolute Kriterium von
Russell. Wie irritierend dies auch erscheinen mag, die ver-
bleibende Frage ist weniger: Wer hat recht? als vielmehr:
Welche Konvention setzt sich durch?

Mehr als von einzelnen Autoren konnte man von der
»American Psychiatric Association« erwarten, daß es ihr gelingt, eine Konvention durchzusetzen und weitgehend akzeptierte Diagnosekriterien vorzuschlagen. In der 1980 publizierten dritten Auflage des »Diagnostic and Statistical
Manual of Mental Disorders« (Deutsche Übersetzung, 1984)
werden folgende diagnostische Kriterien der Anorexia nervosa benannt:

DSM III (1980, dt. Übersetzung 1984)   Anorexia nervosa

1. Starke Furcht davor, dick zu werden, die bei fortschreiten-
   dem Gewichtsverlust nicht nachläßt.
2. Störungen des Körperschemas, zum Beispiel die Angabe,
   sich »dick zu fühlen«, auch bei Gewichtsverlust.
3. Gewichtsverlust von mindestens 25% des ursprünglichen
   Körpergewichts; bei unter 18jährigen können der Gewichtsverlust und die zu erwartende Gewichtzunahme
   nach Wachstumstabellen kombiniert werden, um auf 25%
   zu kommen.
4. Die Weigerung, das Körpergewicht über dem nach Alter
   und Größe berechneten minimalen Normalgewicht zu halten.

5. Keine bekannte körperliche Störung, die für den Gewichtsverlust verantwortlich gemacht werden könnte.

Diese Kriterien betonen Verhaltensmerkmale und Einstellungen der Patienten, trotzdem wird auch hier ein präzises Kriterium für den erforderlichen Gewichtsverlust genannt, um
die Diagnose »Anorexia nervosa« vergeben zu können. Die
genaue Größe des Gewichtsverlusts ist in diesem Vorschlag
genausowenig zu begründen wie andere vorgeschlagene
Grenzwerte. Als Konvention haben solche Grenzwerte aber
erhebliche Auswirkungen auf die Vergabe der diagnostischen
Kategorie. Angesichts der überragenden Bedeutung, die dem
Gewichtsverlust und der Wiederherstellung des Gewichts in
der Literatur über Anorexia nervosa beigemessen worden ist,
ist es nicht ohne Überraschungswert, daß in der revidierten
Fassung der DSM III Kriterien aus dem Jahre 1987 der Gewichtsverlust als eigenständiges diagnostisches Kriterium
nicht mehr genannt wird. Gewichtsverlust taucht nur noch
als Beispiel zur Erläuterung der Weigerung, ein minimales
Körpergewicht zu halten, auf. Und selbst in diesem Beispiel
wurden die Zahlenangaben zum Gewichtsverlust drastisch
reduziert.

DSM III R (1987, dt. Übersetzung 1989)   Anorexia nervosa

1. Das Körpergewicht wird absichtlich nicht über dem der
   Körpergröße oder dem Alter entsprechenden Minimum
   gehalten, d. h. Gewichtsverlust auf ein Gewicht von 15 %
   oder mehr unter dem zu erwartenden bzw. während der
   Wachstumsperiode Ausbleiben der zu erwartenden Gewichtszunahme mit der Folge eines Gewichts von 15 %
   oder mehr unter dem erwarteten Gewicht.
2. Starke Angst vor Gewichtszunahme oder Angst vor dem
   Dickwerden, obgleich Untergewicht besteht.
3. Störung der eigenen Körperwahrnehmung hinsichtlich

Gewicht, Größe oder Form, d.h. die Person berichtet sogar im kachektischen Zustand, sich »zu dick zu fühlen«, oder ist überzeugt, ein Teil des Körpers sei »zu dick«, obgleich ein deutliches Untergewicht besteht.

4. Bei Frauen Aussetzen von mindestens drei aufeinanderfolgenden Menstruationszyklen, deren Auftreten sonst zu erwarten gewesen wäre (primäre oder sekundäre Amenorrhöe). (Bei Frauen liegt eine Amenorrhöe vor, wenn die Menstruation nur bei Gabe von Hormonen, zum Beispiel Östrogenen, eintritt.)

Die in der revidierten Fassung der DSM III R neu eingeführte Amenorrhöe hat als diagnostisches Kriterium nur eingeschränkte praktische Bedeutung. Es gilt nicht für Männer, nicht für sehr junge Mädchen (wann tritt die Menarche normalerweise auf?). Verhaltensmerkmale und Einstellungen als diagnostische Kriterien sind in der revidierten Fassung zusätzlich betont worden. Grenzwerte für den Gewichtsverlust werden in den Erläuterungen nur noch als willkürliche, aber nützliche Richtlinien qualifiziert.

DSM IV (1994, deutsche Fassung 1996)   Anorexia nervosa

A. Weigerung, das Minimum des für Alter und Körpergröße normalen Körpergewichts zu halten (z.B. der Gewichtsverlust führt dauerhaft zu einem Körpergewicht von weniger als 85% des zu erwartenden Gewichts; oder das Ausbleiben einer während der Wachstumsperiode zu erwartenden Gewichtszunahme führt zu einem Körpergewicht von weniger als 85% des zu erwartenden Gewichts).

B. Ausgeprägte Ängste vor einer Gewichtszunahme oder davor, dick zu werden, trotz bestehenden Untergewichts.

C. Störungen in der Wahrnehmung der eigenen Figur und

des Körpergewichts, übertriebener Einfluß des Körpergewichts oder der Figur auf die Selbstbewertung, oder Leugnen des Schweregrades des gegenwärtigen geringen Körpergewichts.

D. Bei postmenarchalen Frauen das Vorliegen einer Amenorrhöe, d.h. das Ausbleiben von mindestens drei aufeinanderfolgenden Menstruationszyklen (Amenorrhöe wird auch dann angenommen, wenn bei einer Frau die Periode nur nach Verabreichung von Hormonen, z.B. Östrogen, eintritt).

Bestimmung des Typus:
Restriktiver Typus: Während der aktuellen Episode der Anorexia nervosa hat die Person keine regelmäßigen »Freßanfälle« gehabt oder hat kein »Purging«-Verhalten (das heißt selbstinduziertes Erbrechen oder Mißbrauch von Laxantien, Diuretika oder Klistieren) gezeigt.

»Binge-Eating/Purging«-Typus: Während der aktuellen Episode der Anorexia nervosa hat die Person regelmäßig Freßanfälle gehabt und hat »Purging«-Verhalten (das heißt selbstinduziertes Erbrechen oder Mißbrauch von Laxantien, Diuretika oder Klistieren) gezeigt.

Neben der Typisierung ist als wichtiges Kriterium der Einfluß von Körpergewicht und Figur auf das Selbstwertgefühl der Betroffenen neu eingeführt (C-Kriterium).

Trotz aller Diskussion um die Festlegung diagnostischer Kriterien der Anorexia nervosa kann in der Praxis die Diagnose relativ leicht gestellt werden, solange sich der Untersucher auf Verhalten und Einstellung des Patienten konzentriert und nicht ausschließlich auf pathologische Körperfunktionen. Unnötige und eventuell sogar belastende körperliche Untersuchungen können vermieden werden, wenn die Diagnose Anorexia nervosa nicht erst nach Ausschluß aller organischen

Differentialdiagnosen erwogen wird, sondern frühzeitig in direktem Gespräch mit dem Patienten und/oder seinen Angehörigen geprüft wird.

Bulimia nervosa

Episoden von Bulimie (das Essen großer Mengen), häufig gefolgt von Erbrechen, galten immer als ein mögliches Merkmal der Anorexia nervosa. Die Frage, ob Patienten, die bulimische Episoden aufweisen, eine Variante der Anorexia nervosa darstellen oder diese Episoden als eigenständiges Syndrom klassifiziert werden sollten, hat erstaunlich viel Forschungsenergie gebunden. Russell (1979) verglich 30 eßgestörte Patienten mit ausgeprägten bulimischen Verhaltensweisen (zumeist tägliches Überessen mit anschließendem Erbrechen) mit 30 anorektischen Patienten, die keine bulimischen Episoden aufwiesen. Die Patienten mit bulimischen Episoden zeigten eine »krankhafte Angst, zu dick zu werden«, waren übermäßig mit ihrer Körperform beschäftigt, zeigten aber im Gegensatz zu den anorektischen Patienten nur in Ausnahmefällen ein leichtes Untergewicht. Die meisten waren normalgewichtig, manche sogar deutlich übergewichtig. Auch eine Amenorrhöe war kein konstantes und persistentes Merkmal der Patientinnen mit bulimischen Episoden. Die Unterschiede in der Symptomatik bei vergleichbarer Psychopathologie (Angst, »zu dick« zu werden, übermäßige Beschäftigung mit dem eigenen Körper) reichen nach Russell (1979) nicht aus, um ein eigenständiges Syndrom, die Bulimia nervosa, zu konstituieren. Spätere Untersuchungen an größeren Stichproben (Casper et al. 1980; Garfinkel & Garner 1982) haben kaum bessere Argumente für eine eigenständige Klassifizierung einer Bulimia nervosa im Unterschied zur Anorexia nervosa geliefert, obwohl die Zahl der berichteten statistischen Unterschiede mit der Zahl der durchgeführten Vergleiche (erwartungsgemäß) anstieg. Garfinkel und Garner (1982) formulieren selbst als Einschränkung ihrer Untersuchung, daß jeweils nur ein Zeitpunkt in der individuellen Krankengeschichte (Erstkonsultation) ausgewertet wurde. Entwickeln Patienten, die zunächst eine anorektische Symptomatik aufweisen, später häufig eine Bulimie bei möglicherweise unveränderten psychopathologischen Problemen, wäre dies ein Argument gegen die Unabhängigkeit der beiden Syndrome.

Die American Psychiatric Association hat den Streit um die Benennung von Syndromen innerhalb der Eßstörungen bereits 1980 anders entschieden und die »Bulimie« als eigenständige diagnostische Kategorie eingeführt.

DSM III (1980, dt. Übersetzung, 1984)   Bulimie

1. Wiederkehrende Phasen von Heißhunger (schnelle Aufnahme einer großen Speisenmenge in bestimmter Zeit, gewöhnlich in weniger als zwei Stunden).
2. Mindestens drei der folgenden Merkmale:
   (1) Aufnahme hochkalorischer, leicht aufzunehmender Speisen in einer großen Menge;
   (2) heimliches Essen während der Episode;
   (3) Beendigung dieser Episoden durch Bauchschmerzen, Schlaf, Unterbrechung durch andere oder selbstinduziertes Erbrechen;
   (4) wiederholte Versuche der Gewichtsabnahme durch strenge Diät oder selbstinduziertes Erbrechen oder die Einnahme von Abführmitteln oder Diuretika;
   (5) häufige Gewichtsschwankungen von mehr als 5 Kilo infolge von alternierendem hemmungslosen Essen und Fasten.
3. Bewußtsein, daß diese Eßgewohnheiten abnorm sind und Furcht, das Essen nicht willentlich beenden zu können.

4. Depressive Verstimmung und Selbstvorwürfe nach den Episoden.
5. Die bulimischen Episoden sind nicht auf Anorexia nervosa oder irgendeine bekannte körperliche Störung zurückzuführen.

Als differentialdiagnostische Abgrenzung wird hervorgehoben, daß bei der Anorexia nervosa ein erheblicher Gewichtsverlust bestehe; bei Bulimie dagegen seien die Gewichtsschwankungen niemals lebensbedrohend. Oder die erstaunlich präzise Formulierung: »Bei Bulimie beträgt der Gewichtsverlust, wenn er eintritt, niemals 25% des ursprünglichen Körpergewichts« (dt. Übersetzung, 1984, S. 77). Das Gewicht wird also für DSM III zum wichtigsten Unterscheidungsmerkmal, wobei auf die Möglichkeit hingewiesen wird, beide »Diagnosen« bei einem Patienten anzugeben. Dies wurde auch in der revidierten Fassung der DSM III Kriterien (DSM III R, 1987) beibehalten. Die Revision hat aber die diagnostischen Kriterien für das jetzt »Bulimia nervosa« genannte Syndrom vereinfacht und das psychopathologische Kriterium einer übermäßigen Beschäftigung mit dem eigenen Körper neu aufgenommen: Ein Streit um Nomenklaturen ist mit wissenschaftlichen Methoden nicht zu entscheiden. Nomenklaturen sind und bleiben Konventionen, denen man sich anschließt oder nicht. Eine wissenschaftliche Auseinandersetzung wäre erst möglich, wenn untersuchbare, unterschiedliche Entstehungsbedingungen für Anorexie und Bulimie behauptet, wenn Theorien über den pathogenen Prozess vorgelegt würden. Davon ist die Diskussion der Eßstörungen weit entfernt.

DSM III R (1987, dt. Übersetzung 1989)   Bulimia nervosa

1. Wiederholte Episoden von Freßanfällen (schnelle Aufnah-

me einer großen Nahrungsmenge innerhalb einer bestimmten Zeitspanne).
2. Das Gefühl, das Eßverhalten während der Freßanfälle
   nicht unter Kontrolle halten zu können.
3. Um einer Gewichtszunahme entgegenzusteuern, greift der
   Betroffene regelmäßig zu Maßnahmen zur Verhinderung
   einer Gewichtszunahme wie selbstinduziertem Erbrechen,
   dem Gebrauch von Laxantien oder Diuretika, strengen
   Diäten oder Fastenkuren oder übermäßiger körperlicher
   Betätigung.
4. Durchschnittlich mindestens zwei Freßanfälle pro Woche
   über einen Mindestzeitraum von drei Monaten.
5. Andauernde, übertriebene Beschäftigung mit Figur und
   Gewicht.

Auch für die Bulimia nervosa ist im DSM IV die Bestimmung zweier Subtypen vorgesehen – je nach den zur Ge-
wichtsregulierung angewandten Verhaltensweisen. Außerdem sind die »Freßattacken« näher definiert, und auch für
Bulimie wird das gestörte Selbstwertgefühl als Kriterium
aufgeführt.

DSM IV (1994, deutsche Fassung 1996)   Bulimia nervosa

A. Wiederholte Episoden von »Freßattacken«. Eine »Freßattacken«-Episode ist gekennzeichnet durch beide der
   folgenden Merkmale:
   (1) Verzehr einer Nahrungsmenge in einem bestimmten
       Zeitraum (z.B. innerhalb eines Zeitraums von 2 Stun-
       den), wobei diese Nahrungsmenge erheblich größer
       ist als die Menge, die die meisten Menschen in einem
       vergleichbaren Zeitraum und unter vergleichbaren
       Bedingungen essen würden.
   (2) Das Gefühl, während der Episode die Kontrolle über

das Eßverhalten zu verlieren (z.B. das Gefühl, weder mit dem Essen aufhören zu können, noch Kontrolle über Art und Menge der Nahrung zu haben).

B. Wiederholte Anwendung von unangemessenen, einer Gewichtszunahme gegensteuernden Maßnahmen, wie z.b. selbstinduziertes Erbrechen, Mißbrauch von Laxantien, Diuretika, Klistieren oder anderen Arzneimitteln, Fasten oder übermäßige körperliche Betätigung.

C. Die »Freßattacken« und das unangemessene Kompensationsverhalten kommen drei Monate lang im Durchschnitt mindestens zweimal pro Woche vor.

D. Figur und Körpergewicht haben einen übermäßigen Einfluß auf die Selbstbewertung.

E. Die Störung tritt nicht ausschließlich im Verlauf von Episoden einer Anorexia nervosa auf.

Bestimmung des Typus:
»Purging«-Typus: Die Person induziert während der aktuellen Episode der Bulimia nervosa regelmäßig Erbrechen oder mißbraucht Laxantien, Diuretika oder Klistiere.
»Nicht-Purging«-Typus: Die Person hat während der aktuellen Episode der Bulimia nervosa andere unangemessene, einer Gewichtszunahme gegensteuernde Maßnahmen gezeigt wie beispielsweise Fasten oder übermäßige körperliche Betätigung, hat aber nicht regelmäßig Erbrechen induziert oder Laxantien, Diuretika oder Klistiere mißbraucht.

Wir ziehen eine gemeinsame Betrachtung von Anorexie und Bulimie vor, nicht zuletzt weil uns andere ungelöste Probleme der unter Eßstörungen leidenden Patienten viel bedeutsamer erscheinen als kategorielle Differenzierungen. Unsere Erfahrungen mit Patienten, die anorektische und bulimische Phasen durchlaufen, lassen ein statisches Diagnoseschema wenig geeignet erscheinen. Eine ähnliche Berücksichtigung der Entwicklung, ein »Wandern der Symptome«, haben Vandereycken und Pierloot (1981) in ihrem dimensionalen Modell der Eß- und Gewichtsstörungen vorgeschlagen, das neben Anorexie und Bulimie auch die Adipositas (Fettsucht) mit einschließt.

Somatische Begleiterscheinungen

Medizinische, d. h. somatische Symptome und Befunde bei Anorexia nervosa und Bulimie sind ausschließlich Folgen der Eßstörung, die mit der Krankheitsursache nichts zu tun haben. Im Krankheitsverlauf kommt aber den somatischen Begleiterscheinungen und Konsequenzen eine Bedeutung zu, die sehr hoch eingeschätzt werden muß.

Organische Komplikationen bei Eßstörungen sind, wenn auch in unterschiedlichem Schweregrad, unvermeidlich. Es ist Aufgabe des Arztes, Krankheitszeichen und -befunde zu erkennen, richtig einzuordnen und zu gewichten. In der täglichen Praxis ist diese Aufgabe deshalb besonders schwierig, weil die Betroffenen ihren körperlichen Zustand negieren und Beschwerden verheimlichen oder allenfalls bagatellisieren. Wo es nötig ist, werden sie auch nicht zögern, den Arzt bewußt zu täuschen. Die Diskrepanz zwischen hochgradigem körperlichen Mangelzustand einerseits und Wachheit, Eloquenz, Cleverness und Willensstärke andererseits war schon für Richard Morton, der als Erstbeschreiber der Anorexie gilt, vor 300 Jahren ein Problem, und die Verwunderung darüber ist bis heute geblieben. Es ist ein weiteres Handicap für den Arzt, daß Beschwerden und körperliche Befunde nichts Spezifisches, kaum etwas Richtungsweisendes aussagen. Schließlich gibt es kaum ein Organsystem, das, je nach Krankheitsstadium, nicht in die Folgeerscheinungen einbezogen sein könnte. Wir wollen keine detaillierte Darstellung sämtlicher medizinischer Komplikationen der Magersucht geben. Ausführliche Beschreibungen somatischer Begleiterscheinungen bei Anorexia nervosa und Bulimie finden sich bei Garfinkel und Garner (1982), Fichter (1985) oder im Handbook of Eating Disorders (Brownell & Foreyt 1986). Es geht uns vielmehr darum, auf Häufiges hinzuweisen und bei seltenen Komplikationen auf Irrtumsmöglichkeiten und Gefährdungen aufmerksam zu machen.

Art und Ausmaß der organischen Komplikationen werden davon beeinflußt, ob ein Patient an einer reinen Anorexia nervosa leidet, ob bulimische Phasen hinzukommen, oder ob eine reine Bulimia nervosa besteht. Hinzu kommen in unterschiedlichem Ausmaß Laxantien-, Diuretika- und Alkoholmißbrauch und abnorm gesteigerte Muskeltätigkeit als zusätzliche verursachende Faktoren. Die Einführung von Subtypen bei Anorexie und Bulimie im DSM IV wird somit der Bedeutung gerecht, welche den jeweils zur Gewichtsreduzierung angewendeten Maßnahmen und Verhaltensweisen für Art und Ausprägung medizinischer Komplikationen zukommt.

Bei allen Patientinnen mit Anorexia nervosa besteht eine Amenorrhöe. Das Ausbleiben der Menstruation kann als frühestes Symptom der Gewichtsabnahme vorausgehen; man muß dabei aber bedenken, daß der Beginn des gewollten Abnehmens oft nicht zu erfahren sein wird – jedenfalls ist diese Beobachtung kaum geeignet, um damit Spekulationen über eine primäre hypothalamische Fehlsteuerung bei diesen Patientinnen zu begründen. Beginnt die Magersucht vor der Pubertät, so kommt es natürlich nicht zu einer Menarche. Ohne strenge Beziehung zu einer erzielten Gewichtszunahme, aber eher in Nähe eines normalen Körpergewichtes oder durch entsprechende Hormonbehandlung kann die Menstruation wieder einsetzen. Es wäre aber ein großer Irrtum anzunehmen, daß mit diesem Ereignis die Magersucht überwunden sei.

Das Symptom der Amenorrhöe ist in verschiedener Hinsicht von großer Bedeutung. Gerade dieses Krankheitszeichen gibt die Chance, eine Anorexie frühzeitig zu diagnostizieren. Entscheidend ist, daß der Arzt – Hausarzt, Internist oder Gynäkologe – diese Diagnose überhaupt in Erwägung zieht. Gezieltes Befragen nach Eßgewohnheiten, nach körperlichen Aktivitäten und vor allen Dingen Wiegen des Patienten ohne Kleidung (!) bringen genügend Hinweise, um eine Anorexie ausschließen zu können oder den Verdacht darauf zu bestärken. Amenorrhöe ist auch einer der häufigsten Gründe, warum magersüchtige Mädchen erstmals zur ärztlichen Untersuchung kommen, vielleicht weil die in diesem Punkt besonders wachsamen Mütter das Ausbleiben der Menstruation viel eher wahrnehmen als das anorektische Verhalten ihrer Töchter. Etwa zwei Drittel aller Patientinnen mit sekundärer Amenorrhöe in dieser Altersstufe haben eine Anorexie. Die Amenorrhöe beruht auf einer Unterfunktion der zentralen Hormonregulation. Dieses Symptom ist auch unter Hungerbedingungen anderer Ursache bekannt. Eine Hormonbehandlung kann sinnvoll sein, um einer späteren Osteoporose vorzubeugen.

Es besteht aber noch eine Reihe anderer abnormer Befunde in endokrinen Systemen bei beiden Geschlechtern. Dazu gehört zum Beispiel ein erhöhter Cortisolspiegel.

Wichtige und häufige, aber nicht obligate Krankheitszeichen sind: Verlangsamter Herzschlag, zu niedriger Blutdruck, Untertemperatur und Hauttrockenheit. Man kann diese Symptome zum großen Teil als Ausdruck eines reduzierten Stoffwechsels, als Hypometabolismus, deuten. Im gleichen Sinne muß eine Erniedrigung des Schilddrüsenhormons im Blut gewertet werden. Der häufige Befund eines erniedrigten Hormonspiegels im Serum bei Magersüchtigen drückt also eine sinnvolle Anpassung des Organismus an die reduzierte Nahrungszufuhr aus. Daraus ergibt sich aber auch, daß die leider nicht selten vorgenommene Medikation von Schilddrüsenhormon nicht nur unnötig und sinnlos ist, sondern auch sehr gefährlich werden kann (Garner 1986). Auch hier gilt, daß der Schilddrüsenunterfunktion keinerlei ätiologische Bedeutung zukommt. Auf Bradykardie und Hypotension muß nochmals eingegangen werden. Die Verlangsamung der Herzfrequenz auf weniger als sechzig pro Minute ist keineswegs ungewöhnlich, und nicht selten findet sich eine Pulsrate von weniger als vierzig, in Extremfällen von weniger als dreißig pro Minute. Der Blutdruck erreicht oft nicht hundert Millimeter/Hg systolisch. Bei mehr als der Hälfte der Patienten mit Anorexia nervosa werden pathologische Befunde im EKG erhoben (Verlängerung des QT-Intervalls u.a.). Sehr wichtig sind in diesem Zusammenhang Sektionsbefunde (Rajs et al. 1986): Im Gefolge einer starken Abmagerung kommt es auch zu einem Schwund des Herzmuskels mit Reduktion des Herzgewichtes. Auch die linke Herzkammer ist verkleinert, die entsprechende Herzklappe bleibt aber durchschnittlich groß. Daraus ergibt sich die Möglichkeit von Komplikationen wie bei einem Herzklappenprolaps.

Häufige Symptome aus dem Bereich des Magen-Darm-Traktes sind Verstopfung, Blähungen und Völlegefühl nach Nahrungsaufnahme. Klagen über Obstipation können beim Arzt auch in der Absicht vorgebracht werden, Laxantien verschrieben zu bekommen. Bei Anorexie wurden Verzögerungen der Magenentleerung von mehreren Untersuchern nachgewiesen. Bei Magersüchtigen mit bulimischen Attacken und besonders bei Patienten mit Bulimie kann es durch das Verschlingen exzessiver Nahrungsmengen zu einer Magenerweiterung kommen. Vereinzelt wurde auch über spontane Magenrupturen berichtet. Zu den bei Bulimie nicht selten beobachteten Störungen gehören ferner Schwellungen der Speicheldrüsen, besonders der Ohrspeicheldrüse, und Erkrankungen der Zähne, wie Karies, Erosion des Zahnschmelzes u. a. (Fichter 1985).

Bei vielen Magersüchtigen kommt es zu einer feinen Behaarung am Körper und im Gesicht, der sogenannten Lanugobehaarung. Worauf dieser merkwürdige Befund beruht, ist unklar. Zudem pflegt die Haut der Magersüchtigen trocken und schuppig zu sein, sehr selten finden sich feine Blutungen (Petechien) in der Haut oder in Schleimhäuten. Dieser Befund hängt vermutlich mit Gerinnungsstörungen zusammen (Thrombozytopenie).

Häufiges Erbrechen bringt eine sehr wichtige Komplikation mit sich, nämlich Störungen des Elektrolythaushaltes. Zu gleichartigen Problemen führt ein Mißbrauch von Abführmitteln. Dabei kommt es zu einer sogenannten metabolischen Alkalose und – vermutlich am wichtigsten – zu einem Verlust an Kalium. Ein Absinken des Kaliumspiegels im Blut auf 2,0 mval oder darunter ist keineswegs ungewöhnlich. Aus dieser Hypokaliämie können weitere Komplikationen resultieren, in erster Linie Störungen des kardialen Erregungsablaufes oder Nierenfunktionsstörungen.

Gefahren

Organische Komplikationen bei Magersucht und Bulimie bringen eine Gefährdung der betroffenen Patienten auf mehreren Ebenen mit sich. Wird die zugrundeliegende Eßstörung nicht erkannt oder unterschätzt, so können pathologische Organ- und Laborbefunde zu einer Fehldiagnose und, daraus resultierend, zu einer falschen Behandlung führen. Die Gefahr einer Fehldiagnose ist um so größer, je gravierender die Organbefunde sind. Nach eigenen Erfahrungen und Literaturberichten haben wir den Eindruck, daß dabei männliche Patienten besonders gefährdet sind. Zu Fehleinschätzungen trägt bei, daß manche pathologischen Befunde nicht sofort mit einer Eßstörung in Verbindung gebracht werden, wie zum Beispiel abnorme Leberfunktionstests oder die in ihrem Pathomechanismus nicht geklärten Erweiterungen von inneren und äußeren Flüssigkeitsräumen des Gehirnes bei Magersucht und Bulimie (Krieg et al. 1987). Der wesentlichste Grund dürfte aber darin liegen, daß die Interpretation pathologischer Labor- und Organbefunde in Richtung auf eine primär körperliche Krankheit der Abwehr oder Verleugnung einer psychischen Erkrankung durch die Betroffenen und deren Eltern sehr entgegenkommt. Aber auch im ärztlichen Denken ist nicht selten eine Rangordnung anzutreffen, nach der körperliche Erkrankungen in jedem Fall den Vorrang vor psychischen Störungen haben. Die Devise,»man muß etwas Organisches ausschließen, um dem Kranken nicht unrecht zu tun«, ist weit verbreitet. Für primär psychisch Kranke folgen aus einer derartigen Einstellung unnötige oder gefährliche diagnostische oder therapeutische Maßnahmen, wie zum Beispiel die erwähnte Gabe von Schilddrüsenhormon.

Aber nicht nur das Erkennen organischer Komplikationen ist wichtig, sondern ebenso die Wertung pathologischer Befunde in bezug auf eine mögliche Lebensbedrohung. Für einen mit Anorexie nicht vertrauten Arzt ist es kaum zu begreifen, daß ein junges Mädchen mit einem Gewicht von vierzig bis fünfzig Prozent unter IBW (Ideal Body Weight), einem systolischen Blutdruck unter achtzig Millimeter/Hg, einer Herzfrequenz von dreißig bis vierzig pro Minute und einem Kaliumspiegel unter 2,0 mval noch in der Lage ist, lebhaft und sehr eloquent gegen die Notwendigkeit einer stationären Aufnahme zu argumentieren. Es besteht kein Zweifel, daß bei derartigen Befunden eine intensivmedizinische Überwachung unbedingt notwendig ist. Sorgsam bedacht werden müssen aber die einzelnen therapeutischen Maßnahmen. Ebenso wichtig wie das Ausmaß der Abmagerung – also die quantitative Gewichtsreduktion – ist nämlich der Zeitraum, in dem der Gewichtsverlust eingetreten ist. Über die Dynamik pathologischer Vorgänge und ihre Bedeutung für die Organfunktionen ist wenig bekannt. Aber es ist immer wieder erstaunlich zu sehen, wie lange und in welchem Ausmaß Organfunktionen aufrecht erhalten werden, wenn der pathologische Vorgang, also in unserem Fall die Gewichtsreduktion, nur langsam genug verläuft. Ein Kaliumspiegel von 2,0 mval kann tödlich sein, wenn der Abfall rasch erfolgt, und er kann lange ohne Störung toleriert werden, wenn der ursächliche Mechanismus sich über lange Zeit eingestellt hat.

Eine ganz entscheidende Konsequenz aus diesen Überlegungen ist, daß der Ausgleich pathologischer Stoffwechselparameter und auch die Zufuhr von Kalorien selbst im Stadium hochgradiger Abmagerung langsam, behutsam und sehr überlegt vorgenommen werden muß. Eine Lebensbedrohung bei Anorexia nervosa kann nämlich auch dann entstehen, wenn eine rasche Normalisierung eines scheinbar akut bedrohlichen Zustandes erzwungen wird. Beispiele dafür sind schnelles Auffüttern über eine Sonde mit der Gefahr von Magenperforation oder -ruptur oder die ausschließliche Ernährung mittels Infusionen. Das Risiko dieser Maßnahme besteht darin, daß durch die Zufuhr von Zuckerlösungen – womöglich gemeinsam mit Insulin – ein akuter Phosphormangel erzeugt wird, welcher zu schweren Lähmungserscheinungen oder zum Tod führen kann. Ob anorganisches Phosphat bei organischen Begleiterscheinungen und Komplikationen der Anorexia nervosa eine Rolle spielt, ist noch nicht untersucht. Gerade bei Magersucht sind aber Bedingungen gegeben, aufgrund derer man erwarten kann, daß ein chronischer Phosphatmangel entsteht: Mangelernährung, Gebrauch von Laxantien und Diuretika, Gebrauch von Magensäure bindenden Medikamenten und häufiges Erbrechen. Bei einer Reihe von begleitenden Störungen ist die ursächliche Beteiligung eines chronischen Phosphatmangels denkbar wie zum Beispiel bei Muskelschwäche, Störungen des Skelettwachstums bei präpubertärem Krankheitsbeginn oder hämatologischen Komplikationen. Akut bedroht sind Patienten dann, wenn ein chronischer Phosphatmangel durch orale Ernährung oder Infusionen in ein akutes Phosphormangelsyndrom übergeführt wird. Es gibt in der Literatur mehrere kasuistische Beiträge über Organkomplikationen, die an eine Beteiligung des anorganischen Phosphates denken lassen (Backmund & Gerlinghoff 1986). Systematische Untersuchungen zu diesem Thema liegen nicht vor.

Der Entstehungsmechanismus des akuten Phosphatmangels bei Magersucht ist jedenfalls ein gutes Beispiel dafür, wie aus einem symptomlos oder symptomarm tolerierten, weil sehr langsam entstandenen pathologischen Status plötzlich eine akute, auch lebensbedrohliche Situation provoziert werden kann. Ein anderes Beispiel für einen Auslösemechanismus wäre exzessive Muskeltätigkeit, die einen nicht seltenen Unterzucker in ein irreversibles hypoglykämisches Koma überführt (Radcliff und Bevan 1985). Derartige Mechanismen muß man in Betracht ziehen, wenn von dem plötzlichen und unerwarteten Tod bei Anorexia nervosa die Rede ist. Es ist nämlich nicht so selbstverständlich, daß Magersüchtige verhungern, wie zum Beispiel im DSM III (1980) angegeben. Man muß vielmehr darauf hinweisen, daß es über den Tod bei Anorexia nervosa nicht viele gesicherte Erkenntnisse gibt.

Tod bei Magersucht

Die Mortalität bei Magersucht wird in verschiedenen Übersichten in einer sehr großen Schwankungsbreite von 0 bis 25% angegeben. Berücksichtigt man neuere Zusammenstellungen und statistisch sorgfältige Ergebnisse, so kommt man auf eine Mortalitätsrate um fünf Prozent. Ein kachektischer Zustand erklärt den Tod dann, wenn eine Lungenentzündung, ein Nierenversagen oder ähnliches als Komplikation dazukommen. Schon 1973 hat Hilde Bruch darauf hingewiesen, daß nicht so sehr die Auszehrung das Leben bedroht, sondern vielmehr schwerwiegende Störungen im Elektrolythaushalt, vor allem bei Patienten mit Erbrechen und Laxantien- oder Diuretikamißbrauch; selbst ein extremes Untergewicht muß nicht zwangsläufig mit einer akuten Lebensbedrohung verbunden sein. Eine unserer Patientinnen, eine 28jährige Studentin mit Anorexia nervosa und Bulimie und einer Krankheitsdauer von zwölf Jahren, hat vor ihrer neunten stationären Aufnahme eine mehrwöchige Reise durch den afrikanischen Kontinent mit einem Körpergewicht von sicher weniger als fünfundvierzig Prozent unter IBW unternommen. Sie hatte bei Klinikaufnahme ein Körpergewicht von 24,7 kg und ein Kalium von 2,3 mval, ein pathologisches EKG und Zeichen einer Nervenlähmung und natürlich auch einen erniedrigten Schilddrüsenhormonspiegel. Man mußte davon ausgehen, daß dieser pathologische Status schon monate-, wenn nicht gar jahrelang bestanden hatte.

Das Problem ist, warum und durch welchen Mechanismus ein derartiger, lange bestehender pathologischer Zustand zur tödlichen Dekompensation gebracht wird. Der überraschende, plötzliche Tod dieser jungen Menschen bleibt meist auch dann ungeklärt, wenn sie unerwartet im Krankenhaus sterben und eine Sektion durchgeführt wird. Morphologisch faßbare Veränderungen, welche als Todesursache überzeugen könnten, wurden bisher nicht beschrieben (Backmund et al. 1990). Bedroht sind jedenfalls Patienten mit Anorexia nervosa, vor allem diejenigen mit Bulimie und Medikamentenmißbrauch. Über die Mortalität bei Bulimia nervosa sind bis jetzt keine Zahlen bekannt.

Konsequenzen

Aus den körperlichen Begleiterscheinungen der Anorexia nervosa und Bulimie und den Betrachtungen zur Lebensbedrohung und dem Tod Magersüchtiger ergeben sich wichtige Konsequenzen. Wer auch immer eine Psychotherapie bei einem Patienten mit einer derartigen Eßstörung durchführt, muß dafür Sorge tragen, daß auch eine körperliche Untersuchung unter internistischen und neurologischen Gesichtspunkten stattfindet. Dazu gehören auch obligate technische Untersuchungen wie EKG, womöglich mit Belastung, eine Reihe klinisch-chemischer Untersuchungen und ein Computertomogramm des Gehirns. Am besten werden diese Befunde von einem Arzt erhoben und bewertet, dem die Magersucht und die somatischen Folgen nicht fremd sind. Gleiches gilt für die stationäre, vor allem intensivmedizinische Behandlung und eine oft langfristige, psychotherapiebegleitende Überwachung. Banale Erkrankungen, zum Beispiel ein fieberhafter Infekt, können nämlich leicht übersehen werden, weil bei einem primär hypothermen Anorektiker eine für einen normalen Menschen subfebrile Temperatur schon hohes Fieber bedeuten kann. Auch haben wir erlebt, daß bei einem hochgradig abgezehrten, männlichen Patienten, vermutlich infolge einer weitgehenden Atrophie des Fettgewebes, im Nierensonogramm ein derart abnormes Bild des Nierengewebes zur Darstellung kam, daß eine Speicherkrankheit angenommen wurde. Der Befund normalisierte sich mit zunehmendem Körpergewicht.

Der Umgang mit Magersüchtigen bedeutet auch für den nicht psychotherapeutisch tätigen Arzt, der für die somatischen Komplikationen zuständig ist, eine schwierige Aufgabe. Er muß die Gefahren erkennen, in die sich Anorektiker dadurch bringen, daß sie ihren körperlichen Mangelzustand verbergen und die Auswirkungen des Hungerns durch Hyperaktivität, Medikamente und Erbrechen potenzieren. Stellt er pathologische Labor- oder Organbefunde fest, so muß er sorgfältig abwägen, ob eine Komplikation einer Eßstörung vorliegt, ob eine seltene Krankheit das Bild einer Anorexie vortäuscht, oder ob unabhängig von einer vorhandenen Eßstörung eine andersartige Begleitkrankheit vorliegt. Unvoreingenommene Aufmerksamkeit wäre der richtige Weg für die medizinische Betreuung von Eßgestörten.

Verläufe

Die Verlaufsforschung bei Anorexia und Bulimia nervosa ist, wie kaum anders zu erwarten, durch eine Reihe methodischer Probleme gekennzeichnet. Unsicherheiten bei der diagnostischen Zuordnung, Probleme der Stichprobenziehung, nicht untersuchte Ausfallraten, unterschiedliche, oft zu kurze Zeitintervalle bis zur Katamnese, angreifbare Methoden der Datenerhebung (Telefon-Interview) und kaum vergleichbare Fragestellungen in katamnestischen Untersuchungen machen eine zusammenfassende Bewertung der Literatur praktisch unmöglich (Hsu 1980; Steinhausen & Glanville 1983; Hsu 1986). Bislang hat sich die überwiegende Zahl der Untersuchungen auf die Wiederherstellung eines annähernd normalen Gewichts und psychotherapeutische Hilfe unter stationären Bedingungen konzentriert. Die Wiederherstellung des Gewichts ist unter stationären Bedingungen erfolgreich bei mindestens 80% der Patienten, wenn einige Mindestbedingungen wie zusätzliche Psychotherapie und Vertrauen zum therapeutischen Team (Hsu 1986) erfüllt sind. Trotzdem kann man nach Hsu von keinem Durchbruch in der Therapie in den letzten 25 Jahren reden. Die zukünftige Forschung sollte sich auf den Vergleich ambulanter und stationärer Programme, die Verhinderung von Rückfällen und auf die langfristigen Auswirkungen spezifischer Therapiekomponenten wie Familientherapie oder das Training sozialer Fertigkeiten ausrichten.

Die wenigen Studien, die bisher über langfristige Verläufe der Anorexia nervosa berichten, zum Beispiel Tolstrup et al. (1985), zeigen, daß man mit einem erheblichen Prozentsatz chronifizierter Fälle oder mit der Entwicklung anderer psychiatrischer Erkrankungen rechnen muß. Tolstrup et al. schätzen die beiden Gruppen auf jeweils 25%, und nur etwa die Hälfte der von ihnen untersuchten Patienten war langfristig symptomfrei. Ähnlich unbefriedigende langfristige Ergebnisse werden von Steinhausen und Glanville (1984), allerdings für eine sehr viel kleinere Stichprobe, berichtet. Aus einer 1988 veröffentlichten Literaturübersicht, in der 40 Verlaufsstudien berücksichtigt werden, geht hervor, daß nach mehrjährigem Verlauf ein Drittel aller Patienten weiterhin krank ist (Herzog et al.1988).

Es ist müßig, darüber zu diskutieren, inwieweit diese langfristigen Ergebnisse durch unzureichende therapeutische Verfahren mitbedingt wurden. Bei langen Katamnesezeiten ist ein Bezug der Entwicklung eines Patienten auf lang zurückliegende Therapien problematisch. Andererseits läßt die wechselvolle Geschichte der ätiologischen Hypothesen zur Anorexie und den daraus abgeleiteten Behandlungen Zweifel an deren Effizienz zu.

6. Wandel der Konzepte

Die historische Betrachtung einer Krankheit vermittelt einen Eindruck, wie Fachleute mit dieser Krankheit und den davon Betroffenen umgegangen sind. Eine aufschlußreiche Kulturgeschichte der Eßstörungen haben Vandereycken, van Deth und Meermann 1992 veröffentlicht.

Als erste ausführliche Beschreibung gilt ein Bericht des Engländers Richard Morton aus dem Jahre 1691. In seinem Werk »phthisiologia« beschrieb er die Krankengeschichte eines Mädchens, das im 17. Lebensjahr erkrankte und nach über 2jährigem Krankheitsverlauf verstarb. In diesem Bericht sind alle charakteristischen Symptome der Magersucht aufgeführt, darunter Überaktivität trotz erheblicher Abmagerung und ablehnende Haltung gegenüber jeglicher Behandlung. Eine organische Ursache für die kachektische Auszehrung konnte Morton nicht finden. Er stellte aber fest, daß dieser Krankheit in jedem Fall Traurigkeit und ängstliche Sorgen vorausgehen. Morton war Geistlicher und hatte keine ärztliche Ausbildung. Er praktizierte mit königlicher Erlaubnis und war Leibarzt von Wilhelm III. Die unmittelbare Ursache der »phthisis nervosa« sah Morton im Nervensystem, ausgehend von einem unnatürlichen Zustand der Lebensgeister und einer Zerstörung des Tonus der Nerven (nach Silverman, 1986).

Ebenfalls von einem Engländer, dem Londoner Internisten Sir William Gull, stammt die Krankheitsbezeichnung »Anorexia nervosa«. Er hat sich mehrmals mit dieser Krankheit auseinandergesetzt: zuerst 1868, dann, mit ausführlichen klinischen Beschreibungen, 1873, 1874 und 1888. Die Liste der beschriebenen Symptome ist bereits ziemlich komplett;

man findet darunter: Amenorrhöe, Bradykardie, eine leichte Hypothermie, eine niedrige Respirationsrate sowie ein fehlendes Krankheitsgefühl trotz fortgeschrittener Abmagerung und eine merkwürdige Ruhelosigkeit. In einem Bericht in der Zeitschrift »The Lancet« vom 17. März 1888 über ein vierzehnjähriges Mädchen, dem zwei eindrucksvolle Bilder der jungen Patientin im Höhepunkt der Abmagerung und nach siebenwöchiger, erfolgreicher Behandlung beigegeben sind, beschreibt er den hartnäckigen Wunsch der Kranken, zu Fuß durch die Straßen zu seinem Haus zu gehen, obwohl sie, extrem abgemagert, die Aufmerksamkeit der Passanten erregte. Nach den Beobachtungen von Gull erkrankten vorwiegend junge Mädchen und Frauen zwischen fünfzehn und dreiundzwanzig Jahren. Von großer Bedeutung war in der damaligen Zeit seine Feststellung, daß die Krankheit, die er zunächst »apepsia hysterica« genannt hat, nichts mit Tuberkulose zu tun hat und, wie er 1874 schrieb, nicht primär vom Magen ausging. Er meinte, daß die Anorexia nervosa auf psychische Probleme zurückzuführen sei; in der Kasuistik von 1888 schreibt er: »Diese Geschichte illustriert in Kurzform die meisten Fälle dieser Perversion des Ego, das die Ursache und das bestimmende Element der Krankheit ist.« (Gull 1988, S. 517). Unabhängig von Gull veröffentlichte zur gleichen Zeit, nämlich ebenfalls 1873, der berühmte französische Neurologe Ernest Charles Lasègue eine genaue Beschreibung der gleichen Krankheit, die er »anorexia hysterique« nannte. Seine umfassende Darstellung der Symptome und des Krankheitsverlaufes wurde noch im selben Jahr auch in London publiziert. Gull und Lasègue haben, wie Thomä in seiner historischen Einleitung seines Buches über Pubertätsmagersucht 1961 feststellt, eine Beschreibung gegeben, der »…wegen ihrer klinischen Genauigkeit, trefflichen Verlaufsschilderungen und prinzipiell richtigen pathogenetischen Überlegungen…« wenig hinzuzufügen ist.

Auch ein Jahrhundert später lösen die Ausführungen von Gull, Lasègue und ihren Zeitgenossen Anerkennung, Erstaunen und Nachdenklichkeit aus. Neben der beeindruckenden Beschreibung der Krankengeschichte ist die diagnostische Sicherheit bewundernswert, die aus einigen Berichten spricht – nicht zuletzt eine Bemerkung Lasègues, die Thomä so wiedergibt: »Die Regelmäßigkeit der Symptome erlaube, die Genauigkeit seiner Beschreibung zu überprüfen und diejenigen Ärzte, die bisher in ihrer Praxis dieses Krankheitsbild noch nicht beobachtet haben, davor zu bewahren, es zu übersehen.« Eine solche Feststellung wäre auch heute gelegentlich in allgemeinmedizinischen, internistischen oder gynäkologischen Zeitschriften wünschenswert. Heute kommt diagnostische Sicherheit aus der Anwendung laborchemischer, elektrophysiologischer und bildgebender Verfahren. Wohl kaum wird sich ein Arzt allein auf die Anamnese, seine Beobachtung und seinen Untersuchungsbefund verlassen, wenn er bekunden soll, ob eine bekannte körperliche Störung für den Gewichtsverlust der Patientin verantwortlich gemacht werden kann, wie es zum Beispiel im DSM III als Kriterium gefordert wurde. Die treffsichere Beschreibung einer psychosomatischen Krankheit in einer Zeit, in der Infektionskrankheiten wie zum Beispiel Tuberkulose zum ärztlichen Alltag gehörten, muß man heute als erstaunliche und bewundernswerte Leistung sehen.

Ein weiterer Umstand ist bemerkenswert, nämlich die Erkenntnis psychosomatischer Zusammenhänge und der Rolle der Familie im Krankheitsgeschehen. Schon 1888 gab es eine bis heute häufig wiederholte Kritik an dem Begriff »Anorexia«. In Erwiderung auf die Mitteilung Gulls führt W.S. Playfair in einer »Notiz über die sogenannte Anorexia nervosa« in »The Lancet« am 28. April 1888 folgendes aus:

»Da ich in den letzten Jahren reichlich Gelegenheit hatte, viele interessante Fälle dieser Art zu untersuchen und zu behandeln, möchte ich dazu einige Worte sagen. Zunächst möchte ich mit Nachdruck feststellen, daß die Bezeichnung ›Anorexia nervosa‹, auf solche Fälle angewandt, keine angemessene Beschreibung der Krankheit darstellt und in einiger Hinsicht sogar irreführend ist. Mein Einwand gründet sich auf die Tatsache, daß diese Bezeichnung die Theorie einschließt, der Verlust des Appetites sei ein vorrangiges und charakteristisches Symptom. Dies ist, wie ich glaube, weit von den Tatsachen entfernt. Ich bin der Ansicht, daß diese Krankheit nur einen Typ unter den vielfältigen funktionellen Neurosen darstellt, welche wir in ihren Entstehungsbedingungen noch nicht vollständig verstehen und welche zweifellos mehr ernsthafte Forschung erfordern, als sie bis jetzt erfahren haben (…). Der Punkt, auf dem ich besonders bestehen möchte, ist, daß der Widerwille gegenüber Nahrung, welcher ein so eindrucksvolles Symptom darstellt, nur eines von vielen gleichzeitig bestehenden Zeichen einer tiefgreifenden Veränderung des Nervensystems ist; so möchte ich u.a. auf die seltsame Unruhe hinweisen und die Tendenz zur Übermüdung durch ständiges Herumgehen, das in einem abgezehrten Körper besonders leicht zur Erschöpfung führt (…). Wenn die Anamnese dieser Fälle sorgfältig verfolgt wird, so wird man finden, daß die Appetitlosigkeit selten das primäre Symptom ist (…). Ich habe selten einen Fall gesehen, bei dem nicht Überarbeitung oder Spannungen vorausgegangen wären. Ich habe viele Beispiele von jungen Mädchen gesehen, bei denen die Anorexie Folge belastender Studien für irgendwelche höheren Examina für Frauen war, wie sie jetzt so in Mode sind. Andere häufige Ursachen ähnlicher Art sind Trauerfälle in der Familie, materielle Verluste, Enttäuschungen in der Liebe, körperliche Überanstrengung durch Sport, die ich bei beiden Geschlechtern als Ursache sah, u.ä. (…). Die befremdliche Weise, in welcher eine derartige Krankheit durch moralische

Vorhaltungen, durch unverständiges Mitleid, durch übertriebenes, unkluges Herumdoktern und ähnliches gefördert wird, führt zu einem der typischen Merkmale und stellt eine der größten Schwierigkeiten im Verlauf der Behandlung dar. Hier (wenn ich mir mit großem Respekt die kritische Anmerkung erlauben darf) lassen sowohl Sir Williams Fall als auch der Herausgeber des Lancet den wesentlichen Punkt in diesem Zusammenhang vermissen, welcher im Umgang mit diesen Fällen berücksichtigt werden muß, nämlich, daß die Kranken vollständig von ihrer gewohnten häuslichen Umgebung getrennt werden, welche – wie das meist der Fall zu sein pflegt – vieles einschließt, was dem Patienten unzuträglich ist und was geeignet ist, das hervorzurufen, was Sir William die ›Perversion des Ego‹ nennt. Es ist wahr, daß sein Fall genesen ist unter der Obhut einer guten Pflegerin, durch einen glücklichen Zufall, ohne daß die Kranke aus ihrer Umgebung entfernt worden ist; es muß aber angemerkt werden, daß es sich um ein 14jähriges Kind handelte, das weniger als ein Jahr krank war, und daß es sich nicht um einen so hartnäckigen neurotischen Fall handelte, wie man ihn so oft antrifft. Ich möchte mit Überzeugung behaupten, daß nicht 1 Fall unter 20 auf diese Weise geheilt werden könnte, und der Beweis dafür ist, daß in nahezu jedem Fall dieser Plan schon versucht wurde und fehlgeschlagen ist, manchmal unter der Supervision einer ganzen Phalanx von Ärzten. Absolute Ruhe, Massage und die reichliche Überfütterung, zu der es unter dem Einfluß der Ärzte so leicht kommt, sind ohne Zweifel wertvolle Hilfen in der Behandlung, aber ohne Isolation werden sie mit größter Wahrscheinlichkeit versagen (…).« (Playfair 1988, S. 817f.).

Der Empfehlung, Magersüchtige aus ihrer häuslichen Umgebung zu entfernen, wurde sogleich heftig widersprochen – nicht zuletzt aus Kostengründen (Myrtle 1888). Der mächtige

Einfluß der Familie auf die Entwicklung der Magersucht war aber ohne Zweifel erkannt worden. So schreibt Lasègue (zitiert nach Thomä):»Die beiden (der Kranke und die Familie) sind eng miteinander verbunden, und wir würden eine falsche Vorstellung dieser Krankheit erwerben, wenn wir uns nur auf eine Untersuchung des Patienten beschränken würden.« (Thomä 1961, S. 16). Auch Charcot (1886; zit. nach Schadewaldt 1965) soll bei einem 13- bis 14jährigen Mädchen durch eine rigorose Isolierung, durch die das Kind dem Einfluß seiner Eltern entzogen wurde, eine schnelle Heilung erreicht haben.

Jedenfalls muß man feststellen, daß, unbeschadet von zeitgebundenen pathoanatomischen und pathophysiologischen Vorstellungen und nomenklatorischen Eigenheiten, vor 100 Jahren eine ziemlich genaue Kenntnis der Magersucht und ihrer Symptome, der bevorzugt betroffenen Menschen und des Krankheitsverlaufs bestand. Es war bekannt, daß sehr selten auch Männer erkranken und daß die Anorexia nervosa bisweilen tödlich endet, ohne daß bei der Sektion eine Ursache dafür gefunden werden kann. Auch die damaligen Ärzte wußten bereits, daß es sich um eine primär psychische Erkrankung handelt. Thomä (1961) weist in seiner Monographie zwar darauf hin, daß die psychischen Ursachen und Zusammenhänge mangels »geeigneter Methoden« nicht untersucht werden konnten, doch muß man feststellen, daß eine genaue ätiologische Klärung der Anorexia nervosa auch heute noch aussteht.

Aus den Berichten der 80er Jahre des letzten Jahrhunderts geht hervor, daß die Krankheit zumindest damals keine Seltenheit war. Man könnte nun erwarten, daß sich, auf dem damaligen Wissensstand aufbauend, in den folgenden Zeiten ein Zuwachs an Erkenntnis eingestellt hätte. Doch die weitere Entwicklung nahm einen anderen Verlauf.

Bemerkenswert ist die Tatsache, daß über Magersucht zwar

ein rascher Austausch von Erkenntnissen zwischen England und Frankreich erfolgte, in Deutschland aber von dieser Krankheit keine Notiz genommen wurde. Weder in dem angesehenen »Archiv für Psychiatrie«, das seit 1868 erscheint, noch in der »Monatsschrift für Psychiatrie und Neurologie« (ab 1897) oder in der »Zeitschrift für die gesamte Neurologie und Psychiatrie« werden die Arbeiten von Gull oder Lasègue oder anderen Zeitgenossen zitiert, kommentiert oder überhaupt nur erwähnt. Knapp wird auf die Magersucht von Wilhelm v. Leube 1898 in der 5. Auflage seines Werkes »Spezielle Diagnose der inneren Krankheiten« hingewiesen: »Mit Anorexia nervosa bezeichnet man eine Herabsetzung oder völlige Aufhebung des Appetits, die ohne jede organische Veränderung des Magens auf rein nervösem Wege zustandekommt. Die Diagnose darf nur nach sorgfältiger Erwägung, ob jede anatomische, Appetitreduktion bedingende Veränderung des Magens ausgeschlossen werden kann, und unter Berücksichtigung des sonstigen Verhaltens des Patienten im einzelnen Falle auf nervöse Anorexie gestellt werden. Namentlich dient der Nachweis einer gleichzeitig bestehenden Chlorose, Hysterie oder Psychose zur Erleichterung der Diagnose.« (v. Leube 1898, S. 313). Der Autor hätte wohl kaum die Anorexia nervosa mit diesen Worten beschreiben können, hätte er zum Beispiel die Ausführungen von Playfair 10 Jahre zuvor gekannt.

Nicht viel ausführlicher wird die Krankheit Magersucht im Handbuch der Neurologie, herausgegeben 1914 von Lewandowsky, abgehandelt. Im 5. Band beschreibt Vorkastner zunächst ausführlich die als »Bulimie, als Heißhunger bezeichnete, eigentümliche Störung und deren mögliche Ursachen«. (Mit dem heutigen Begriff der Bulimia nervosa entsprechend der Definition im DSM III R oder in Kombination mit Anorexia nervosa hat diese Beschreibung nichts zu tun.) Über die Magersucht schreibt dieser Autor: »Auf bei weitem sicherem Grund steht die Erscheinung der nervösen Anorexie, die sich ganz und gar aus psychischen Momenten herleitet. Der deletäre Einfluß einer traurigen oder verzweifelten Gemütslage auf den Appetit ist hinlänglich bekannt. Depressive Verstimmungen, depressive Vorstellungen mannigfacher Art können den Appetit in seiner psychischen oder somatischen Komponente beeinträchtigen (...). Die Appetitlosigkeit führt zu der unangenehmen Konsequenz verringerter Nahrungsaufnahme, ja einer totalen Abstinenz, die gelegentlich das ärztliche Eingreifen mittels künstlicher Ernährung indiziert erscheinen läßt. Wichtig ist, daß, wie die Erfahrungen bei unseren Hungerkünstlern lehren, die Hungerempfindung beim Fasten sehr rasch schwindet, was eine gewollte Abstinenz sehr erleichtert.« (Vorkastner 1914, S. 74).

Erinnert man sich an die eindrucksvollen Darstellungen von Gull, Lasègue oder Playfair, so wirken diese knappen Beschreibungen karg, und das Krankheitsverständnis ist auf die angebliche Appetitstörung reduziert. Andere Symptome wie Amenorrhöe, Bradykardie oder auch der eigenartige Bewegungsdrang werden nicht beschrieben. Auch in den psychiatrischen Lehrbüchern der Jahrhundertwende wird die Anorexia nervosa nicht erwähnt, zum Beispiel auch nicht von Emil Kraepelin. Es ist schwer vorstellbar, daß es Magersucht damals in Deutschland nicht gegeben hat, zumal der erste deutsche Jugend-Psychiater Heinrich Hoffmann schon 1845 im »Suppenkasper« (in Struwwelpeter) eine charakteristische Krankengeschichte in Kurzform, noch dazu eines männlichen Patienten, gegeben hat. So bleibt nur der Schluß, daß dieser psychosomatischen Krankheit – aus welchen Gründen auch immer – kein Interesse entgegengebracht wurde. Es wäre sicher eine interessante medizinhistorische Aufgabe, den Ursachen nachzuspüren.

Schwere, eindrucksvolle Krankheitsfälle hat es vermutlich auch in Deutschland gegeben. In einer Publikation aus der

Deutschen Forschungsanstalt für Psychiatrie in München beschreibt J. Schottky 1933 in der »Zeitschrift für die gesamte Neurologie und Psychiatrie« in aller Ausführlichkeit die Krankengeschichte einer 21jährigen, die nach normaler Entwicklung – sie soll nach Aussage der Mutter zu den schönsten Hoffnungen berechtigt haben – im 15. Lebensjahr anorektisch wurde. Sie hungerte exzessiv, gebrauchte Abführmittel aller Art und hatte massive bulimische Episoden. Nach einer zu diagnostischen Zwecken vorgenommenen Magenaushebung begann sie selbst, den Magen auf diese Weise zu entleeren, oft mehrmals am Tag, und besorgte sich dazu Gummischläuche aller Art. Sie entwendete Nahrungsmittel bei jeder Gelegenheit und wurde mehrfach in Geschäften und Kaufhäusern bei Diebstählen ertappt. Jahrelange Psychotherapie, verbunden mit Hormonbehandlungen, blieben ohne Erfolg. »Am 31.8.1932 wurde sie bei dem Versuch, eine Straße zu überqueren, während sie gierig eine eben erbettelte Wurst hinunterschlingen wollte, von einem Lastkraftwagen überfahren und war sofort tot.« Im Sektionsbericht ist ein enorm kleines Herz (170 Gramm) und ein hochgradiger Infantilismus der Genitalien vermerkt. Der Autor setzt sich nicht zuletzt deshalb sehr ausführlich mit dieser Kranken auseinander, weil etwa ein halbes Jahr vor ihrem Tod wegen der Straftaten ein forensisch-psychiatrisches Gutachten erstellt wurde. Darin ist von einer in hohem Maße abnormen Persönlichkeit die Rede und von dem Befund, daß trotz guter Intelligenz auf dem Gebiet des Trieb- und Gefühlslebens eine ungewöhnliche Unbeherrschtheit und Widerstandslosigkeit vorhanden war. Der Gutachter hielt es nicht für möglich, der Patientin für ihre abnorm motivierten Diebstähle den Schutz des Paragraphen zuzubilligen, der Richter dagegen sprach die Angeklagte frei. In der ausführlichen Interpretation des ungewöhnlichen Krankheitsbildes ist viel von verstehbaren Trotzreaktionen bei Unterstellung organischer Veränderungen die Rede. Die Diagnose Anorexia nervosa wurde weder gestellt noch diskutiert. (Die Arbeit trägt den Titel:»Über ungewöhnliche Triebhandlungen bei prozeßhafter Entwicklungsstörung.«) Wenn man zur umfassenden Darstellung der Krankheit Magersucht mit Bulimie ein Beispiel benötigt, das nahezu alle Facetten der Eskalation dieser Eßstörung zeigt, so kann man getrost auf diesen sehr detaillierten Bericht zurückgreifen.

Eine erstaunliche Veränderung des Krankheitsverständnisses trat ein, als Simmonds am 6. Januar 1914 im Ärztlichen Verein in Hamburg einen Vortrag hielt:»Über Hypophysisschwund mit tödlichem Ausgang.« Dieser Bericht und seine Publikation in der »Deutschen Medizinischen Wochenschrift« hat eine weit über die Grenzen Hamburgs hinausreichende Wirkung gezeigt und die ärztliche Sicht nachhaltig beeinflußt. Zumindest für die folgenden 2 bis 3 Dezennien wird die Pubertätsmagersucht durch die Diagnose »Simmondssche Kachexie« in den Hintergrund gedrängt, und dies auch im angloamerikanischen Schrifttum (vgl. Halmi 1980). Für viele Jahre dominierte in Wissenschaft und Praxis das Interesse an der Hypophyse über die Erkenntnisse von Gull und seinen Zeitgenossen. Was war geschehen?

Simmonds beschreibt die Krankengeschichte einer 46jährigen Frau, die innerhalb von 2 Tagen bewußtlos geworden war und im Koma verstarb. Die klinische Untersuchung, aber auch die Körpersektion brachten keinen Aufschluß. Erst bei Untersuchung der Hypophyse fand sich eine hochgradige Atrophie, und nach Ergänzung der Anamnese und aufgrund von systematischen Untersuchungen kam Simmonds zu folgendem Schluß:»Eine bis dahin gesunde Frau erkrankt an schwerer Puerperalsepsis (Kindbettfieber). Sie erleidet eine septische Nekrose des Hirnanhangs. Infolge des Verlustes dieses lebenswichtigen Organs treten schwere Ausfallserscheinungen: Menopause, Muskelschwäche, Schwindel- und

Bewußtlosigkeitsanfälle, Anämie, rasches Altern – kurz: ein Senium praecox, ein. Die resistierenden, intakten Drüsenfragmente atrophieren allmählich in dem umgebenden Bindegewebe. Das Organ wird absolut insuffizient. Die Frau geht im Koma zugrunde. Die Sektion ergibt als einzige Todesursache einen fast totalen Schwund der Hypophysis.« (Simmonds 1914, S. 323)

Zwei Jahre später (1916) fügt Simmonds zwei weitere Beobachtungen von »progredienter Kachexie« hinzu. Er beschreibt die Krankengeschichte eines 58jährigen Mannes und eines 9jährigen Mädchens. Beide hatten einen Hypophysentumor (basophiles Adenom). Für alle 3 Fälle, so Simmonds, könne man daher annehmen, daß die Kachexie eine Folge der »Hypophysisvernichtung« und der dadurch bedingten Ausschaltung der inneren Sekretion jenes lebenswichtigen Organs darstelle. Er fährt fort: »Wird auch die Richtigkeit meiner Annahme, daß beim Menschen eine Kachexie hypophysären Ursprungs, eine Kachexia hypophyseopriva, vorkommt, zugegeben, so ergibt sich daraus die praktische Folgerung, daß man in allen Fällen progressiver Kachexie unbekannten Ursprungs an eine Hypophysiserkrankung zu denken hat und dementsprechend den Ausfall der Hypophysissekretion durch Darreichung von Hypophysispräparaten auszugleichen versuchen soll.« (Simmonds 1916, S. 191).

Man kann nicht behaupten, daß die 3 Fälle von Simmonds eine Ähnlichkeit haben mit den charakteristischen Beschreibungen der Magersucht. Um so bemerkenswerter aber ist die Wirkung, die zunächst von einer einzigen Beobachtung ausgeht. Die rasche Übernahme des Konzepts einer hypophysären Störung bei Fällen von »Kachexie unbekannten Ursprungs« reflektiert nach unserer Meinung eine tief verwurzelte Abwehr von psychosomatischen Krankheitsmodellen. Es läßt sich auch so formulieren: Im ärztlichen, selbst im psychiatrischen Denken wird das Gefühl, die Seele als treibende Kraft nicht zugelassen. Immer dann, wenn es schwerfällt, das Verhalten eines Kranken, eine Entwicklung oder eine plötzliche Handlung nachzuvollziehen, sich einzufühlen oder zu verstehen, gibt die Annahme einer organischen Läsion in der zentralen Regelung oder zumindest einer endogenen Psychose die Möglichkeit einer Erklärung. Wenn die Sprache der Seele nicht verstanden wird, kann Unverständliches durch das Postulat von etwas Organischem oder Endogenem in den Bereich des Akzeptablen gerückt werden. Die Versuchung, zumindest etwas Organisches als fazilitierenden, begünstigenden Faktor, als erhöhte Vulnerabilität anzunehmen, zieht sich wie ein roter Faden durch die oft kontroverse Diskussion über die Genese der Magersucht.

Mit bemerkenswerter Entschiedenheit äußert sich der Psychiater Jürg Zutt 1946, 1948 zur Anorexie: »Ätiologisch handelt es sich sicher um nichts Psychogenes; die häufige Annahme, daß konstitutionell psychopathische Wesenszüge – etwa übertriebene Eitelkeit – zusammen mit pädagogischen Fehlern die Ursache der Erkrankungen seien, ist sicher abwegig (…). Nach meiner Meinung handelt es sich sicher um eine vegetativ-endokrine Störung, um etwas Organisches (…).« (Zutt 1946, S. 23). Zutt räumt zwar ein, daß er einen positiven Sektionsbefund bei Pubertätsmagersucht auch in der Literatur nicht gefunden habe und daß bei den Fällen von Simmondsscher Kachexie mit anatomischen Befunden wiederum psychische Auffälligkeiten fehlten. Man dürfe die beiden Krankheiten, die Simmondssche Kachexie und die Pubertätsmagersucht, sicher nicht ohne weiteres gleichsetzen. Trotzdem besteht für Zutt kein Zweifel an einer organisch-funktionellen Störung im Hypophysenvorderlappen, und er hält bei der engen funktionellen und morphologischen Beziehung der Hypophyse zum Zwischenhirn eine Störung in diesem Bereich bei Pubertätsmagersucht für möglich. Weiter schreibt er (1948):»Es ist klar, daß an der Klärung dieser Frage die psychiatrische Klinik ein besonderes Interesse hat. Läßt sich die Annahme einer Hypophysenstörung halten, dann haben wir in dieser Krankheit eine seltene Möglichkeit der Zuordnung eines bestimmten, differenzierten psychopathologischen Syndroms zu einer bestimmten, lokalisierbaren Störung.« Da Zutt eine »innere Verwandtschaft« der Pubertätsmagersucht mit den manisch-depressiven Krankheiten annimmt, glaubt er, daraus auf eine Ähnlichkeit der Lokalisation der verursachenden Funktionsstörung schließen zu können.

Zutt gibt seine ausführliche Darstellung zur Magersucht, die auf der Erfahrung mit etwa zwanzig Patientinnen beruht, aus der Sicht der Psychiatrie. Bei der Lektüre seiner Interpretation gewinnt man den Eindruck einer höchst persönlichen und eigenwilligen Auffassung der Krankheit, die er beschreibt. Er schickt eingehende Überlegungen über die Beziehung des Menschen zu seiner Nahrung voraus, in denen er auf das Wesen von Hunger und Appetit eingeht und den Sinn der Gemeinsamkeit der Eßsitten klarstellt. Er schreibt:»Das Entscheidende für unsere Fragestellung aber ist: Appetit hat sehr wohl etwas mit Geselligkeit zu tun, und zwar mit der Geselligkeit unter vertrauten Menschen, die es gut miteinander meinen, Freude daran haben, ihr Wohlbefinden zu pflegen und zusammen zu plaudern. Die gemeinsame Mahlzeit ist der Ort, wo solche Geselligkeit natürlich gepflegt wird, unter Verwandten und Freunden. Körperliches Behagen und gemütliche Verbundenheit schließen sich zu einer Einheit (...)«. Bei den Magersüchtigen erfahre der eigentliche Appetit, die Lust und Freude am Essen eine schwere Veränderung.»Dieses Meiden der gemeinsamen Mahlzeit ist ein Symptom, das für die Pubertätsmagersucht besonders charakteristisch ist. Es drückt sich darin eben nicht nur die veränderte Einstellung zu den Speisen, sondern in gleicher Weise das andere psychische Kardinalsymptom, die Störung des zwischenmenschlichen Rapports der Pubertätsmagersucht, die Vereinsamung aus. Es ist eine spezifische Vereinsamung, die die gemeinsame Tafel meiden läßt. Nach den vorhergehenden Überlegungen über den Sinn unserer Essensgewohnheiten und über die Wesensverwandtschaft des Appetites mit der ihm zugeordneten Geselligkeit wundern wir uns nicht, daß diese Kranken keine Freundschaften schließen und pflegen, daß der familiäre Rapport leidet und destruiert wird. Das Gefühl für die familiäre Gemeinschaft scheint zu leiden; es kommt zu Rücksichtslosigkeiten, zu Diebstählen, zu unbeeinflußbarer Eigenwilligkeit, Heimlichkeit. Eine scheinbare Gemeinschaft wird durch Nachgeben der anderen, gewöhnlich der mit Recht ratlosen Eltern, aufrechterhalten.« (Zutt 1948, S. 835f.).

Es drängt sich der Eindruck auf, daß persönliche Wertschätzung gutbürgerlicher Eßgewohnheiten, das Genießen gemeinsamer Mahlzeit und gastlicher Geselligkeit, zu einem Normbegriff umgemünzt werden, welcher kurzerhand den, der sich dieser Norm nicht anschließt, in den Bereich des Abnormen, des Pathologischen, verweist. Der grundsätzliche Irrtum liegt aber wiederum in der Unterstellung, daß es den Magersüchtigen an Appetit fehlte. Daß das Wesen des Magersüchtigseins dem Autor offensichtlich verborgen geblieben ist, mag aus folgender Charakterisierung hervorgehen: »Das schlanke Aussehen ist hier Ausdruck eines Wesens, das der gesunden Fülle des Lebens abhold ist. Ja, diese jungen Kranken sind ›mager‹, in ihrem Wesen ›trocken‹ und ›dürr‹. Sie sind nicht ohne Leidenschaften, aber es ist ein schmaler Weg, der noch von ihnen zu den Menschen führt; sie werden mit uns nicht warm, und wir nicht mit ihnen. Sie sind ohne die verbindende, jugendliche Fröhlichkeit und Aufgeschlossenheit; sie unterscheiden sich deutlich von ihren frohen, geselligen, gesunden, erblühenden Altersgenossinnen, die in die ganze, reiche Fülle des Lebens hineinwachsen.« (Zutt 1948,

S. 338). Wenig ermutigend waren offenbar Zutts therapeutische Erfahrungen, wenn er feststellt, daß die Therapie im allgemeinen machtlos sei. »Eine besondere Schwierigkeit liegt darin, daß die Kranken selbst sich der ärztlichen Einwirkung leicht entziehen, so daß folgerichtige therapeutische Versuche im allgemeinen an diesem Verhalten scheitern.« (Zutt 1948, S. 845).

Das Angebot an therapeutischen Versuchen entsprach der überwiegend organisch orientierten Krankheitskonzeption dieser Zeit. Aus Literaturberichten der 30er bis 50er Jahre ist die Vielfalt der Behandlungsmethoden zu entnehmen (Bemis 1978): Vitamine, Insulin, Anabolika, Schilddrüsenextrakt, Nebennierenrindenextrakt oder Hypophysenextrakt, Corticosteroide und Sexualhormone oder Elektrokrampftherapie. Eine besondere Rolle spielte die Implantation von Kalbshypophyse. Der Internist v. Bergmann hat darüber in der Sitzung der Berliner Medizinischen Gesellschaft am 29. November 1933 folgendes ausgeführt: »Es gibt eine psychische Form der Magersucht, die eng mit der Hysterie in Verbindung steht. Andererseits bestehen Beziehungen zur Hypophyse (…). Die Magersucht kann bis zum Tode gehen, und es kann auch dann jeder ernstere pathologisch-anatomische Befund fehlen. Zur Simmondsschen Kachexie sollte man nur Fälle zählen, welche eine Atrophie des Hypophysenvorderlappens aufweisen, respektive Schädigung durch Tumor (…). Charakteristisch ist die psychische Umänderung, die bei erfolgreicher Therapie wieder vollkommen schwindet. Am wichtigsten ist die Darreichung von Hypophysenvorderlappenpräparaten, und in besonders schweren Fällen hat Sauerbruch mit Erfolg die Hypophysentransplantation (vom Kalb) ins Netz vorgenommen.« (v. Bergmann 1934, S. 37).

1955 hat sich der Internist Friedrich Bahner im »Handbuch der Inneren Medizin« ausführlich mit den Vorstellungen einer Hypophyseninsuffizienz bei Anorexia nervosa und den daraus abgeleiteten therapeutischen Methoden auseinandergesetzt. Er bezeichnet die Annahme einer funktionellen Hypophyseninsuffizienz bei Magersucht als Spekulation und unhaltbar; er nennt aber auch den Versuch, die Ursache der Störung bei Anorexia nervosa in den Hypothalamus zu verlegen, für nicht statthaft: »Es gibt hier keinen entsprechenden anatomischen Befund. Der Hypothalamus wird bei gelegentlichen Sektionen intakt gefunden. Das Vorkommen einer echten hypothalamischen Magersucht nach Encephalitis oder bei Tumoren ist kein Beweis, daß auch die Anorexia nervosa hier ihren Ursprung hat. Die Annahme einer funktionellen Hypothalamusstörung zwingt also zur weiteren Frage, wer oder was diese hypothalamische Veränderung seinerseits auslöst oder verursacht. Dieses Immer-höher-Schieben der Frage nach der Verursachung im anatomischen Bereich muß ja einmal ein Ende haben. Wird man dabei aber jemals eine Antwort bekommen können? Diese Art zu fragen führt sich selbst ad absurdum (es sei denn, man lokalisiert einen Homunculus oder cartesianisch die Seele an einem bestimmten Platz im Gehirn). Eine funktionelle Hypothalamusstörung wird daher meist für psychisch ausgelöst angesehen. Kortikale psychische Impulse wirken auf den Hypothalamus – oder so ähnlich wird dies dann ausgedrückt. Solche Aussagen sind natürlich schon logisch falsch und daher sinnlos (...).« (Bahner 1955, S. 1129). Mit überaus deutlichen Worten äußert sich Bahner zu Therapiemethoden, die auf der Annahme einer Hypophyseninsuffizienz beruhen: »Nur manche Internisten, auch Chirurgen und Gynäkologen glauben noch, mit Hypophysentransplantationen und anderen somatischen Eingriffen gewissermaßen von innen oder von rückwärts her ins falsch gehende Getriebe eingreifen zu können (...). Außer den nur am Rande wichtigen Vitaminspritzen ist für viele Ärzte die Injektion oder Implantation von Hormonen nahezu ein Mittel der Wahl bei dieser Krankheit geworden. Das gilt ganz besonders für die vielfach geübte Implantation von Kalbshypophysen. Sieht man die Literatur durch, so steht der Begeisterung über damit erzielte Erfolge eine entsprechend große Skepsis gegenüber. In kurzer Zeit herausgeeiterte Implantate werden als ebenso wirksam befunden. In der Mehrzahl der Fälle bleibt der Erfolg überhaupt aus. Andererseits ist kein Zweifel, daß der prompte und anhaltende Gewichtsanstieg häufig beobachtet worden ist (...). Aus alledem kommt man zu dem Schluß, daß die Wirksamkeit der Hypophysenimplantation einzig und allein auf dem Erlebnis beruht, das dieser Eingriff für die Kranken bedeutet. Jede andere Deutung ist nicht nur unbewiesen, sondern in hohem Maße unwahrscheinlich. Es kommt bei diesem Eingriff also alles darauf an, bei welchem Kranken er geschieht, wann er geschieht und von wem er ausgeführt wird. Eine Kranke, Tochter eines Chirurgen, reagierte prompt auf die Hypophysenimplantation, als ihr Vater sie vornahm. Sie bekam ein Rezidiv und reagierte nicht auf eine zweite Implantation durch einen anderen Chirurgen. Schließlich wurde sie relativ schnell gesund durch die folgende, eingehende psychotherapeutische Behandlung (...).« (Bahner 1955, S. 1152).

Bahner tendiert in seinen pathogenetischen Überlegungen zu einer »synoptischen Betrachtungsweise«, in der die Pubertät einerseits und Persönlichkeitsstrukturen andererseits eine wichtige Rolle spielen: »Bei der Anorexia nervosa sind einerseits die in der Pubertät physiologischen, mit Gewalt hereinbrechenden Antriebe zur Wesensveränderung pathogenetisch wirksam, indem sie zahlreichen Symptomen der Krankheit ihre Kraft, ihren pathogenetischen Druck geben. Andererseits treffen diese Kräfte auf Persönlichkeitsstrukturen, die in einer langen Vorgeschichte sich entwickelt haben und die das eigentliche Muster für das unter dem Druck der neuen Kräfte schließlich entstehende Bild abgeben. Beim normalen Jugendlichen gewinnen die alten Persönlichkeitsstrukturen unter dem neuen Druck mit der Zeit neue Gestalt, nämlich die Struktur des Erwachsenen. Bei Anorexia-nervosa-Kranken treffen die Pubertätskräfte auf Persönlichkeitsstrukturen, die die Ausreifung nicht zulassen. Die Pubertät bleibt stecken, und zwar in einer, wie mir scheint, von der Tiefenpsychologie verständlich gemachten Symptomatik (...).« (Bahner 1955, S. 1143).

Die sehr detaillierten Beschreibungen von Magersüchtigen mit bulimischen Attacken und ihren Verhaltensweisen überraschen und zeugen von subtiler und auch einfühlsamer Beobachtungsgabe. Zu seinen therapeutischen Vorstellungen schreibt Bahner: »Die Behandlung muß also versuchen, einen menschlichen Umgang mit den Kranken herzustellen. Schwierig ist hierbei immer, daß die Kranken ihrerseits dem Umgang mit dem Arzt ausweichen. Alle Hilfsbereitschaft und Güte ihnen gegenüber sind vergeblich, wenn sie in ihrer oft mimosenhaften Empfindlichkeit das Gefühl haben, daß man sich ihnen aufdrängt. Sie wollen keineswegs bemuttert werden, nachdem sie meist ein Leben lang bemuttert worden sind. Sie wollen und müssen auch selbst die Entscheidung treffen, wann sie in den therapeutischen Umgang eintreten (...). Man muß sich während der Behandlung stets vor Augen halten, daß alles darauf ankommt, daß die Kranken von selbst wieder anfangen zu essen, daß sie sich dazu entscheiden. Gelingt ihnen die eigene Entscheidung, so beginnt sich die Krankheit aufzulösen. Alle Entscheidungen der Kranken, die in ihrem Verhalten aufs Erwachsenwerden hinweisen, sind für eine günstige Prognose zu verwerten. Man wird sie also in Situationen führen, in denen sie sich für das Erwachsen-sein-Wollen und gegen ihre Regression entscheiden können. Doch man muß ihnen insofern entgegenkommen, daß man keine zu großen Entscheidungen auf einmal verlangt. Die Kranken sind einem zu vergleichen, der es nicht fertigbringt, das erstemal von einem Sprungbrett ins Wasser

zu springen; hineingestoßen zu werden nimmt er übel.«
(Bahner 1955, S. 1150).

Auch wenn Bahner sein Krankheitsverständnis und seine
therapeutischen Vorstellungen mit Überzeugungskraft und
Kompetenz ausführlich dargestellt hat, haben sich seine ätiologischen und vor allem therapeutischen Ansichten dennoch
nicht durchgesetzt.

Eine Eskalation somatischer Therapiemaßnahmen bedeuten psychochirurgische Eingriffe (Leukotomie). Es ist heute
schwer vorstellbar, welches theoretische Konzept der operativen Durchtrennung von Fasersystemen des Gehirns bei
Anorexia nervosa zugrunde lag, außer vielleicht die Hoffnung, auf diese Weise die Hartnäckigkeit der Krankheit zu
brechen. Eine fundierte Hypothese zur Anwendung dieser
Methode bei Magersucht ist nicht zu erkennen. Das trifft aber
auf psychochirurgische Behandlungsmethoden überhaupt
zu, denen aus heutiger Sicht eher fragwürdige Vorstellungen
und wenig gesicherte Fakten zugrunde lagen. Die Chronizi-
tät einer Störung, das Bedrohliche eines devianten oder ag-
gressiven Verhaltens, das Quälende für den Betroffenen, aber
vielleicht mehr noch für die Umwelt, gingen jeweils in die
Indikation mit ein. Natürlich gab es auch bei der Magersucht
vereinzelt Erfolge, wie ein Bericht von Sifneos et al. (1952)
belegt. Bei einer 19jährigen Patientin wurde nach 7jähriger
Krankheitsdauer und vorausgegangenen erfolglosen Behandlungen mit Elektroschock, Insulin und Psychoanalyse eine
präfrontale Leukotomie durchgeführt. Um den Eingriff so
schonend wie möglich zu gestalten, wurde nur der untere
Quadrant des rechten Stirnlappens durchschnitten. Trotzdem
war die Operation ein voller Erfolg: Die Patientin hielt die
postoperativ erzielte Gewichtszunahme noch bei einer Kontrolle 9 Monate später. Es gab keine körperlichen Komplikationen. Eine präoperativ festgestellte Störung der Zuk-
kerregulation war nach der Operation verschwunden. Sie

bekundete selbst, daß ihre Ängste, Befürchtungen und Spannungen, Essen betreffend, verschwunden seien. Sie nahm wieder Kontakte zu anderen Menschen auf und sie machte mit Erfolg Examina. Auch ihr IQ hatte sich um 16 Punkte verbessert! Ein Jahr nach dem Eingriff hatte sie noch manchmal Probleme mit dem Essen; das Gewicht war wieder etwas gesunken, aber sonst ging es ihr gut. Eine längere Katamnese wird nicht mitgeteilt.

Auch stereotaktische Eingriffe wurden bei Anorexia nervosa angewandt. Mitchell, Heggs et al. (1976) berichten in einer Verlaufsstudie über 66 mit stereotaktischer, limbischer Leukotomie behandelte Patienten, unter denen 2 Patientinnen mit Anorexia nervosa waren. Eine davon war nach 16 Monaten symptomfrei, die 2. Patientin hatte in der Zwischenzeit Selbstmord verübt. Ballantine et al. (1987) berichten über den Erfolg einer anderen psychochirurgischen Methode, der sogenannten stereotaktischen Cingulotomie bei 198 Patienten, darunter 3 Patientinnen mit Anorexia nervosa. Ohne Mitteilung der Dauer der Katamnese wird festgestellt, daß eine Patientin nicht mehr behandlungsbedürftig ist, die 2 weiteren bei gutem Befinden noch Behandlungen brauchen. Da sich insgesamt ein Behandlungserfolg in 62% der Fälle ergeben hat, befürworten die Autoren die Methode der stereotaktischen Cingulotomie auch weiterhin zur Behandlung unbeeinflußbarer Störungen des Affekts.

Man kann davon ausgehen, daß psychochirurgische Behandlungsverfahren bei Anorexia nervosa heute nicht mehr praktiziert werden. Eine eindeutige Ablehnung derartiger Methoden hat sich aber offenbar immer noch nicht durchgesetzt. In dem 1987 erschienenen Buch über »Therapie der Magersucht und Bulimia nervosa« von Meermann und Vandereyken heißt es (S. 133): »Die Psychochirurgie sollte nicht – es sei denn als allerletzte Möglichkeit – eingesetzt werden, und selbst dann nur mit der vollen Aufklärung und dem Einverständnis der Patientin, die über die Unvorhersagbarkeit des Ergebnisses der Operation informiert werden muß.« Bei unserer Kenntnis von Hirnfunktionen müssen alle Verfahren, die mit Zerstörungen im Gehirn verbunden sind, entschieden abgelehnt werden. Immer wieder wird versucht, mit Macht etwas zu erzwingen, was manchmal nicht zu erreichen ist, ein »Helfenwollen« um jeden Preis. Patienten mit therapieresistenter chronischer Magersucht sind eine Herausforderung für jeden Therapeuten. Dennoch drängt sich die Frage auf, ob nicht ein Eingeständnis therapeutischen Unvermögens manchmal ehrlicher und ärztlicher wäre, auch wenn es wie Resignation aussehen mag. Es könnte nämlich sein, daß das Problem beim Therapeuten liegt, der das Scheitern seiner Behandlung nicht akzeptieren kann. Das Selbstverständnis des Therapeuten läßt ein Nichtstun nicht zu. »Allerletzte Möglichkeiten« haben zudem einige Vorteile: Ein Mißerfolg ist einkalkuliert, eine Wunderheilung kann nicht ausgeschlossen werden, und wenn der Patient »nach voller Aufklärung« nicht zustimmt, hat er sich selbst um die Chance gebracht, vielleicht geheilt zu werden.

Es liegt an der Eigenart von Anorexiepatienten, daß sie den Therapeuten und sein Team zur Ausübung von Macht provozieren. Thomä (1961) und Garner (1985) haben auf die Gefahr aufmerksam gemacht, daß »affektive Faktoren« – der Wunsch, zu bestrafen oder Stärke zu zeigen – therapeutische Handlungen veranlassen oder beeinflussen können. Widerstände gegen ärztliche Anordnungen oder raffinierte Täuschungen gehören nicht zu den Alltagserfahrungen eines Arztes. Es ist naheliegend, daß sich die Autorität des Therapeuten gerade dann herausgefordert fühlt, wenn in sein Krankheitsverständnis Züge von kindlichem Ungehorsam, Trotzverhalten und Widerborstigkeit eingehen. So schreibt Clauser im Handbuch der Neurosenlehre und Psychotherapie 1961 über die Anorexia nervosa: »Meistens handelt es sich um fehlerzogene – nicht selten einzige – Kinder, die nie gelernt haben, mit Schwierigkeiten fertigzuwerden. Die Nahrungsverweigerung ist eine Trotzhaltung gegen das Erwachsenwerden oder gegen die Erwachsenen. Die Mädchen wollen einerseits Kinder bleiben, heischen andererseits aber mit ihrem auffälligen und ungewöhnlichen Verhalten und Aussehen nach jener Beachtung und Bewunderung, die sie als verhinderte Erwachsene nicht natürlicherweise erringen können. Die beste Therapie besteht in solchen Fällen in erzieherischen Maßnahmen, in die leider die Mütter miteingeschlossen werden sollten (...). In hochgradigen Fällen ist eine künstliche Ernährung nicht zu umgehen. Es darf schließlich nicht übersehen werden, daß gelegentlich ein in seiner Stoffwechselreaktion vorgeschädigter Organismus während der erhöhten Belastung der sexuellen Evolution mit Abmagerung reagieren kann. Frühkindlichen Hirnschädigungen kommt besondere dispositionelle Bedeutung zu. Die Frühgeborenen sind besonders gefährdet (...).« (Clausner 1961, S. 169).

Dieser Handbuchbeitrag ist wieder ein gutes Beispiel dafür, wie trotz aller Psychogenese im ätiologischen Konzept ein kleiner, in diesem Fall frühkindlicher Hirnschaden zumindest dispositionell mitspielen muß. Ähnliche Hypothesen zur Genese der Anorexie, nämlich perinatale Schäden, werden übrigens auch heute unter Berufung auf computertomographische Untersuchungen Magersüchtiger geäußert. (Artmann et al. 1985).

Ein »erzieherisches« therapeutisches Regime hat Frahm ausgearbeitet (1965). Wesentliche Bestandteile dieses Programmes sind: künstliche Ernährung über eine Magenverweilsonde, hochdosierte Psychopharmakamedikation und ein strenges Regelsystem. So besteht zum Beispiel vom ersten Behandlungstag an Aufstehverbot, wobei das Bett weder zur Toilette noch zum Waschen verlassen werden darf. Ärztliche Autorität wird gezielt eingesetzt; die zwangsweise Ernährung mit Sonde und die Begleitumstände der Behandlung auf einer Schwerkrankenstation sollen bewußt abschreckend erlebt werden. Dies ist ein wichtiger Bestandteil des Konzepts. Verhaltenstherapeutische Methoden wurden erstmals Anfang bis Mitte der 60er Jahre in den USA in die Therapie der Magersucht eingeführt. Diese Konzepte haben, dem Trend der Zeit folgend, die Macht entpersonifiziert, den Zwang versachlicht, den emotionalen Raum gleichsam sterilisiert. Es kann heute keine Frage sein, daß die einseitigen, unflexiblen behavioristischen Programme, wie sie damals zur Anwendung kamen, nicht ausreichen, eine so komplexe psychosomatische Krankheit wie die Magersucht zu behandeln. Es ist auch sehr verständlich, daß gegen manche Maßnahmen wie Isolation und Einschränkung der Persönlichkeitsrechte ethische Bedenken geäußert wurden (zum Beispiel Bemis 1978). Verwunderung ist aber am Platz, wenn zwar verhaltenstherapeutische Methoden wegen »inhumaner Aspekte« angeprangert und abgelehnt werden (Schütze 1980), andererseits aber gegen Zwangsmaßnahmen wie zum Beispiel das Regime von Frahm, Elektrokrampfbehandlung und Leukotomie wenig Bedenken von ärztlicher Seite formuliert worden sind.

Als ausschließliche Behandlungsmethode spielen die operanten Verfahren in der Verhaltenstherapie keine Rolle mehr. Im Rahmen mehrdimensionaler Therapieansätze haben sie sich jedoch bewährt. Es sind vor allem gestörte Eßrituale, die auf diese Weise erfolgreich angegangen werden können.

Fragt man, was es 100 Jahre nach der klassischen Beschreibung der Krankheit von Gull und Lasègue für ein ätiologisches Konzept für die Magersucht gibt, so muß man eingestehen: Es gibt kein einheitliches, und schon gar nicht ein einfaches Konzept. Die Verlockung, eine Simmondssche Kachexie zu diagnostizieren, das »Entschulden« des Patienten durch die Annahme einer organischen Ursache, wie Pflanz (1965) dies nannte, hielt sich über einen Zeitraum von etwa 30 Jahren. Erst danach war so etwa der Erkenntnisstand von Gull und Lasègue wieder erreicht.

Es entspricht der Komplexität der Krankheit, daß die Aussagen zur Ätiologie heute viel wortreicher ausfallen als damals. Als Faktoren werden biologische Gegebenheiten, individualpsychologische Voraussetzungen und entwicklungsbiologische Besonderheiten ebenso wie soziokulturelle Einflüsse und familiäre Konstellationen genannt. Man spricht von einem bio-psycho-soziologischen Modell der Anorexia nervosa (Lucas 1981). Alle die genannten Faktoren können, unterschiedlich gewichtet, Anlaß dazu sein, daß ein junger Mensch eine Eßstörung bekommt. Noch immer bestehen aber Unklarheiten, was die möglichen organischen Anteile bei der Entstehung der Magersucht betrifft. Natürlich bieten sich hier endokrine Systeme und ihre Steuerung als Störquelle an, und es wurden kaum mehr überschaubare Anstrengungen zur Erforschung der hypothalamisch-hypophysären Beziehungen bei Anorexie und neuerdings auch bei Bulimie unternommen. Überwiegend können die beschriebenen Störungen als Folge der Eßstörung angesehen werden. So schreiben Garfinkel und Mitarbeiter im ersten Band der »Psychiatrie der Gegenwart« (1986): »Störungen der Hormonmuster bei Anorexia nervosa sind seit langem bekannt. Sie begünstigten bisweilen die Auffassung, daß dieses Leiden eine primär hypothalamische Störung sei. In den letzten 15 Jahren wurde die Identifizierung von Faktoren, welche auf nachweisbare hypothalamische Funktionsstörungen bezogen werden können, in der Forschung intensiv vorangetrieben. Heute lassen sich diese Veränderungen entweder als Ausdruck der emotionalen Störungen, die dem Krankheitsbild vorangehen, fassen oder auf den Gewichtsverlust bzw. die reduzierte Nahrungsaufnahme beziehen.« (Garfinkel und Garner 1986, S. 112).

Ein umstrittener Punkt in der wissenschaftlichen Diskussion ist zum Beispiel die sekundäre Amenorrhöe in den Fällen, bei denen das Sistieren der Menstruation dem Gewichtsverlust vorausgeht. Garfinkel und Mitarbeiter (1986) führen diese Amenorrhöe auf eine »emotionale Erregtheit« zurück, welche noch vor Beginn der Gewichtsabnahme bestehen soll. Diese Autoren stellen aber auch eine »unabhängige hypothalamische Abnormität« zur Diskussion. Freilich dürfte es manchmal recht schwierig sein, retrospektiv genaue Daten über den Beginn der Gewichtsabnahme bzw. das Sistieren der Menses von den anorektischen Mädchen zu erfahren. Zusammen mit möglichen genetischen Faktoren wird jedenfalls von einigen Forschern eine »biologische Vulnerabilität« unterstellt.

Hunger und Mangelernährung führen nicht nur zu körperlichen Störungen einschließlich des Hormonhaushaltes, sondern gehen auch mit typischen psychischen Veränderungen einher (Pirke und Ploog 1987). Die Erkenntnis, wie stark das komplexe Hungersyndrom nicht nur das hormonelle, sondern auch das psychopathologische Erscheinungsbild der Magersucht beeinflußt, gehört zu den wesentlichen Fortschritten in der Konzeptbildung der Magersucht der letzten Jahre. Die Verhaltensauffälligkeiten und Symptome nämlich, welche zum Beispiel die gesunden Versuchspersonen der berühmt gewordenen Minnesota-Studie (Keys et al. 1950) unter einer mehrere Monate andauernden Hungerdiät entwickelten, können auch als typisch für Anorexia nervosa gelten: Die Probanden beschäftigten sich in Gesprächen, Gedanken und Träumen überwiegend mit Nahrung. Einige sammelten Kochrezepte und faßten den Entschluß, Koch zu werden; einige hatten bulimische Episoden. Die Versuchspersonen wurden antriebslos, waren schlecht konzentriert; sie verloren an Selbstdisziplin, Aufgeschlossenheit und Ehrgeiz. Viele wurden affektlabil, irritierbar und ängstlich. Das breit angelegte Experiment hat also gezeigt, daß psychopathologische Auffälligkeiten von Patienten mit Anorexia nervosa nicht krankheitsspezifisch sind.

Noch eindrucksvoller als die Beobachtungen unter experimentellen Bedingungen sind die Zeugnisse von Menschen, die unfreiwillig dem Hunger ausgesetzt waren. Der Bericht von Horst-Eberhard Richter über seine Beobachtungen als Häftling wurde schon zitiert. Ausführlich hat sich H.H. Kornhuber in seinem Beitrag: Psychologie und Psychiatrie der Kriegsgefangenschaft, im III. Band der »Psychiatrie der Gegenwart«, 1961, mit Hunger auseinandergesetzt: »Hunger ist mit einer besonderen Stimmung verbunden: Der Hungrige ist gespannt, unruhig, aggressiv, der Gesättigte beruhigt und wohlgelaunt. Der Drang nach Nahrung kann die gesamte Persönlichkeit beherrschen, von der Wahrnehmung bis zum Werterleben und Verhalten. Vom Hungernden werden Nahrungsmittel bei tachystoskopischer Wahrnehmung schneller als andere Gegenstände erkannt, wie überhaupt die Wahrnehmung auch von Bedürfnisdruck und Stimmung abhängt. Die Phantasie von Hungernden kreist zwangsartig um Nahrungsbeschaffung und Essen. Dies kann sowohl ein Schwelgen im ›Gedankenschmaus‹, d.h. eine Ersatzbefriedigung durch Tagtraum, als auch zunehmende Ängstigung durch Hunger bedeuten. In diesen Tagträumen pflegt Fleisch eine geringere Rolle zu spielen als Kuchen und Süßigkeiten. Das Essen pflegt unter Hungernden das dauernde und einzige Gesprächsthema zu sein, das das Hauptthema des Soldaten, die Frau, gänzlich verdrängt. Es werden Kochrezepte gesammelt und ganze Kochbücher zusammengestellt. Mit wachsendem Hunger sinkt das qualitative Anspruchsniveau; Ungenießbares, nur scheinbar Sättigendes und unter normalen Umständen Ekelerregendes wird gegessen. Starker Hunger kann wie eine Sucht sein (...). Die meisten Hungernden essen gierig und rasch, einige aber, denen das Essen zum Hauptinhalt des Daseins geworden ist, entwickeln Techniken der Genuß- und Bedeutungssteigerung des Essens: Eßzeremonien, künstliche Verlängerung der Mahlzeiten durch

Aufteilung, Verlängerung der Vorfreude durch Verzögerung des Essens, Umzubereitung der schon fertig empfangenen Nahrung oder Eßfeste nach Aufsparung der wertvolleren Nahrungsteile (…). Menschenwürde, Scham und Hemmungen durch höhere seelische Bedürfnisse können unter dem Druck des Hungers zusammenbrechen (…).« (Kornhuber 1961, S. 666f.).

Kornhuber stellt die These auf, daß »Hunger seine volle Macht in der Motivation erst durch seine Bedeutung, d. h. aus der Situation des Hungernden, gewinnt, aus dem Wissen, daß das Verhungern droht.« (S. 666). Vergegenwärtigt man sich Verhaltensweisen von Magersüchtigen mit bulimischen Phasen, so muß man die Richtigkeit dieser These bezweifeln. Das Verschlingen ekelerregender, verdorbener oder schwer genießbarer Nahrungsmittel ist ebenso anzutreffen wie ungehemmtes Stehlen zur Nahrungsbeschaffung unter Bedingungen, die mit Menschenwürde schwer zu vereinbaren sind. Dieses Verhalten wird den Magersüchtigen nicht aus dem Wissen diktiert, daß das Verhungern droht, sondern sie gehorchen ausschließlich ihrer eigenen Psyche. Sicher ist es schier unbegreiflich, wenn ein intelligentes, wohlerzogenes junges Mädchen aus gutem Hause schließlich so weit kommt, Essensreste aus dem Abfalleimer zu fischen oder Erbrochenes wieder zu essen oder den eigenen Urin zu trinken. Die Mächtigkeit dieser Störung des Verhaltens könnte dazu verführen, einen Defekt in der zentralen Steuerung, eine Triebentgleisung dafür verantwortlich zu machen, wie zum Beispiel Schottky (1933) das getan hat. Den Kriegsgefangenen, die Kornhuber beschrieben hat, muß man nicht primär eine hypothalamische Funktionsstörung unterstellen, ihr Verhalten ist nachfühlbar, sie handeln unter von außen aufgezwungener Not. Magersüchtige handeln aus innerer Not. Vielleicht ist es ein Mangel an Phantasie, an Sich-hinein-versetzen-Können in seelische Notlagen eines Menschen, der uns die

Kraft des Willens zu ungewöhnlichen und abnormen Handlungen unterschätzen läßt.

Die Erkenntnis, daß eine Reihe von abnormen Verhaltensweisen und psychischen Störungen ausschließlich Folgen des Hungerns sind und nicht krankheitsspezifische Symptome der Magersucht, hat dazu geführt, daß die Gewichtszunahme als entscheidender Aspekt einer Behandlung gesehen wird. Gerade diese hungerabhängigen Symptome sollen es sein, welche die Krankheit aufrechterhalten, also quasi den Motor im verhängnisvollen circulus vitiosus darstellen (Garfinkel & Garner 1986). Daraus ergibt sich die Überzeugung vieler Experten, daß mit einer Psychotherapie jeglicher Art erst begonnen werden kann, wenn bei einem untergewichtigen Patienten ein bestimmtes Gewicht erreicht ist – oder, anders ausgedrückt: die »Auffütterung« sollte der Psychotherapie vorausgehen. Es bleibt allerdings unklar, wie hoch das Körpergewicht mindestens sein muß, bevor eine Psychotherapie beginnen soll, und es ist auch leicht einsehbar, daß bei der Unsicherheit und Fragwürdigkeit der Gewichtsideologie Empfehlungen kaum einen praktischen Wert haben. Strittig ist auch die Frage, auf welche Weise die Gewichtszunahme erreicht werden kann. Es hängt sehr vom Krankheitsverständnis eines Therapeuten ab, wie er dieses Problem löst. Klar und unmißverständlich äußern sich Otte und Freyberger in »Psychiatrie, Psychosomatik, Psychotherapie« (4. Auflage 1987): »Psychotherapie: Es empfiehlt sich grundsätzlich, jede Anorexia-nervosa-Behandlung durch Sondenernährung einzuleiten. Im Stadium der stärkeren Gewichtsreduktion wird dank einer konsequenten Sondenernährung schneller ein Gewichtsanstieg erreicht als durch Psychotherapie alleine. Die forcierte Wiederauffütterung kann unter Umständen auf den Patienten so traumatisch wirken, daß ihm zukünftig der weitere Umgang mit seiner Eßstörung quasi verleidet wird (…). Die Sondenauffütterung allein führt bei einem

Drittel der Patienten zu einer Besserung; bei einem weiteren Drittel der Patienten steht nach somatischer Stabilisierung die Anzeige zur stationären Psychotherapie, ambulanten, psychoanalytisch orientierten Gruppentherapie oder individuellen Psychoanalyse zur Diskussion (...).« (Otte und Freyberger 1987, S. 120). Diese generelle Empfehlung der Sondenernährung halten wir für sehr bedenklich, und zwar nicht nur, weil medizinische Komplikationen provoziert werden können. Es wird unmißverständlich ausgesprochen, daß die Behandlung abschreckend erlebt werden soll, also als Strafe gedacht ist. Wieder drängt sich der Verdacht auf, daß Sondenernährung als Machtmittel mißbraucht wird, um ein durch Frustration gestörtes Selbstverständnis eines mit Anorexiekranken beschäftigten Therapeuten wieder ins rechte Lot zu rücken. Garfinkel und Garner (1982) haben nicht nur auf die somatischen, sondern auch auf die psychischen Gefahren dieser Maßnahme aufmerksam gemacht und halten sie in jedem Fall für unnötig. Ähnlich äußern sich Meermann und Vandereycken (1987); natürlich schließt diese Einstellung nicht aus, daß bei einem bestimmten Patienten zur Abwendung einer akuten Lebensgefahr vorübergehend Sondennahrung zugeführt werden muß. Gleiches gilt für die sogenannte totale parenterale Ernährung, bei der die Gefahr lebensbedrohlicher Komplikationen größer, die der psychischen Traumatisierung aber geringer ist. Wie auch immer das Problem der Nahrungszufuhr, besonders bei stark untergewichtigen Patienten, gelöst wird, es ist nicht einzusehen, warum nicht von Beginn an Nahrungszufuhr von Psychotherapie begleitet werden soll.

Unterschiedlich akzentuierte ätiologische Konzepte werden auch in den vielfältigen pharmakotherapeutischen Versuchen in der Behandlung von Anorexia nervosa und Bulimie deutlich. So haben Hypothesen, welche die Magersucht in den Bereich affektiver Krankheiten rücken und als eine Form der (endogenen) Depression bezeichnen, zu Behandlungsversuchen mit Antidepressiva geführt. Auch die Bulimie wurde als Form einer affektiven Erkrankung angesehen und entsprechend behandelt. Andererseits führte bei Bulimie die Vorstellung des »Unbezwingbaren« von »Freßanfällen« zu dem Einsatz von Antikonvulsiva. Aus der Vorstellung, daß zentrale erregungsübertragende Systeme (Neurotransmitter) für die Regulierung der Nahrungsaufnahme eine große Rolle spielen, leiten sich entsprechende Behandlungsversuche ab. Abgesehen von der Fragwürdigkeit von Doppelblindstudien zur Überprüfung von Arzneiwirkungen bei einer Krankheit wie der Anorexia nervosa, müssen all diese Behandlungsversuche von vornherein als problematisch angesehen werden, welche auf der Hypothese einer Störung in der zentralen Steuerung oder einer affektiven Erkrankung beruhen. Auch haben Versuche einer systematischen Pharmakotherapie bei Anorexie und Bulimie keinen zweifelsfreien Erfolg gebracht. Bis heute hat sich keine allgemein akzeptierte Pharmakotherapie dieser Eßstörungen durchgesetzt. Diese passagere Anwendung von Psychopharmaka bei dem einen oder anderen Patienten, etwa zur Angstminderung oder als Antidepressivum, kann jedoch im Verlauf einer Behandlung hilfreich sein.

Die Gabe von appetitanregenden Medikamenten, einschließlich des Insulins, oder von Schilddrüsenhormonen sollte endgültig der Vergangenheit angehören; derartige Medikamente sind kontraindiziert. Für eine ausschließlich medikamentöse Behandlung von Magersucht oder Bulimie gibt es also weder eine wissenschaftlich fundierte noch eine empirisch begründete Basis. Auch dort, wo eine vorübergehende Medikation hilfreich sein mag, kann sie, ebenso wie erzwungene Nahrungszufuhr, eine Psychotherapie niemals ersetzen. Das Angebot ist reichhaltig: Es reicht von psychoanalytischen, gesprächstherapeutischen und verhaltenstherapeutischen Verfahren bis hin zu Körperwahrnehmungs-, Gestaltungs- und Tanztherapien und Hypnose. Individuum-orientierte Ansätze stehen system-orientierten familientherapeutischen gegenüber. Trotz dieser Fülle an Behandlungsmöglichkeiten gibt es bis heute kein allgemein anerkanntes Therapieschema der Eßstörungen (Hsu 1986). Monotherapien werden nicht mehr empfohlen; das gilt auch für die Psychoanalyse (Hilde Bruch 1986). »Mehrdimensionale« Therapiekonzepte herrschen vor. Es wird heute weitgehend als Grundsatz akzeptiert, daß die Behandlung die Beeinflussung der Eßstörung auf der einen Seite und die Bearbeitung der unmittelbar mit der Krankheit zusammenhängenden psychischen und sozialen Probleme auf der anderen Seite zu berücksichtigen hat.

Bei der Darlegung unseres Krankheitsverständnisses haben wir Anorexie als eine Art Sprache bezeichnet. Bleibt man bei dieser Metapher, so muß man feststellen, daß Gull, Lasègue und ihre Zeitgenossen mit dieser Sprache besser umgehen konnten als viele ihrer Nachfolger. Nimmt man 100 Jahre an therapeutischer Erfahrung, einschließlich der Irrwege, und berücksichtigt das reichhaltige Angebot der letzten 1 bis 2 Jahrzehnte, so läßt sich eine Hilflosigkeit nicht leugnen, bedenkt man die noch immer ungünstige Prognose. Sollte Magersucht wirklich eine Sprache sein, so ist es unerläßlich, daß der Sprechende und der Zuhörer miteinander ins Gespräch kommen, um sie gemeinsam zu verstehen.

7. Veränderungen in der Therapie

Die Darstellung unserer therapeutischen Konzepte und unseres praktischen Vorgehens soll kein Leitfaden oder gar Rezeptbuch für therapeutische Arbeit sein. Vielmehr möchten wir mit der Beschreibung unserer Therapie und dem Aufzeigen von Problemen im Umgang mit anorektischen und bulimischen Patientinnen einen weiteren Zugang zum Verständnis der betroffenen jungen Menschen und ihrer Bezugspersonen ermöglichen.

Wir entwickeln am Max-Planck-Institut für Psychiatrie in München seit 1982 Behandlungsprogramme für Eßstörungen. Über mehrere Jahre waren wir, wie andere, der Überzeugung, daß bei Patientinnen mit schwerwiegender anorektischer und bulimischer Symptomatik, einer mehrjährigen Krankheitsdauer und gescheiterten Vorbehandlungen nur eine mehrmonatige stationäre Behandlung erfolgversprechend sei. Entsprechend war unsere Vorgehensweise, bis wir in einer längeren stationären Behandlung auch Nachteile und Gefahren erkannten. 1987 haben wir eine, für uns wichtige Neuerung eingeführt. Das Therapieprogramm wurde in einem definierten zeitlichen Rahmen absolviert. Wir begannen damals mit einem »Drei-Phasen-Modell«, bestehend aus einer ambulanten Motivationsphase, einer zeitlich begrenzten stationären Phase und einer anschließenden ambulanten Phase. Für die stationäre Phase nahmen wir jeweils eine bestimmte Anzahl von Patientinnen am gleichen Tag in die Klinik auf, um sie am Ende der stationären Phase als geschlossene Gruppe zu entlassen (Gerlinghoff et al, 1988). Im

202

Herbst 1989 haben wir unsere Tagklinik für Eßstörungen eröffnet, nach unserer Kenntnis die erste in Europa. Die stationäre Phase wurde durch ein tagklinisches Programm ersetzt (Gerlinghoff at al, 1991). Durch die Ergänzung einer Selbsthilfephase im Anschluß an die ambulante Phase handelt es sich nun um ein »Vier-Phasen-Behandlungsmodell«. Im Frühjahr 1994 wurde der Tagklinikbetrieb in eigene Räume außerhalb des Klinikgeländes verlegt. Hier finden auch alle Aktivitäten mit ambulanten Patientinnen und deren Angehörigen statt. Auf dem gleichen Gelände stehen uns Wohnungen mit insgesamt 26 Wohnplätzen zur Verfügung. Aus der Tagklinik ist das Therapie-Centrum für Eßstörungen, TCE, geworden.

Das Therapiekonzept am TCE besteht aus:

einer Motivationsphase (4 Wochen),
einer tagklinischen Phase (4 Monate),
einer ambulanten Phase (4 Monate),
einer Selbsthilfephase (6 Monate).

Für jede dieser Phasen gilt: Soviel professionelle Hilfe wie nötig und soviel Eigenverantwortung wie möglich.

Motivationsphase

Es dauert häufig sehr lange, bis die Patientinnen eine Therapie beginnen. Wird die Eßstörung, Magersucht oder Bulimie, nicht als Krankheit erlebt, erscheint dies nur zu verständlich.

Aufzeichnungen von Patientinnen sprechen von Verzweiflung, Angst, Ohnmacht, Aggressionen und Ambivalenz-Gefühlen, die nicht ohne weiteres als Krankheitszeichen interpretiert werden:

»Manchmal empfinde ich eine vernichtende Verzweiflung und das Gefühl, untergehen zu müssen. Ich befinde mich in einem scheußlichen, grauen, öden, leeren und einsamen Niemandsland; ich bin schwach, mutlos, selbstunsicher, voller Komplexe. Es scheint alles so aussichtslos. Manchmal wünschte ich, ich wäre tot; warum bin ich nur zu feige, um Selbstmord zu begehen! Meine Angst wird immer größer. Ich glaube, nichts zu schaffen. Das Leben erscheint mir wie ein Rad, ein Rad, das alles fortreißt, aus dem man nicht heraus kann, weil es unaufhaltsam läuft. Ich fühle mich wahnsinnigen Anforderungen ausgesetzt, die ich nicht erfüllen kann. Ich brauche Hilfe, und zwar schnell, bevor ich wirklich vollkommen krepiere. Aber ich habe Angst, daß alle Hilfe zu spät kommt und mich nicht mehr erreicht.«

»Eine Hülle wandert durch die Gegend, eine starre Schale, nach außen stahlhart, abweisend, abschreckend; die Schale wird immer dicker, härter, undurchdringlicher. Würde es gelingen, ein Loch zu bohren, dann käme Lebensluft ins Innere. Doch vermag niemand ein Loch zu bohren, und nichts vermag den Eisblock zum Schmelzen zu bringen. Ich muß das Loch von innen bohren, nur ich kann das. Wenn ich von innen kämpfe und Lichter von außen kommen, dann wird es möglich sein, den Panzer zu sprengen. Aber zuerst muß ich anfangen, den ersten Schritt muß ich machen, auch wenn ich Angst habe, entsetzliche Angst; auch wenn es mir kotzübel ist. Ich will die Chance wahrnehmen. Ich will aufhören, mein Leben mit Seilen, Stricken und Eisenketten festzubinden und abzusichern. Ich hasse dieses Leben in absoluter Unfreiheit, wo es keine Gefühle und keine Identität mehr gibt. Da ist jemand, der mir Mut macht abzuspringen; er vertraut mir, daß ich es schaffe; er wird mich auffangen, falls ich abstürze. Das ist einmalig, so eine Chance kommt so schnell nicht wieder. Jetzt oder nie. Ich will mich fallenlassen.«

»Warum spucke ich nicht alles wieder aus, alles, was ich reingefressen habe, spucke es nicht denen ins Gesicht, die meinen, ich brauche diese Nahrung einzig und allein, und sonst nichts, obwohl ich anderes viel notwendiger bräuchte. Oh Illusion meiner Eltern. Wenn sie ißt, geht es ihr gut, wenn sie hungert, geht es ihr schlecht. Dann müssen wir sie zum Psychiater schleppen; dann hat sie einen Knacks, der muß beseitigt werden, damit sie wieder in unsere Idealfamilie paßt. Wenn sie ißt, braucht sie keinen Psychiater; dann muß sie auch nicht in die Klinik, egal, wie schlecht es ihr geht.«

Das erste Gespräch mit einem Therapeuten im TCE dient der Diagnosenstellung mit einem kurzen Überblick über Krankheitsverlauf und persönliche Lebenssituation sowie der Informationsvermittlung über die Therapie am TCE. Die Bereitschaft einer Patientin zur Therapie, ihre Therapiemotivation, hat für uns entscheidende Bedeutung. Fehlt eine Bereitschaft völlig, lassen wir sie wieder gehen, aus der Überzeugung, daß eine Psychotherapie gegen den Willen eines Menschen nicht möglich ist. Wir sind allerdings auch dann bemüht, den Betroffenen deutlich zu machen, daß sie sich jederzeit wieder an uns wenden können, wenn sie eine Behandlung wünschen. Erinnern wir uns an die Ideologie der Magersüchtigen, so wird die breite Kluft zwischen ihnen und den Therapeuten deutlich, die sie als krank identifizieren und behandeln wollen. Über einen langen Zeitraum ist die Magersucht für die Betroffenen Lebenssinn und Lebensinhalt. Sie ist Gradmesser ihrer Persönlichkeit und Leistungsfähigkeit, bedeutet Macht und Stärke, nicht aber Krankheit.

»Ich wehrte mich mit Händen und Füßen dagegen, in eine Behandlung zu gehen, noch dazu in eine Klinik. Ich setzte eine stationäre Behandlung gleich mit einer Art Gefängnis und Freiheitsentzug. Ich hatte die Vorstellung, daß man mich dort sowieso nur mästen würde und sonst gar nichts. Ich wollte mir meine Magersuchtswelt nicht nehmen lassen, eine Welt, in der ich sicher war, in der ich Bestätigung fand und wo mir keiner dreinreden konnte. Wenn ich mich auch manchmal in schlimmen Zeiten so schwach fühlte, daß ich glaubte, ohnmächtig zu werden, so empfand ich trotzdem das Gefühl der Überlegenheit. Ich hatte etwas Besonderes, etwas, das niemand nachempfinden konnte; ich konnte etwas, was die anderen nicht konnten: ich konnte auf's Essen verzichten. Ich war stärker als alle anderen. Die anderen kamen mir oft vor wie Tiere, die sich gegen den Trieb Nahrung nicht zu wehren wissen.«

Später, wenn das Negative der Eßstörung überwiegt, haben nicht wenige das Gefühl, allein schuld an ihrer Misere zu sein. Sie lehnen darum professionelle Hilfe ab aus der Überzeugung, sich allein helfen zu müssen. Selbst bei denen, die schließlich einer Behandlung zustimmen, ist die Motivation keineswegs in jedem Fall so stabil und tragfähig, wie sie als Basis für eine Psychotherapie notwendig wäre. Zu den fragwürdigen Motiven können u.a. zählen:

- dem Druck der Eltern nachgeben und sich ihnen zuliebe behandeln lassen;
- in eine Behandlung gehen aus Opposition gegen die Eltern;
- in der Psychotherapie etwas Exklusives, nicht aber einen Weg zur Bewältigung der Krankheit sehen;
- nur Teilbereiche der Krankheit überwinden wollen;
- den Beweis erbringen wollen, daß es keine Hilfe gibt.

Was aber ist eine angemessene Therapiemotivation? Es wäre überheblich, wollte ein Therapeut in einem ersten Gespräch darüber befinden. Es wäre aber auch eine Überforderung des Patienten, würde man die »richtige« Motivation zur Voraus-

206

setzung für die weitere Behandlung machen. Motivation zur Änderung erfordert bei vielen ein neues Verständnis der Krankheit und eine Vorstellung von dem therapeutischen Angebot und den eigenen Handlungsmöglichkeiten. Die Motivation zur Therapie, zu weiteren Änderungen bleibt ein Thema im Verlauf der gesamten Therapie. Am Anfang ist nicht die Beurteilung der Motivation das Problem, sondern die Hilfestellung beim Aufbau einer verbesserten Motivation.

Die Motivationsphase beginnt im Durchschnitt einige Wochen nach dem Erstgespräch und besteht aus einer wöchentlich stattfindenden zweistündigen Gruppensitzung. Die Gruppe umfaßt 24 Patientinnen mit den Diagnosen Anorexia nervosa oder Bulimia nervosa. Die Patientinnen werden über Inhalte und Ziele der Therapie informiert. Wir machen sie mit dem Therapiekonzept, den Grundsätzen unserer Behandlung und unseren Erwartungen an ihre Kooperationsbereitschaft vertraut. An den Sitzungen nehmen auch in der Therapie bereits fortgeschrittene Patientinnen teil. Es hat sich bewährt, Gruppen mit Patientinnen verschiedener Therapiephasen zu mischen. Die Fortgeschrittenen kennen noch die Ängste und Unsicherheiten vor der eigenen Therapie. Sie kennen die Verleugnungstendenzen und Illusionen und sie können aus erster Hand über den Ablauf der Therapie reden.

»Die Beispiele anderer zeigten mir einerseits, wie sehr mich diese Krankheit zerstören könnte, die ›Fortgeschrittenen‹ machten mir aber andererseits Mut für einen Weg aus der jetzigen verfahrenen Situation.«

»Während ich mich zu dieser Zeit verkrampft und angespannt unter dem Joch der Symptome fühlte, motivierten mich die ›Fortgeschrittenen‹ durch ihr gelöstes Verhalten und ihr sicheres Auftreten. Dies ist es mir wert, daß ich mich auf den beschwerlichen, langen Weg der Behandlung begeben will.«

Überraschend ist das Ausmaß der Hilfe durch Mitpatientinnen und »Fortgeschrittene«. Wir schwer wäre es für einen Therapeuten, ähnliche Sichtweisen in ersten Einzelsitzungen zu vermitteln! Zu leicht könnte eine Patientin in den Aussagen des Therapeuten nur eine Fortsetzung des elterlichen Argumentierens und des Drucks sehen – was wiederum vielfach erprobte Abwehrhaltungen provozieren würde. Mitpatienten haben es einfacher. Die »Fortgeschrittenen« sind nicht nur Hilfe für die »Neuen«, sondern die Mitarbeit in den Gruppen wird auch für die »Fortgeschrittenen« zum therapeutischen Hilfsmittel. Der eigene Weg wird bestätigt. Statt ausschließlicher Selbstbeschäftigung kann soziale Zuwendung erprobt werden; die Vielfalt der Wege in die Krankheit und aus der Krankheit wird im Austausch mit den »Neuen« wieder lebendig.

Jede Patientin entscheidet sich vor dem Hintergrund des ihr vermittelten Wissens über unser Krankheitsverständnis, die Therapiebausteine sowie die Rahmenbedingungen des TCE am Ende dieser Phase für oder gegen eine Therapie bei uns. Ausdruck der Bereitschaft, an dieser Therapie teilzunehmen, ist die Unterzeichnung eines Therapievertrages. Diese schriftliche Erklärung ist Voraussetzung zur Teilnahme an der anschließenden Tagklinikphase.

Krisenintervention

Eine diffizile Situation ist dann gegeben, wenn eine Patientin aus medizinischen Gründen sofort einer stationären Behandlung bedarf, sie aber ablehnt. Wir waren bisher glücklicherweise nicht gezwungen, rechtliche Maßnahmen in Form einer Behandlungspflegschaft einzuleiten. Ergeben sich in der Motivationsphase Anzeichen für gravierende medizinische Komplikationen, so sehen wir die Indikation für eine kurzfristige tagklinische »Intensivbehandlung« gegeben. Zeichen für eine Gefährdung können u.a. sein: in Kombination mit einem Gewicht von weniger als 60 % IBW: Aufmerksamkeitsstörungen, schwere Elektrolytentgleisungen, Herzkreislaufstörungen. Das Hauptziel dieser »Intensivbehandlung« ist es, eine vitale Bedrohung abzuwenden und die Aufnahme auf eine medizinische Intensivstation zu vermeiden. Inzwischen verlegen wir nur noch solche Patienten auf eine Intensivstation, die einer permanenten Überwachung der Herzkreislauffunktionen bedürfen. Der Ausgleich pathologischer Stoffwechselparameter muß ebenso behutsam vorgenommen werden wie die Zufuhr von Kalorien. Es ist zu berücksichtigen, daß der Organismus sich über Jahre an die chronische Mangel- und Unterernährung adaptiert hat, so daß eine zu rasche Normalisierung zu lebensbedrohlichen Komplikationen führen kann. Wir ernähren die Patienten weder parenteral noch mit Magensonde, sondern motivieren sie dazu, stündlich Nahrung zuzuführen.

Sobald mit Hilfe dieses Vorgehens eine erste Stabilisierung des körperlichen und psychischen Zustandes erreicht ist, werden die Patienten in der Regel nach 14 bis 20 Tagen wieder aus dieser teilstationären Behandlung entlassen. Sie nehmen dann ebenso wie die anderen Patienten in der ersten Phase an der 8tägig stattfindenden Motivationsgruppe teil. Zusammengefaßt sind die Ziele der ersten Phase:

- Motivation von Betroffenen und Angehörigen zur Therapie;
- Vertrautwerden mit dem therapeutischen Team und den anderen Gruppenmitgliedern;
- Kennenlernen der Patienten und Angehörigen aus anderen Therapiephasen;
- Aufklärung über das weitere therapeutische Vorgehen.

Tagklinische Phase

24 Patientinnen, die gemeinsam an der Motivationsphase teilgenommen und den Therapievertrag unterzeichnet haben, beginnen als geschlossene Gruppe die tagklinische Phase. Im Jahr finden drei Aufnahmen statt, jeweils am 1. Monat des Terzials. Während der intensiven tagklinischen Phase kommen die Patientinnen 7 Tage pro Woche, auch an den Feiertagen, morgens um 8.00 Uhr in die Klinik und verlassen diese gemeinsam um 17.00 Uhr. Diese tagklinische Phase ist zu verstehen als ein tägliches 8stündiges Verhaltenstraining, das nach einem klar strukturierten Stundenplan abläuft und weit über das Ziel der Gewichtszunahme und Behandlung des gestörten Eßverhaltens hinausgeht. Dennoch ist das Aufgeben der Symptome wichtiger Bestandteil der Behandlung und Voraussetzung für umfassendere Veränderungen auf allen Ebenen der Denk-, Gefühls- und Verhaltensmuster der Patientinnen. In der tagklinischen Phase wird mit einer Kombination der folgende Therapiebausteine gearbeitet:

Gesprächstherapie	Ernährungsprogramm
kreative Therapie	Körperwahrnehmungstherapie
Entspannungstraining	Förderung der sozialen Kompetenz
Selbstdokumentation	Familiengruppentherapie

Wohnprojekt

Die verschiedenen Therapiebausteine wirken in vernetzter Form zusammen. Einige therapeutische Aktivitäten finden in der Großgruppe statt, für andere wird die Gesamtgruppe in zwei Gruppen mit je 12 Patientinnen geteilt.

Die Patientinnen sind aktiv an der Organisation des tagklinischen Alltags beteiligt mit:

Küchen- und Einkaufsdienst, Hilfestellung und Rückmeldung untereinander bei der Modifikation eßgestörter Symptome. Mitbetreuung von Patientinnen in der Krisenintervention, Themenvorschläge für Gruppengespräche.

Hauptziele der Therapie sind die Analyse und Veränderung der anorektischen und bulimischen Symptome auf der einen und der verursachenden und aufrechterhaltenden Bedingungen auf der anderen Seite. Als Methoden kommen übende und gesprächstherapeutische Verfahren in Einzel- und Gruppentherapie zur Anwendung.

Übende Verfahren

Bevor das verhaltenstherapeutische Essensprogramm zum Wiedererlernen normaler Eßgewohnheiten beginnt, erstellen wir mit jedem Patienten eine Verhaltensanalyse seiner Symptomatik. Diese umfaßt neben der detaillierten Beschreibung des symptomatischen Verhaltens seine auslösenden, situativen und intrapsychischen Bedingungen sowie die dem Symptomverhalten unmittelbar und mittelfristig folgenden Konsequenzen. Auf diese Weise soll ein funktionelles Bedingungsmodell erarbeitet werden (Schulte, 1974), für das auch Informationen über Veränderungen der Symptomatik in dem zumeist mehrjährigen Krankheitsgeschehen von großer Bedeutung sind. Wir motivieren die Patientinnen, ihr anorektisches bzw. bulimisches Verhalten in charakteristischen Szenen vor der Videokamera oder für Dia-Aufnahmen darzustellen und zu kommentieren. Diese Aufnahmen können zu einer differenzierten Wahrnehmung der häufig subjektiv als »automatisch ablaufend« erlebten Verhaltensweisen beitragen. Außerdem lassen sie sich im therapeutischen Verlauf vielfältig nutzen, sowohl im Sinn der Selbstkonfrontation als auch im Rahmen der Gruppentherapie. Mit diesem Instrument gehen wir sehr sensibel

211

um. Wir motivieren die Patientinnen dazu, überreden sie aber nicht oder setzen sie gar unter Druck. Beim Betrachten der Aufzeichnungen kann es zu erheblichen Spannungszuständen kommen, wenn die Patientinnen sich auf diese »drastische« Weise erstmals mit ihren teilweise grotesken, bis dahin streng geheimgehaltenen Verhaltensweisen konfrontiert sehen.

Ernährungstherapie

Die Patientinnen verpflichten sich zu Beginn der tagklinischen Phase nicht nur, ihr gestörtes Eßverhalten aufzugeben, sondern zu- oder abzunehmen bzw. ihr Gewicht zu halten. Für jede Patientin wird in Absprache mit dem Team und der Gruppe eine Zielvorgabe hinsichtlich ihres zu erreichenden Gewichtes festgelegt. Um eine Überforderung der Patientinnen zu vermeiden, werden ihnen die Portionen zunächst zugeteilt. Im Verlauf der Therapie soll die Zu- bzw. Abnahme in kontinuierlicher Form mit 500 g bis maximal 1 kg pro Woche erfolgen.

Der Aufbau eines eigenverantwortlichen Eßverhaltens erfolgt in drei Stufen:

1. Stufe: Zubereitung der Mahlzeiten durch Diätassistentinnen
Portionierung der Mahlzeiten durch Therapeuten
Essen mit Therapeuten
2. Stufe: Mithilfe bei der Zubereitung von Mahlzeiten
Eigene Portionierung der Mahlzeiten nach Vorbild
Essen ohne Therapeuten
3. Stufe: Selbständige Zubereitung der Mahlzeiten
Selbständige Portionierung ohne Hilfe
Buffetessen
Restaurantbesuch
Kochen für alle Patientinnen und Therapeuten

Das Eßverhalten von Bulimie-Patientinnen ist gekennzeichnet durch Fasten auf der einen und Heißhungerattacken auf der anderen Seite. Auch sie müssen, ebenso wie die Anorexie-Patientinnen ihr gestörtes Eßverhalten abbauen und einen ungestörten Umgang mit Nahrung wieder neu erlernen. Das Eßprogramm ist darum für sie identisch mit dem der Anorexie-Patientinnen. Zur Beeinflussung der Heißhungerattacken werden folgende Maßnahmen eingesetzt:
Selbstbeobachtung der auslösenden Bedingungen,
Hilfestellungen zur Entwicklung individueller Bewältigungsstrategien,
Reizkontrolle,
Unterbrechen der automatischen Reaktionskette sowie Umgang mit Rückfällen.

Gedanken von Patientinnen über das Eßprogramm:
»Ich bin total erschöpft und fühle mich wie ein schwerfälliger Elefant. Überall rumort und drückt es in mir. Ich habe alles gegessen, bis auf den letzten Krümel. Ich esse mechanisch und willenlos, trotzdem muß ich zugeben, daß es eine Erleichterung ist, die Portionen vorgesetzt zu bekommen – dann muß ich mich nicht verantwortlich und schuldig fühlen. Aber ich kriege Schüttelfrost, und mir läuft es eiskalt den Rücken runter, wenn ich morgen an das Wiegen denke.«
»Die anderen sitzen da und krebsen mit ihrer halben Portion rum und kommen sich dabei so stolz vor, obwohl sie sich selbst bescheißen. Die eine hat eine Darmgrippe, und, ach, der Ärmsten wird nach zwei Bissen übel, und toll, wie sie sagt, daß sie ja so gerne die ganze Portion essen würde, wenn sie nur könnte! Ich hasse sie alle, wie sie in ihrem Essen rumstochern und nach einer Viertelportion qualvoll sagen, wie voll sie sind. Ich sitze da und würge meinen ganzen Teller runter. Es ist mir wurscht, was ich esse, ob Fischgräten, Hautfetzen... Ich wünschte, ich wäre in einem Trancezustand und

würde nichts mitkriegen. Das Essen wird nicht weniger, es scheint kein Ende zu haben. Ich fühle mich so mies, dreckig und abstoßend. Wie kann nur jemand Essen gut finden und es genießen!«

»Ich esse und esse und esse, und der Berg wird nicht kleiner; jeder Biß ist ein neuer Peitschenschlag. Ich bin wie eine Drogenabhängige mit Entziehungserscheinungen, nur umgekehrt.«

»Meistens geht es mir so, daß ich meine Portion mit mehr oder weniger Genuß esse. Dann spüre ich, wie die Nahrung in meinen Magen bzw. in meine Oberschenkel sackt und diese unförmig und wabbelig aufquellen läßt. Dieses Gefühl wird dann noch mit großem Appetit auf Schokolade begleitet. Das ist schlichtweg die Hölle für mich. Die einzige Erleichterung ist der Weg zur Toilette und alles wieder rauskotzen. Das mag paradox klingen, aber das Erbrechen, die Illusion, einen leeren Magen und dünne Oberschenkel zu haben, ist für mich eine Art Entspannung nach wie vor. Jedenfalls glaube ich, daß ich, sobald ich über der Kloschüssel hänge, extra alle Vernunftgründe verdränge, und zwar ganz bewußt. Ich will einfach krank bleiben, denn sobald ich gesund reagiere und nicht erbreche, tausche ich das Wohlbehagen des Sich-dünn- bzw. -schlank-Fühlens gegen das Gefühl von früher ein, eben wie ein Pferd und Trampel durch die Gegend zu latschen.«

»Seit Jahren habe ich mit meinem katastrophalen Eßverhalten gelebt. Ich hatte riesige Angst und natürlich grenzenlosen Ekel vor dem Essen. Doch im nachhinein finde ich es gut, daß möglichst wenig Aufhebens gemacht wird um das Essen hier in der Klinik. Die Angst vor dem ungewohnten Essen habe ich verloren. Ich habe einfach die Erfahrung gemacht, daß die Welt nicht untergeht, wenn ich Spaghetti esse, und vor allem, daß ich dann nicht am nächsten Tag zehn Kilo zugenommen habe. Das war immer meine absolute Horrorvorstellung.«

»Ich würde am liebsten einschlafen und morgen gesund und gierlos aufwachen. Es ist frustrierend, daß das nicht geht, und noch frustrierender, daß ich so bin, wie ich bin. Der entscheidende Punkt ist, die Hoffnung und den Hintergedanken aufgeben zu müssen, daß ich durch die Aufarbeitung irgendwelcher Probleme aus der Scheiße rauskomme, und das noch dazu mit so wenig Anstrengung wie möglich. Meine Eßstörung kann leider nicht verbal gelöst werden, sondern nur durch Handeln. Ich glaube, ich muß endlich kapieren, daß ich gegen eine ganz ordinäre Gier zu fressen ankämpfen muß und daß diese meine Lust und Gier nicht durch Aufarbeitung von Problemen vergeht, wie ich es mir immer erhofft habe. An diesen Glauben habe ich mich lange Zeit geklammert, aber der ist wohl eine Illusion.«

»Ich fühle mich im Moment total wißbegierig. Ich will Neues lernen, erkennen, aufbauen, erfahren und bewältigen. Ich finde das Zunehmen zwar grauenhaft und es macht mir irre Angst, aber ich will da durch. Ich spüre Hoffnung in mir, daß ich es schaffen werde, ans andere Ufer zu schwimmen und meine Krankheit zu bewältigen. Ich habe Hoffnung, am anderen Ufer etwas Schöneres, Erstrebenswerteres zu finden als dünne Oberschenkel und eine Bauchkuhle. Ich glaube, was ich finden will, bin ich selbst.«

Gesprächspsychotherapie

Das Krankheitsverständnis der Patientinnen reicht in der Regel, wenn sie in die Klinik kommen, nicht über die äußeren anorektischen und bulimischen Symptome hinaus. Entsprechend erwarten sie von der Therapie zu Beginn auch lediglich eine Normalisierung ihres gestörten Eßverhaltens. Dies gilt nicht für bereits vorbehandelte Patienten. Unser erstes therapeutisches Ziel ist es daher, parallel zur Symptombehandlung das Krankheitsverständnis zu vertiefen. Neben der einmal wöchentlichen Einzeltherapiesitzung nehmen die Patientinnen an mehreren, jeweils unterschiedlich zusammengesetzten Gruppentherapiesitzungen teil. Dazu gehören: die Tagklinikgruppe, die kombinierte tagklinisch-ambulante Gruppe und die Familiengruppe. Ziel der Gesprächspsychotherapie ist die Rekonstruktion der Bedingungen, die in der individuellen Entwicklungsgeschichte das komplexe Krankheitsgeschehen verursacht und ausgelöst haben und es weiter unterhalten. Aus der Analyse der Krankheitsursachen und -bedingungen ergeben sich Anhaltspunkte für die anzustrebenden Veränderungen. Hierbei geht es um das schrittweise Erlernen und Erarbeiten von Lösungsmöglichkeiten für individuelle und interindividuelle Schwierigkeiten sowie eine Korrektur verzerrter Einstellungen und Annahmen. Es werden sowohl Prozesse zur vertiefenden gedanklichen und emotionalen Einsicht gefördert als auch Schritte zur konkreten Veränderung von äußeren Lebensbedingungen gezeigt. In den Gruppensitzungen können die Patienten sich gegenseitig in ihren Bemühungen unterstützen, zur Lösung der Probleme zu gelangen, und gleichzeitig an dem Lösungsversuch der jeweils anderen lernen.

Wir leiten die Patienten an, sich nach jeder therapeutischen Sitzung schriftliche Aufzeichnungen zu machen, eigenständig das Besprochene zu reflektieren und problemzentrierte Themen schriftlich zu bearbeiten. Wir halten therapiebegleitende persönliche Aufzeichnungen von Patienten im Verlauf einer Psychotherapie für einen wichtigen Beitrag im Sinn der Krankheitsbewältigung. Die Entlastungsfunktion, die das Schreiben über sich selbst haben kann, das assoziative Denken und Erinnern, das es in Gang setzt, sowie die potentielle Erkenntnisförderung wirken sich positiv auf die Therapie aus. (Gerlinghoff, 1985). Zunächst ist es häufig schwer, die

Patientinnen zum Schreiben zu motivieren, weil sie Angst haben, über sich und ihre Familie nachzudenken, aus Angst, auf Negatives zu stoßen, was ihrem Wunsch, perfekt zu sein und aus einer ebenso perfekten Familie zu stammen, entgegensteht. Im Verlauf der Behandlung wird das Schreiben jedoch für die meisten zu einer positiven Erfahrung in der Auseinandersetzung mit sich selbst. Am Ende der Behandlung sollte jeder Patient sein »Therapiebuch« geschrieben haben. Patienten können darin nicht nur die Ursachen ihrer Erkrankung und deren Bewältigungsschritte nachlesen; für nicht wenige wird das »Therapiebuch« zum Leitfaden der Auseinandersetzung mit Problemen und der Bewältigung von Konflikten. Die hier aufgeführten Texte von Patienten sind im Verlauf der Therapie geschrieben worden. Die Gruppengespräche beeinflussen natürlich nicht nur das Denken der Magersüchtigen, sondern auch ihre Art, sich auszudrücken, zu schreiben. Von daher mag sich mancher Leser den »erstaunlichen« Schreibstil dieser Berichte erklären. Andererseits hat es uns überrascht, daß viele Betroffene, die das Buch »Magersüchtig« (Gerlinghoff, 1985) gelesen haben, die darin enthaltenen Passagen von Patienten in ihren Zuschriften immer wieder mit den Worten kommentieren: Das hätte ich Wort für Wort so schreiben können. – Das hätte seitenweise von mir sein können.

Körpertherapie

Störungen in der Wahrnehmung des eigenen Körperbildes können als Kardinalsymptome der Anorexia nervosa angesehen werden und spielen auch bei der Bulimia nervosa eine wichtige Rolle. Der eigene Körper hat im Erleben der Patientin einen hohen Stellenwert. Er wird jedoch permanent abgewertet, manipuliert, aufgeteilt in angenehme und unangeneh-

217

me Regionen und verzerrt wahrgenommen. Sportliche Aktivitäten dienen zur Gewichtsreduktion und werden häufig zwanghaft und exzessiv betrieben, ohne daß dieses Verhalten problematisiert wird.

Hauptziele der körperorientierten Therapie am TCE liegen in der Bewußtmachung der Störung und deren Bearbeitung durch verhaltensorientierte Maßnahmen, wobei Techniken und Prinzipien aus der konzentrativen Bewegungstherapie Anwendung finden.

Die Körperwahrnehmungstherapie findet in zwei Gruppen mit je 12 Patientinnen unter Leitung einer Körperwahrnehmungstherapeutin und einer Tanztherapeutin im Umfang von acht Stunden pro Woche statt.

In jeder Sitzung werden gemäß einem feststehenden Programm verschiedene Körperteile betrachtet, bewegt und berührt. In Beziehungsspielen wird geübt, Kontakt zu anderen aufzunehmen, Nähe in einer individuell angenehmen Form zu erleben, die eigenen Grenzen zu erkennen und zu behaupten. Zum Abschluß der Therapie wird erneut nach der Einstellung zum Körper gefragt, um individuellen Therapieerfolg bewußt zu machen und das weitere Vorgehen für noch vorhandene Defizite entwickeln und planen zu können.

Kunsttherapie

Die Kunsttherapie spielt in unserem Modell eine wesentliche Rolle. Eßgestörte junge Menschen haben nicht nur eine gestörte Wahrnehmung was ihren eigenen Körper betrifft, meist ist auch ihre Fähigkeit beschränkt oder verarmt, die Umwelt in sinnlicher Differenziertheit wahrzunehmen. Sie verhalten sich nicht nur ihrem eigenen Körper gegenüber feindlich, sondern sind abweisend gegenüber Berührungen durch andere. Sie nehmen Musik oder Poesie oder irgendein Kunstwerk in sich auf, wenn es das Diktat der Bildung oder der kulturelle Anspruch der Eltern erfordert, aber ohne eigene emotionale Bewertung. Eßgestörte sind fast immer hervorragend verbalisiert, wissen gut Bescheid über ihre Krankheit samt analytischer Interpretation, aber sie sind nicht in der Lage, eigene Gefühle zu ergründen und zuzulassen oder sogar sie auszudrücken. Eine wichtige Aufgabe der Behandlung ist es also zunächst einmal, Kreativität in bezug auf sich selbst anzuregen und zu locken. Die Therapie findet in zwei Gruppen von je 12 Teilnehmerinnen unter Leitung eines Kunsttherapeuten im Umfang von acht Stunden pro Woche statt. Sie haben im TCE für die Kunsttherapie einen eigenen großen, sehr hellen Raum, eine Werkstatt, in der Materialien, Werkzeuge sowie mehrere geeignete Arbeitsflächen vorhanden sind. Dort lernen unsere Patientinnen, sich mit gestalterischen, nichtsprachlichen Mitteln auszudrücken und mitzuteilen. Farben, Formen, Oberflächenmaterialien erhalten wichtige Funktionen für die Aussagen, die jede Patientin machen will. Die Arbeit verlangt keine speziellen Kenntnisse oder Fertigkeiten. Wichtig ist der Gestaltungsprozeß und nicht das schöne Ergebnis.

Darüber hinaus haben wir den Anspruch, unseren eßgestörten Patientinnen eine räumliche Umgebung, ein Milieu zu bieten, in dem sie zu eigenen Ideen angeregt und zu gestalterischer Verwirklichung dieser Ideen ermuntert werden. Das TCE ist in schön gestalteten, klar strukturierten, modernen Räumen untergebracht. An den Wänden der Gänge und in den Gruppenräumen hängen Bilder, die von den Patientinnen als Einzel- oder Gruppenbilder gemalt wurden. Diese Bilder können ausgetauscht werden, wenn eine neue Gruppe neue Bilder geschaffen hat. In ein paar Räumen gibt es große Pinnwände für Kritzel- und Vorstellungsbilder. Viele Besucher sind, wie wir selbst, beeindruckt von der Ausdruckskraft bildhafter Symptombeschreibungen und der

Eindringlichkeit gestörter Selbstwahrnehmung. Zur Ausgestaltung des tagklinischen Lebensraumes, die Aufgabe der Patientinnen ist, gehört es, täglich zu den verschiedenen gemeinsamen Mahlzeiten den Eßtisch zu gestalten. Das ist eine Aufgabe, zu der die Betroffenen immer wieder angeregt werden müssen. Zu viele Jahre haben bei den meisten heimliche Eßrituale, hastiges Verschlingen von Lebensmitteln, karge Arrangements, kalorienarme Knäckebrotscheiben mit Gurke den Vorgang der Nahrungsaufnahme geprägt. Daß Geschirr ausgewählt, ein Tisch großzügig gedeckt und mit Blumen geschmückt werden kann, daß eine Schale mit Obst eine sinnhafte Verlockung sein kann, müssen viele erst neu lernen. Auch für Blumen müssen sie sorgen, zur Zeit in zwei großen Bodenvasen, und dabei lernen, daß man auch auf diese Weise ein Lebensgefühl ausdrücken kann. Es ist uns ein Anliegen, daß psychiatrische Behandlung auch in einem angenehmen, persönlich gestalteten, anregenden Ambiente, von schönen Formen und klarem Design umgeben, möglich ist, aber auch, daß es den Eßgestörten nach erfolgreicher Behandlung besser geht als vor der Erkrankung. Kunsttherapie ist dabei nicht wegzudenken.

Sozialtraining

Um auf den verschiedenen Gebieten praktischer Lebensbewältigung Wissen zu vermitteln, Kompetenzen zu fördern, Interessen anzuregen, realistische Ziele zu definieren und Ängste abzubauen, nehmen die Patientinnen einmal in der Woche an einer dreistündigen Gruppensitzung teil.

Zu Anfang der Therapie wird der individuelle Sozialstatus einer Patientin beschrieben. Defizite, Wünsche und konkrete Ziele werden formuliert und dokumentiert. Auch in diesem Bereich ist es ein wichtiges Ziel, Eigeninitiative zu locken.

Wir wählen mit den Patientinnen zusammen verschiedene Themen aus. Die Patientinnen sammeln Informationen und bereiten jede Sitzung vor, halten Referate und fertigen schriftliche Arbeiten wie zum Beispiel Bewerbungsschreiben an. Von therapeutischer Seite aus werden Informationen vermittelt, besondere Probleme besprochen und schwierige Situationen im verhaltenstherapeutischen Rollenspiel geübt. Es bilden sich Arbeitsgruppen zu bestimmten Themen. Ebenso wird die Planung und Durchführung von Freizeitaktivitäten geübt. Der Umgang mit Widerstand und Vermeidung auf der Handlungsebene ist von zentraler Bedeutung, da die Patientinnen hier mit ihren Verhaltensdefiziten, ihrer oft schwierigen sozialen Situation, einer geringen Frustrationstoleranz und einem zum Teil überhöhten Anspruchsniveau konfrontiert werden.

Familie und Therapie

Viele Eltern sind zunächst der festen Überzeugung, den »Hungertick« ihrer Tochter allein, ohne therapeutische Hilfe, in den Griff zu bekommen, zumal sie ihren Erziehungsstil nicht in Frage stellen. Nicht wenige neigen dazu, sich allerorten über Magersucht und Bulimie zu informieren. Sie kennen die gängigen Zeitschriftenartikel und Bücher, manche besuchen sogar Tagungen und Kongresse, auch wenn diese nur für Fachleute bestimmt sind. Eltern stellen immer wieder die Frage nach geeigneten Maßnahmen, wie sie ihrer Tochter im familiären Bereich zu einem vernünftigen Eßverhalten verhelfen können. Sie möchten die Fäden in der Hand behalten und die Kontrolle über ihr Kind nicht hergeben. Sie sind lange Zeit der Überzeugung, Hungertick oder Heißhungerattacken seien die einzige Problematik ihrer Tochter. So wenden sie sich, von Ausnahmen abgesehen, zunächst an Hausärzte und Internisten mit dem dezidierten Wunsch, mit den üblichen Heilmethoden der Eßstörung ein möglichst schnelles Ende zu machen.

Viele Eltern wollen nicht einsehen, daß es sich bei der Magersucht und Bulimie um psychische Krankheiten handelt, nicht zuletzt deshalb, weil sie sich dadurch verletzt, gekränkt und bloßgestellt fühlen. Sie lehnen oft eine Psychotherapie aus einer tiefsitzenden Voreingenommenheit ab; sie haben negative Assoziationen an schon einmal Gehörtes oder Gelesenes und empfinden eine behandlungsbedürftige Krankheit in der Familie als persönliche Niederlage und Schande – im Unterschied zu einer somatischen Krankheit. Für nicht wenige bedeutet Psychotherapie sogar eine existentielle Bedrohung. Denn Psychotherapie birgt die Gefahr von Veränderungen und kann im schlimmsten Fall die Trennung von diesem geliebten und nach wie vor für das eigene Leben gebrauchten Kind bedeuten. Mester bemerkt dazu: »Die Mütter (aber auch die Väter) scheinen manchmal – zumindest im übertragenen Sinn – eher bereit zu sein, den Jugendlichen sterben zu lassen als ihm zu gestatten, ein weitgehend unabhängiges Leben zu gestalten. Er darf nicht vom Objekt zum Subjekt werden«. (Mester, 1981, S. 198).

Verzweiflung, Hilflosigkeit, Schuldgefühle, aber auch Wut, Aggressionen und Verachtung werden in den Eltern durch die psychische Krankheit ihrer Tochter ausgelöst:

»Anfangs redeten meine Eltern mir gut zu, aufzuhören. Schließlich zog mein Vater sich depressiv zurück, und meine Mutter verbarg ihre Verzweiflung hinter der Maske von Verachtung. Sie machte sich offen lustig über mein anorektisches Verhalten und meine zu starke Bindung an sie. Ihr Spott tat mir unendlich weh. In einer solchen Situation bin ich auf sie losgegangen und habe sie geschlagen. Anfangs hat sie mich auch geschlagen; später sagte sie, sie wolle mich nicht mehr anfassen, was mindestens ebenso schlimm war.«

»Meine Mutter empfand Ekel und Verachtung für meine Schwäche, mein Frieren und meinen dünnen Körper. Für sie war die Krankheit Flucht vor den Anforderungen des Lebens. Das entsprach nicht ihrem Ziel, mich zu einem starken, leistungsfähigen Menschen zu erziehen. Schließlich empfand sie die Magersucht als persönliches Versagen und kämpft nun seit Jahren mit starken Schuldgefühlen, die sie nicht selten gegen mich ausspielt.«

Einige Mütter fassen ihre Empfindungen zusammen:
»Die Magersucht machte mir entsetzliche Schuldgefühle. Ich sah keinen Sinn mehr zu leben, da ich offensichtlich ein Leben zerstört hatte. Da für mich Familie Lebensinhalt und Erfüllung bedeutete, war alles sinnlos geworden. Ich fühlte mich mehr als überflüssig und hatte in dunklen Augenblicken oft die fixe Idee, alle von mir erlösen zu müssen. Manchmal fühlte ich mich auch ungerecht behandelt. Es passierte, daß alle gleichzeitig auf mich einschlugen und mein Mann sich hinter den Kindern duckte. Ich fühlte mich so verdammt allein und unverstanden, das ließ mich fast verzweifeln. Ich war immer für alles und alle zuständig gewesen und zum Schluß doch immer die Dumme. Mein Mann wusch sich die Hände in Unschuld und machte sich bei den Kindern Liebkind. Mich machte diese Magersucht völlig hilflos. Ich wußte nicht, auf welche Weise ich meiner Tochter begegnen sollte, um nicht alles noch schlimmer zu machen, als es ohnehin schon war.«
»Wir waren uns sehr bald im klaren darüber, daß unsere Tochter Magersucht hatte, aber darüber, daß ich dagegen gar nichts tun konnte, war ich mir nicht klar. Ich stritt mit ihr um jedes Stückchen Brot, versuchte, ihr die ewigen Gymnastikübungen und Hindernisläufe auszureden, aber ich konnte sie nicht erreichen. Je mehr ich auf sie einredete – und ich gab mir jede erdenkliche Mühe, um sie wieder zur Vernunft zu

bringen –, desto unerreichbarer wurde sie für mich; d.h. sie hörte sich meine Rede an, nickte beifällig und machte anschließend genau das Gegenteil von dem, was wir besprochen hatten. Ich mußte zusehen, wie sie sich innerhalb kürzester Zeit in einen Roboter verwandelte, der mit meiner Tochter kaum noch etwas zu tun hatte. Ich empfand Trauer, Mitleid und vor allem Hilflosigkeit, später aber auch Wut und Aggression, als ich merkte, wieviel Macht sie mit der Magersucht über unsere ganze Familie hatte.«

»Zunächst glaubte ich, eine Welt stürze für mich zusammen. Es war mir, als ob ich die größte Niederlage meines bisherigen Lebens erfahren hätte. Ich kam mir vor wie ein Baumeister, der 20 Jahre lang an einem wunderschönen Bauwerk maßgeblich mitgeplant und mitgebaut hatte, nun aber vor einem Trümmerhaufen stand, weil ein großer Teil dieses gelungenen Werkes eingestürzt war. Zunächst überkamen mich massive Schuldgefühle; ich fühlte mich einsam, fremd, unverstanden, mißverstanden und zutiefst verletzt. Ich war vollkommen verunsichert und hilflos.«

»Ich hatte mein Kind auf Rosen gebettet, nun mußte ich erkennen, daß es an dem Duft erstickt war…«

Wir versuchen, die Familien mit in die Behandlung einzubeziehen. In der Praxis ist dies häufig schwierig. Neben äußeren Hindernissen, wie zum Beispiel zu großer räumlicher Entfernung von der Klinik, sind es vor allem innere Probleme, die sich einer Familientherapie entgegenstellen. Jeden Sonntag laden die Patientinnen aus der Tagklinikphase zu einem gemeinsamen Gruppengespräch zwischen Patientinnen, Angehörigen und Therapeuten, dem sogenannten Sonntagsfrühstück, ein. Ziele dieser Treffen sind die Informationsvermittlung über das Krankheits- und Therapieverständnis am TCE, Abklären der gegenseitigen Erwartungen, diagnostische Materialsammlung und das Aufzeigen von möglichen Rollen oder Beziehungsmodifikationen. Vor der eigentlichen Gruppensitzung laden die Patientinnen zu einem selbst angerichteten Brunch ein. Gemeinsam zu essen und sich dabei zu unterhalten stellt nach oft jahrelangen Kämpfen schon ein wichtiges therapeutisches Ereignis dar. Die Patientinnen sprechen untereinander ab, wann und wie oft bestimmte Angehörige, zum Beispiel nur Väter oder nur Geschwister, eingeladen werden.

In der ambulanten Behandlungsphase ist es für Angehörige und Patientinnen möglich, an einer 6monatigen geschlossenen Familientherapiegruppe teilzunehmen. Sie vertieft, was während der Tagklinikphase erarbeitet wurde. Arbeitsschwerpunkte sind die Bearbeitung gestörter Kommunikationsmuster innerhalb der Familie, die Problematisierung rigider Familiennormen und das Ansprechen tabuisierter Problembereiche. Nach Abschluß der Familientherapiegruppe kann eine Familienselbsthilfegruppe besucht werden.

Wir haben die Erfahrung gemacht, daß Gruppengespräche unter verschiedenen Familien zur Krankheitseinsicht sowie zur Einstellungs- und Verhaltensänderung mehr beitragen, als Gespräche mit einzelnen Familien, die immer wieder Gefahr laufen, sich auf Schuldzuweisungen und Rechtfertigungen zu beschränken. Das Verbindende ist, eine eßgestörte Tochter zu haben sowie die Erkenntnis gemeinsamer Probleme in der Lebens- und Familiengeschichte. Die Gespräche, die alle akuten Fragen und Probleme betreffen, werden mit erstaunlicher Offenheit geführt. Häufig erkennen Eltern die eigenen Familienprobleme im Spiegelbild einer anderen Familie besser. Wir erleben es oft, daß Mütter und Väter, die sich bereits ein tiefergehendes Krankheitsverständnis erworben haben, andere Eltern, die noch in der Anfangsphase sind, leichter überzeugen können als der Therapeut. Unsere Patientinnen empfinden es häufig als weniger belastend, sich zunächst mit anderen Müttern und Vätern auseinanderzusetzen als mit den eigenen Eltern. Eltern begegnen einem anderen Mädchen gelegentlich zugewandter und verständnisvoller als der eigenen Tochter, bei der sie schnell geneigt sind, sich zu rechtfertigen oder gekränkt zu reagieren. Die Familiengruppensitzungen bieten auch den Patienten, deren Eltern nicht daran teilnehmen, die Möglichkeit sich direkt mit der Eltern- und Familienproblematik auseinanderzusetzen.

Gemeinschaftsleben

Nicht zuletzt ist das Erleben von Gemeinschaft mit den daraus resultierenden positiven und negativen Emotionen ein wichtiger Aspekt der tagklinischen Behandlung. Von Anfang an ist es unser Anliegen, die Solidarität unter den Betroffenen im Sinn einer gemeinsamen Krankheitsbewältigung anzuregen und zu fördern. Das gilt für alle Phasen der Behandlung und kommt in den vielfältigen Gruppenaktivitäten zum Ausdruck. Zweifellos ist die Kontaktaufnahme während der tagklinischen Phase am intensivsten. Das Zusammenleben in einer Gruppe Gleichgesinnter, der Austausch untereinander, das Solidaritätsgefühl auch in den Auseinandersetzungen mit dem therapeutischen Team bieten eine Vielzahl von Möglichkeiten, die Krankheit zu bewältigen, die über die therapeutischen Aktivitäten wie Einzel- und Gruppentherapie hinausgeht. Sie reichen von beginnenden freundschaftlichen Beziehungen bis hin zu schwersten Aggressionsausbrüchen; sie reichen vom Bemühen, sich gegenseitig zu helfen und zu unterstützen bis hin zu harten Konkurrenzkämpfen und dem Rivalisieren um jeden Preis. Sie umfassen die vielfältigen Interaktions- und Kommunikationsstörungen der Erkrankten mit den erprobten Mechanismen, ihr niedriges Selbstwertgefühl zu kompensieren und zu überspielen.

Die folgenden Aufzeichnungen offenbaren einige dieser Erfahrungen:

»Immer wieder bin ich geneigt, mich in mein Elendsein zu flüchten und zu hungern. Immer wieder möchte ich für meine Umwelt das sichtbar verhungerte Problemkind bleiben. Ich will, daß man über mich redet und sich Gedanken über mich macht. Auf diese Art und Weise habe ich mir viele Jahre Zuwendung erpreßt. Ich möchte auch hier in der Gruppe im Mittelpunkt stehen.«

»Ich wurde heute von einer Neuen, dünner als ich, taxiert. Prompt fühlte ich mich dick und fett, obwohl ich mich vorher richtig wohl gefühlt hatte und ihr Anblick mich erschreckte und ekelte. Zack dachte ich: Du bist nicht so krank, sie ist noch kränker als du. Und wieder der Wahnsinn, auch hier Konkurrenz: je dünner, desto kränker – desto mehr Berechtigung auf Hilfe und Behandlung. Wenn ich hungere, glaubt jeder, daß ich Probleme habe – dann werde ich wahrgenommen.«

»Es ist mir heute wieder einmal bewußt geworden, wie teuflisch selbstzerstörerisch und gefährlich diese Krankheit ist und wie sie in einer Sackgasse endet. Dieses arme, ausgemergelte, zerbrechlich kleine Wesen, das neu gekommen ist zur Kriseninterventionen! Sie ist so hilflos, unendlich verletzt, kurz vor dem Sich-Wegschmeißen. Das erschüttert mich zutiefst. Ich sehe sie so ganz am Anfang, vor dem langen Kampf gegen die Krankheit und für das Leben. Es macht mich hilflos und fassungslos, wie ich sie sehe und höre. Sie tut mir unheimlich leid. Ich fühle mich aber machtlos. Zuerst hat sie mich aggressiv gemacht, jetzt fühle ich nur noch Mitleid. Sie ist so weit weg von sich, sie kann niemanden an sich heranlassen, läßt kein Gefühl zu. Sie redet sich dauernd vorne rein und hinten wieder raus und merkt es nicht einmal. Sie ist permanent auf der Flucht und weiß nicht, wohin sie flüchtet. Wir saßen alle da und waren hilflos. Es ist ein schlimmes Gefühl. Sie flüchtet vor sich selbst und vor uns.«

»Das Zusammensein mit den anderen Patientinnen, unsere Gespräche bedeuten mir viel. Ich habe so etwas vorher noch nicht erlebt, obwohl ich schon etliche Therapien hinter mir habe. Ich muß mich nicht verbergen oder rechtfertigen, ich werde sowieso von den anderen schonungslos erkannt und durchschaut, aber auch angenommen. Diejenigen, die sich schon etwas aus der Krankheit herausgearbeitet haben, machen mir viel Mut und geben mir viel Hoffnung. Gewisse krankhafte Verhaltens- und Denkweisen, die ich an anderen erkenne, machen mir meine eigenen aufs schärfste bewußt. Die Gemeinsamkeit aber ist schön. Wie konnte ich nur der Überzeugung sein, daß ich als Einzelwesen existieren möchte!«

»Der Haß in mir wird immer größer. Es ist doch wurscht, ob die anderen das gleiche verlogene Stück Dreck bleiben, das sie jetzt sind! Sie sollen es gar nicht schaffen, aber ich will! Ich will erfolgreich sein und sie alle übertrumpfen. Mein Gott, wie kann man nur so denken! Ich will alle anderen verletzen und ihnen wehtun; ich will sie quälen und mich rächen für all das, was mir in meinem Leben angetan worden ist. Ich nutze ihre wunden Punkte aus: Sie sollen leiden, ich will sie fertigmachen. Wieso reagiert nur keiner und schreit mich an? Aber jeder duckt sich nur und gibt mir recht, ja und amen. Typisch für uns.«

»Mich belastet die Diskrepanz zwischen ihrem Sagen und Tun während der Mahlzeiten unheimlich. Sie sagt, das Essen sei ihr zuviel, und sie schaut unter gesenkten Lidern genau auf meinen Teller, als wenn sie alles verschlingen wollte. Sie macht Konversation, nimmt aber beim Sprechen den Kopf und die Augen nicht hoch, so sehr ist sie auf das nächste Reiskorn konzentriert, das sie dann, zur Hälfte in Soße getunkt, in ihre Fratze schubst. Sie schabt Korn für Korn von der Gabel und beteuert gleichzeitig, wie toll es ihr schmeckt. Für mich ist die Situation bei Tisch unerträglich. Auch das Schreiben hilft mir jetzt nicht so recht. Ich habe schon wieder Horror vor der nächsten Mahlzeit, vor ihren gierigen Blicken auf meinen Brei und dem infantilen Staunen, wie schön rund und rot die Äpfel sind. Oft habe ich den Eindruck, daß sie zu schwach ist, Messer und Gabel anständig zu halten; im gleichen Moment aber springt sie getrieben auf und verlangt irgend etwas, und zwar jetzt und sofort, sonst fängt sie womöglich an zu plärren.«

»Manchmal steigt eine mich fast bewußtlos machende Aggression vom Magen her in mir auf – immer weiter, bis sich mein Kopf zum Platzen anfühlt, so, als wenn ein Ballon in mir aufgeblasen würde, der meinem Körper eine ungeheure Kraft verleiht und gleichzeitig alles lähmt. Das Gefühl ist einfach zum Platzen, es zerfetzt mich innerlich; es wird mir dabei richtig schwindlig, und ich sehe Sternchen.«

»Wir haben heute in der Gestaltungstherapie eine Märchenfigur gemalt, die wir sein wollten. Mir fiel Schneewittchen ein. Im Gruppengespräch danach hat jeder einen Zipfel seiner Geschichte offenbart. Ich fand alles ganz schön blutrünstig. Eigentlich ging es nur um Mord in jeder Geschichte, und weil wir alle unsere Mütter und/oder Väter nicht umbringen können – viele von uns wagen das kaum zu denken und auszusprechen -, töten wir uns selbst. Mir kam der Gedanke, eine Maschinenpistole zu holen, und sobald einer dieser Eltern die Klinik betritt, ihn gnadenlos von hinten oder von vorn zu erschießen, ohne Kommentar.«

Die Aggressionen, die hier zum Ausdruck kommen, sind sicher dazu angetan, beim Leser Entsetzen oder Beklemmung hervorzurufen. Aber wenn man bedenkt, daß die jungen Menschen, die sie äußern, jahrelang in einer Scheinwelt von Perfektion, Harmonie und Frieden gelebt haben, in der sie alle starken Gefühle - natürliche und vor allem auch negative

– unterdrücken mußten, verwundert es einen nicht, daß sich dieser Emotionsstau im Laufe des Selbsterkennungsprozesses Bahn bricht. Wie die Aussagen zeigen, werden Aggressionen nicht nur bewußt erlebt, sondern, indem sie in dieser fast brutalen Direktheit geäußert werden, auch zugelassen und angenommen.

Ambulante Phase

Im Anschluß an die tagklinische Phase findet eine ambulante Weiterbehandlung statt. Sie basiert vornehmlich auf der Gruppenarbeit mit einer ausschließlich für die eßgestörten Patientinnen einmal wöchentlich stattfindenden Gruppentherapie.

Ziel der ambulanten Phase ist die Stabilisierung und Generalisierung der in der stationären Phase erreichten Veränderungen sowie eine konsequente Weiterführung der begonnenen Psychotherapie. Die Patienten sollen weiterhin zunehmen und lernen, möglichst frühzeitig Risikofaktoren für wieder stärker auftretendes Symptomverhalten zu identifizieren sowie Bewältigungsmöglichkeiten zu entwickeln und einzusetzen. Der Aufbau von Alternativen für die Krankheit ist ein langwieriger Prozeß. Neben den therapeutischen Aktivitäten ist es von Anfang an unser Ziel, das Selbsthilfepotential sowohl des einzelnen Patienten als auch der Patienten untereinander zu fördern.

Therapiebegleitende Aufzeichnungen

Wie die verschiedenen Therapieformen von Betroffenen wahrgenommen und erfahren werden, illustrieren die folgenden Berichte von Patientinnen und Müttern:

Einzeltherapie:
»Teilweise habe ich Angst vor den Therapiegesprächen; Angst, nicht zu wissen, was ich reden soll, und vor allem Angst, etwas falsch zu machen. Verrückt. Selbst in der Therapie habe ich das Bedürfnis, gut dazustehen und einen glänzenden Eindruck zu machen.«

»Ich bin irritierbar. Es macht mich ziemlich fertig zu kapieren, daß mein System, das ich jahrelang für richtig hielt, ein System ist, mit dem ich mich umbringe. Ich trauere um meine Vergangenheit, meine Illusionen gehen kaputt. Übrig bleibt eine ziemlich unschöne, farblose, traurige Realität. Viele Eingeständnisse fallen mir schwer: Ich habe nicht die Supereltern, die ich mir in meiner Phantasie zurechtgebogen habe, und ich bin nicht so toll und außergewöhnlich, wie ich mir eingebildet habe zu sein. Meine Fassaden und Illusionen brechen zusammen.«

»Es wird Zeit, daß ich endlich zu mir selbst finde und aufhöre, mir dauernd etwas vorzumachen, mir Gefühle einzureden, die gar nicht da sind. Ich funktioniere wie eine Marionette, deren Fäden ich selbst dauernd ziehe. Ich finde nicht die innere Ruhe, um meine Gefühle laufen zu lassen, sondern stürze mich in die nächstbeste Beschäftigung, die mir in den Sinn kommt. Ich muß es irgendwie schaffen, meinen inneren automatischen Motor abzustellen. Ich will nicht mehr nach vorprogrammierten Mechanismen leben, sondern endlich so, wie ich mir Leben vorstelle.«

»Ich fühle mich, wenn mir mein Rollenspiel aufgezeigt wird, sehr klein. Andererseits wollte ich immer, daß mir endlich jemand ehrlich sagt, wie ich wirklich bin, daß mich endlich jemand durchschaut, sozusagen beim Spielen erwischt. Ich habe im Laufe der Jahre meine Rollen immer perfekter spielen gelernt, auch vor mir selbst. Meine Rollen gaben mir meine Sicherheit, sie boten mir einen guten Schutzmantel um mich herum. Jetzt habe ich Angst davor, daß man mir diesen Schutzmantel nimmt und ich dann ungeschützt bin.«

»Als ich in die Klinik kam, wollte ich an meinem Eßverhalten etwas ändern. Inzwischen weiß ich, daß es vor allem darum geht, daß ich mich selbst ändere und finde. Ich muß meine Schale, meine Rollen, das Bild, das ich und andere von mir haben, aufgeben. Das bringt mich fast in Todesangst, denn die Schale machte mich lebensfähig. Sie war so, wie die Umwelt mich haben wollte. Sie war besser als ich. Ich habe große Angst davor, daß ich mich später draußen in der Welt nicht mehr zurechtfinde, weil meine alten Schutzmechanismen, die ich jahrelang hatte, nicht mehr funktionieren wie früher. Ich bin unheimlich empfindlich geworden. Mein Kartenhaus ist zusammengestürzt, fast jedenfalls. Meine idealisierte Welt ist kaputtgegangen. Meine Bulimie gab mir Halt. Was habe ich nun? Ich war immer sicher und übernahm Verantwortung für andere, so stark schien ich zu sein. Ich war der Clown für alle. Diese Rolle gab mir Sicherheit – alle hielten mich für lustig und froh, sie kannten nur diese Seite von mir. Aber hinter dieser Maske lebte die große Trauer, die hat niemand gesehen. In der Therapie habe ich Hoffnung bekommen, Hoffnung auf mein Leben. Diese Hoffnung heißt, daß ich mich getraue, jemandem meine Hand zu geben, der mich zunächst ein Stück führt und dem ich mich anvertrauen lerne. Irgendwie war das immer mein großer Traum, aber eben lange Zeit nur ein Traum.«

»Jedes Pfund, das ich zunehme, bedeutet ein Pfund Weiblichkeit mehr an meinem Körper. Wenn ich es akzeptieren kann, dann ist es ein Stück Ich, ein Stück Identität, weil dieser abgemagerte, eher männliche Körper ja nicht meine Identität sein kann. Meine physische Erscheinung als Frau konkurriert mit meiner geistig-psychischen Erscheinung, die versucht, männlich zu sein. Ich erlebe die Konkurrenzsituation nicht nur ständig in meinen Beziehungen, sondern auch in mir selbst.«

Gruppentherapie:
»Die Gruppe war heute sehr anstrengend und intensiv. Oft konnte ich mich nicht mehr konzentrieren und habe einfach abgeschaltet. Irgendwie ist es immer so vielschichtig; manchmal wird es mir zuviel. Bei den einzelnen Themen kommen viele eigene Erinnerungen hoch, die das gerade Besprochene voll treffen. Heute war es zum Beispiel der Neid auf meinen Bruder. Ich habe ihn immer beneidet, weil er in meinen Augen etwas Besonderes war, während ich mir dagegen so stinknormal vorkam. Eigentlich ist es absurd, denn das Besondere an ihm ist eigentlich all das, was ich nicht sein möchte: Er wird mit vielen Dingen nicht fertig, weder in der Schule noch sonstwo. Er kann auf andere Menschen nicht eingehen, ist egozentrisch, nimmt keine Rücksicht, ist nicht anpassungsfähig, muß immer mit Gewalt anecken und demonstrativ auf sein Recht pochen. Ich habe also im Grunde gar keinen Grund, um neidisch und eifersüchtig auf ihn zu sein.«

»Thema der Gruppe war heute, daß wir unsere Gefühle und Bedürfnisse nicht oder kaum wahrnehmen. Wir haben festgestellt, daß wir völlig vereinnahmt wurden und alles mit uns haben geschehen lassen, nur um gelobt und geliebt zu werden. Jetzt müssen wir uns endlich wehren, endlich unser Leben führen. Ich habe angefangen; ich habe begonnen, Hüllen fallen zu lassen und mich zu zeigen. Ich will kämpfen, und wenn dieser Kampf noch so schwer ist. Ich will mir endlich helfen lassen.«

»Ich hasse es, wenn jemand hilflos dasitzt, wir über ihn reden und Hypothesen aufstellen, er aber sagt nicht, was nun wirklich sein Problem ist. Er sagt gar nichts. Er sagt weder, was er fühlt, noch was er will und nicht will. Er läßt sich die Würmer aus der Nase ziehen, ist hilflos, trotzig und verschlossen wie ein kleines Kind, und die Eltern sollen nun raten, was los ist – sie sollen die Bedürfnisse erspüren. Das kenne ich so gut von mir. Wie oft habe ich andere Menschen hingehalten, sie reden und erspüren lassen, was wohl in mir gerade vorgehen könnte, weil ich nicht bereit war, meine Bedürfnisse zu artikulieren. Ich war häufig einfach zu feige dazu. Ich wollte für diese in meinen Augen unverschämten Wünsche und Bedürfnisse keine Verantwortung übernehmen. Sie waren mir peinlich, obwohl ich es gern gehabt hätte, daß die anderen sie mir erfüllen. Aber nun habe ich kapiert, daß ich in solchen Situationen entweder konsequent sagen oder mitteilen muß, was ich will, oder aber die Konsequenzen meines Schweigens tragen muß und nicht beleidigt reagieren darf.«

»Ich hätte heute bei fast jedem mitheulen können. Es ist so, daß ich über das Leid anderer besser weinen kann als über mein eigenes. Wenn ich einmal über mich geweint habe, machte sich ein paar Stunden später mein Kopf darüber lustig – über das Kind, das geflennt hatte. In der Situation selbst noch nicht; da scheint mein blöder Kopf zu spüren, daß er jetzt sein dummes Maul halten soll. Es gibt da in mir eindeutig einen Stärkeren: einen, der unterdrückt, und einen, der unterdrückt wird. Dieser Jemand ist eigentlich tot, eine Schale, eine Fratze, aber er ist so perfekt, glaubhaft und stark, daß es schwer ist, gegen diesen aufgeblasenen Pfau anzukämpfen.«

Familientherapie:
»Durch die Arbeit in der Familiengruppe spüre ich die Verstrickungen innerhalb unserer Familie noch deutlicher. Ich erkenne, wie wenig Leben es in unserer Familie gibt. Vor der Therapie habe ich mich noch lückenloser betrogen, als ich das jetzt tue. Ich habe mir in bezug auf meine Eltern und unsere Familie alles mögliche vorgemacht. Dieser Selbstbetrug funktioniert nicht mehr, was mir oft das Gefühl gibt, daß ich völlig verloren und einsam bin, weil ich keine Wurzeln habe. Dieses Gefühl stellt sich speziell dann ein, wenn ich aufhöre, alles zu beschönigen, und feststellen muß, daß mein Vater,

meine Mutter und ich im Grunde keine Beziehung zueinander haben. Dieses Gefühl, das ich habe, wenn ich unsere Familie sehe, ohne alles zu beschönigen, halte ich sehr schlecht aus. Dieses Gefühl, eigentlich nirgendwo herzukommen und nirgendwo hinzugehören. Ich bin noch nicht an dem Punkt, an dem ich mich bei einem anderen Menschen so richtig zu Hause fühlen kann. Wenn ich sehe, wie wenig wir uns in unserer Familie nahe sind, versuche ich schnell wieder, die Realität, die so verdammt weh tut, umzulügen. Aber diese Lüge glaube ich mir nicht mehr. Seit der Klinik funktioniert meine verbale Argumentation nicht mehr. Ich bin viel öfter traurig als früher. Ich glaube, ich bin vor allem traurig über meine Eltern. Ich muß immer mehr einsehen, daß sie ganz anders sind als das Bild, das ich mir von ihnen vorgegaukelt habe.«

»In der Familiengruppe wird nicht nur diskutiert, sondern es läuft untereinander etwas ab, was jahrelang zu Hause ganz genauso gelaufen ist. Immer, wenn in der Gruppe eine Mutter weinte, konnte ich das nicht aushalten. Ich geriet in eine maßlose Spannung, bis ich kapierte, daß ich in jeder weinenden Mutter meine Mutter von damals erlebte. Ich fühlte mich grundsätzlich für ihre Traurigkeit verantwortlich und mußte alles tun, damit sie wieder fröhlich wurde. Die Gruppe hat mir klargemacht, daß ich nicht für das Leben meiner Mutter verantwortlich bin. Ich muß mich auch nicht ständig verpflichtet fühlen zu trösten, wenn jemand weint, weil es nicht meine Aufgabe ist, alle Welt fröhlich zu machen. Ganz wichtig war es für mich, in der Familiengruppe zu erkennen, daß es auch andere Familien mit Problemen gibt; ich habe nämlich immer gemeint, nur unsere Familie sei eine Ausnahme; nur in unserer Familie sei alles so trostlos, problematisch und gespannt. Heute kann ich meine Familie mit anderen Augen sehen und besser verstehen. Natürlich hat mir die Familiengruppe auch häufig Angst gemacht, und es kostete mich eine gehörige Portion Mut, mich darauf einzulassen, was dort alles

angerührt wurde, und vieles tat mir sehr weh. Im Endeffekt
habe ich meine Familie und mich selbst sowie andere Betroffene und ihre Familien besser kennen- und verstehengelernt.
Heute ist meine Beziehung zu meiner Familie herzlicher, als
sie jemals gewesen ist.«

»Im Endeffekt war diese Familiengruppe für mich, meine
Mutter und unsere ganze Familie von großer Bedeutung. Ich
glaube nicht, daß ich es jemals geschafft hätte, mich aus meiner engen Mutterbeziehung zu lösen, ebenso wie meine Mutter niemals ihre extreme Bindung an mich aufgegeben hätte.
Am Anfang war ich nicht in der Lage, meiner Mutter in der
Familiengruppe irgend etwas Negatives zu sagen, im Gegenteil: Ich hatte ständig das Bedürfnis, auch wenn ich innerlich
noch so heftige Kritik an ihr übte, ihr dennoch zuzustimmen
und beizustehen. Mit der Zeit aber lernten wir, uns im Schutz
der Gruppe auseinanderzusetzen. Meine Mutter erkannte
bald, daß es in der Familiengruppe nicht um die Schuldfrage
ging. Es wurde ihr bewußt, daß sie selbst auch total verstrickt
war in den festen Normen und Schienen ihres eigenen Eltern-
hauses, von dem sie sich noch immer nicht gelöst hatte. Sie
begann, so glaube ich, sich in der Gruppe erstmals selbst kennenzulernen. Sie lernte, *ich* zu sagen und sogar dazu zu stehen. Ich war immer der felsenfesten Überzeugung gewesen,
daß meine Mutter ohne mich nicht leben könnte, weil wir wie
siamesische Zwillinge waren. Ich fürchtete, sie würde eingehen, wenn ich mich von ihr trennte. Dem war aber ganz und
gar nicht so; sie ist am Leben geblieben, obwohl ich mein eigenes Leben zu leben begonnen habe. Sie vegetiert auch nicht
dahin, sondern ich finde, sie lebt recht gut – besser als je
zuvor.«

Eine Mutter:
»Für mich war der Entschluß meiner Tochter, in die Klinik zu
gehen, eine Erlösung von einer unerträglichen Last. Als ich

von der Familiengruppe hörte, war ich sofort entschlossen, daran teilzunehmen. Ich wollte endlich mit Müttern sprechen, die die gleichen oder ähnliche Probleme haben wie ich. Ich wollte erfahren, wie sie mit der Krankheit fertigwerden. Ich ging anfangs mit sehr gemischten Gefühlen in die Gruppe; ich war zunächst sehr still und hatte das Gefühl, ich würde nie etwas von mir sagen können. Einiges von dem, was gesprochen wurde, begriff ich auch nicht so recht, und über vieles ärgerte ich mich richtig. Heute glaube ich, ich ärgerte mich immer dann, wenn ich erkennen mußte, wo die Probleme in unserer Familie lagen, und ganz besonders bei mir. Ich bekam Angst, weiter nachzudenken und nachzuforschen, aus Angst, etwas ändern zu müssen. Unser Familienleben war bis dahin in ganz festen Bahnen gelaufen. Es gab unumstößliche Werte, Regeln und Verhaltensweisen, die mir scheinbare Sicherheit gegeben hatten und mit denen ich streckenweise glücklich zu sein glaubte. Deshalb konnte und wollte ich lange Zeit nicht zugeben, daß alles doch nicht so schön und glatt war, wie es wirkte.

Wodurch sich meine Einstellung zur Gruppe und damit zu meinen eigenen Problemen geändert hat, kann ich heute gar nicht mehr sagen; es war jedenfalls eine sehr wichtige Erfahrung für mich, in der Gruppe Menschen zu treffen, die sich meine Probleme anhörten, die sich sogar für mich interessierten – ein Erlebnis, das ich in meinem Leben bisher nur extrem selten hatte. Tröstlich war für mich vor allem die Erkenntnis, daß es auch andere Familien gibt, die ganz ähnliche Probleme haben wie wir.

Ich weiß, daß ich durch die Mitarbeit in der Gruppe ein neues Selbstverständnis bekommen habe. Ich hatte meine Wünsche und Bedürfnisse viele Jahre mehr oder weniger zurückgestellt; eigentlich hatte ich sie total vergessen, weil ich mich ausschließlich dem Wohlergehen und der Entwicklung meiner Kinder widmete. Außerdem war es mein Anliegen, meinem Mann alle häuslichen Schwierigkeiten aus dem Weg zu räumen, damit er Zeit hatte für sein berufliches Fortkommen. Ich bin jetzt oft hin- und hergerissen zwischen den verschiedensten Gefühlen, aber ich bin, alles in allem, viel selbstbewußter geworden. Ich habe verstanden, wie wichtig es ist, auch an mich zu denken, meine Wünsche und Bedürfnisse zu äußern und auch, was mir nicht paßt – das fällt mir nach wie vor am allerschwersten. Ich fühle mich seither in mir selbst viel wohler, und ich glaube, meiner Familie geht es auch besser.

Was meine magersüchtige Tochter angeht, habe ich endlich – wenn auch sehr schmerzlich – begriffen, daß ich ihr nicht helfen kann, jedenfalls nicht so, wie ich es immer glaubte zu können. Vielleicht aber helfe ich ihr mit der Zeit durch meine neue, positive Lebenseinstellung und Entwicklung und dadurch, daß ich mehr ich werde und meinen eigenen Weg gehe.«

Therapieziele

Magersucht und Bulimie gehören nicht zu den Krankheiten, deren Heilung unter einer Behandlung stetig und geradlinig voranschreitet. Die Verläufe sind unterschiedlich, stark schwankend und vor allem kaum voraussagbar. Es ist auch nicht so einfach, wie es auf den ersten Blick erscheinen mag, das Ziel einer Behandlung zu definieren. Auch in diesem Punkt weichen die Eßstörungen von vielen anderen Krankheiten ab. Es entspräche nicht unserem Krankheitsverständnis, am Ende einer Therapie gleichsam den Zustand vor Beginn der Krankheit hergestellt zu haben – was unbestritten das höchste Ziel der meisten Behandlungen in der Medizin ist. Wichtiger ist es, sich über das spezifische Ziel einer Behandlung, über Erreichbares und Machbares klarzuwerden.

Therapieziele können nicht für alle gleich sein. Sie stehen nicht von vornherein fest, sondern müssen gemeinsam erarbeitet werden. Unseren therapeutischen Auftrag sehen wir darin, den Eßgestörten und ihren Familien unser Krankheitsverständnis begreiflich zu machen und ihnen auf dieser Basis eine Zusammenarbeit anzubieten. Was daraus wird, hängt von vielen Bedingungen ab, unter anderem von der Bereitschaft des Patienten und seiner Angehörigen zu einer Zusammenarbeit. Ebenso ist es Sache des Patienten, sich über die Ziele, die er in der Therapie zu erreichen wünscht, Gedanken zu machen. Wir können unseren Patientinnen mit der Behandlung kein Rezept für ein »besseres« Leben liefern, sondern ihnen allenfalls behilflich sein im Erkennen und Zeigen von Wegen. Wir werden nicht müde zu ermuntern, Ziele in möglichst konkreten und gangbaren Teilschritten zu benennen.

Wir halten es für wichtig, die Therapieerwartungen der Patienten immer wieder zu hinterfragen. Viele von ihnen hoffen nämlich im geheimen, daß die Eßstörung eines Tages von ihnen abfällt und dann einem glücklichen Leben nichts mehr im Wege steht. Manchmal hat man den Eindruck, sie entsprechen mit dieser Erwartung der Forderung ihrer Eltern, die ihr Leben ganz auf die Familie und die Erziehung ihrer Kinder abgestellt haben und dafür nicht nur Dankbarkeit erwarten, sondern das Glück ihrer Kinder einfordern. Es gehört also auch zu den Behandlungszielen, derart unrealistische Erwartungen bei Patienten und Eltern zurechtzurücken.

Wir halten es für besonders wichtig, während der Behandlung bei den Betroffenen eine Art Mündigkeit ihrer Krankheit gegenüber zu erreichen, d.h. ein Gefühl für Eigenverantwortlichkeit zu wecken. Diese Eigenverantwortlichkeit muß auch Basis für die Definition der Therapieziele werden. Entscheidungen über ein Fortsetzen oder Abbrechen der Behandlung liegen bei den Patienten. Wir können sie ihnen nicht abnehmen. Wir müssen und wollen auch respektieren, wenn sich ein junger Mensch für ein Leben mit der Eßstörung, ob Magersucht oder Bulimie, entscheidet. Natürlich sollte eine derartige Entscheidung diskutiert, in Frage gestellt und gemeinsam bedacht werden. Wir sehen aber letztlich auch darin einen »Erfolg«, wenn ein Patient zu dieser Entscheidung steht und aufhört, eine Behandlung nach der anderen zu machen, nur um damit den Erwartungen der Umwelt zu entsprechen.

Das Tagebuch von »Melanie« (Gerlinghoff 1985) ist ein beeindruckendes, aber pessimistisch machendes Dokument einer solchen Entscheidung. Optimistisch stimmen hingegen die folgenden Berichte von 4 Patientinnen:

»Zu Beginn der Behandlung erhoffte ich mir, so zu werden, wie ich mir immer eingebildet hatte werden zu sollen: selbstsicher, erfolgreich, nett, charmant, beliebt und von allen geliebt. Aber daraus ist nichts geworden, und ich will es auch gar nicht mehr, sondern ich habe mich auf den Weg gemacht, mich schrittweise zu finden. Ich bekomme so langsam eine Ahnung, wer ich bin, was ich will und was Leben bedeuten kann, wenn ich es nur zulasse. Daß es nicht nur schön und heiter ist, und zwar für niemanden, habe ich inzwischen kapiert. Wie es auch sein mag – jedenfalls will ich leben, und mich packt das pure Entsetzen, wenn ich daran denke, auf was für einem Weg ich mit meiner Krankheit war.«

»Was macht jetzt mein Lebensgefühl aus, 3 Jahre nach der Therapie? Warum ist mein Leben jetzt alles andere als wegschmeissenswürdig?
– ich vertraue auf mich und andere;
– ich bin nicht mehr so verbissen;
– ich lasse mich nicht bestimmen (!!!);
– ich setze mich gelegentlich über die Meinung anderer hinweg;

- ich grüble nicht über alles und jeden stundenlang nach;
- ich fühle mich nicht mehr als Nabel/Arsch der Welt;
- ich weiß nicht immer alles schon vorher;
- ich achte mehr auf die kleinen Dinge des Lebens;
- ich sage, was mich nervt und was ich will;
- ich lasse meine Wut nicht an mir aus;
- ich identifiziere mich nicht mehr mit jedem, der mir irgendwo begegnet;
- ich überlege nicht stundenlang, ob ich jetzt eine Sache, weshalb, wann und wie am besten tun kann;
- ich kann mich für Sachen und Menschen begeistern;
- ich kann mich verlieben;
- ich kann mich vergessen;
- ich bin ich und gehe meinen Weg.

Manchmal, nur noch ganz selten, denke ich mit Angst und Schrecken an die Bulimie zurück.«

»Inzwischen bin ich nicht mehr gefährdet, Probleme mit Essen zu lösen. Obwohl es mir nach wie vor wichtig ist, schlank zu sein, gehört das Kaloriendenken der Vergangenheit an.

Vor allem hat sich meine Lebenseinstellung stark verändert. Früher sah ich mich als schwaches und lebensunfähiges Wesen, ohne Möglichkeit, selbst Entscheidungen zu treffen und zu verantworten. Meine pessimistische Grundeinstellung, meine Selbstzweifel, meine Ängste, auf andere Menschen zuzugehen, und vor allem meine Angst vor Auseinandersetzungen sind kleiner geworden. Ich weiß heute, daß ich mit diesen Ängsten und Zweifeln nicht alleine bin und daß es vielen meiner Freunde genauso geht. Das hilft mir, meine Schwierigkeiten in richtigen Relationen zu sehen. Heute stelle ich nicht mehr den Anspruch der Perfektion an mich. Ich versuche, mit meinen Schwächen zurechtzukommen, erkenne aber auch, daß ich Stärken und Begabungen habe. Mit meinen Eltern verstehe ich mich jetzt sehr gut. Ich werde von ihnen als selbständiges Wesen akzeptiert und respektiert. Auch anderen Menschen gegenüber fühle ich mich nicht mehr unterlegen und versuche nicht ständig, nur deren Bedürfnisse und Wünsche zu erfüllen. Am schwersten fällt es mir nach wie vor, mich mit meinem Partner auseinanderzusetzen. Noch immer fürchte ich, ein Streit könnte zerstören und zum Liebesverlust führen.«

»Ich habe in den letzten Jahren langsam gelernt, mir mein Leben, mein Fühlen, mein Denken und meine Selbständigkeit aufzubauen. Ich habe eine innere Distanz zu meinen Eltern gewonnen und empfinde mich nun als eigenständigen Menschen. Ich habe gelernt, zu mir zu stehen. Nach der Entlassung hatte ich zunächst die Vorstellung: Noch 2 Jahre Therapie, und dann bist du für immer gesund, dann kann dir nichts mehr passieren. Heute weiß ich, daß dieser Zeitpunkt niemals kommen wird, weil er eine Illusion ist. Heute weiß ich, daß das Leben immer ein Auf und Ab sein wird und daß sich niemand allen Situationen und allen Lebenslagen gewachsen fühlt und sie mit ›links‹ managen kann. Aber heute spüre ich Boden unter den Füßen und weiß, daß ich auch in schlechten Lebenslagen nicht untergehe. Nach wie vor denke ich über den Sinn des Lebens nach, meine Aufgaben und Ziele. Aber ich zermürbe mich dabei innerlich nicht mehr. Ich leide auch nicht mehr ständig für das Negative in der Welt. Ich muß nicht mehr im Mittelpunkt stehen und etwas Besonderes sein, sondern genieße das Normale und bin einfach so, wie ich bin. Ich probiere viel mehr aus. Ich springe über Hürden, die mir früher unüberwindlich erschienen. Ich bin offener geworden. Ich kann mit Menschen umgehen und fühle mich als Mitglied der Gesellschaft und nicht mehr als außenstehenden Fremdling. Ich fühle mich. Ich kann mich freuen. Ich brauche das Hungern nicht mehr, um daran zu messen, wie stark und leistungsfähig ich bin. Ich kann mir nicht mehr vorstellen, noch einmal so tief in eine Krankheit zu rutschen wie damals, als ich bulimisch war.«

Diese positiven Berichte stehen keineswegs für alle. Die Krankheitsverläufe sind sehr unterschiedlich. Sie reichen vom Sterben an Magersucht auf der einen Seite bis zur Befreiung des Patienten und seiner Angehörigen aus einem abhängigen, eingeengten und freudlosen Leben auf der anderen Seite. Das Letztgenannte zu erreichen wäre nach unserem Verständnis das erstrebenswerteste Ziel einer Behandlung. Es ist durchaus erreichbar, erfordert aber von allen Beteiligten viel Kraft, Mut und die Bereitschaft, sich auf Belastendes und Schmerzliches einzulassen und Unsicherheiten zu ertragen. Das gilt nicht nur für Patienten und Angehörige, sondern auch für den Therapeuten und sein Team.

Probleme in der Therapie

Die Arbeit mit eßgestörten Patienten ist nicht einfach. Ihnen geht der Ruf voraus, daß sie schwierig, rigide, intrigant, manipulativ und verlogen sind und vor allem nicht bereit, sich helfen zu lassen. Vieles wird verständlich, angesichts ihrer Lebens- und Krankengeschichten. Wir bemühen uns, Mißtrauen mit Offenheit zu begegnen. In der Therapie sollte sich nicht fortsetzen, was die Eßgestörten von ihren Eltern her gewöhnt sind. Oberstes Gesetz für die Behandlung ist es, sie so transparent wie möglich zu gestalten. Wir teilen den Patienten mit, was wir wissen oder zu wissen glauben. Wir stehen zu unserem Nichtwissen und unseren Unsicherheiten. Wir lassen uns in Frage stellen und geben uns als Menschen zu erkennen, denen Ängste und Schwächen nicht fremd sind. Eßgestörte reagieren auf jede Kritik mit Verzweiflung und Resignation, aufgrund der Überzeugung, nichts wert zu sein.

Erleben sie ihre Therapeuten als ebenfalls nicht perfekte und fehlbare Menschen, so finden sie allmählich Mut, Kritik nicht nur als etwas Negatives, sondern Konstruktives zu erfahren. Sie sollen vor allem lernen, daß Zuwendung und Sympathie einem Menschen gegenüber nicht ausschließen, ihn wegen eines bestimmten Verhaltens zu kritisieren.

Eine Gefahr besteht darin, daß einige Magersüchtige auch in der Therapie mustergültig sein wollen, so wie sie es ihr Leben lang waren. Sie tun alles, von dem sie meinen, es könnte dem Therapeuten gefallen. Sie werden zu Musterpatienten in dem Bemühen, nicht zu enttäuschen. Sie entsprechen auch in der Behandlung ihrem Anspruch, zu funktionieren und gute Leistungen zu erbringen.

Eine weitere Gefahr liegt in der zumeist gut ausgeprägten Fähigkeit der Patienten zur Reflexion und Verbalisation. Diese Fähigkeiten sind gepaart mit einem quasi seismographischen Gespür für das, was der Therapeut hören möchte. Nicht selten besteht die Gefahr, daß die psychotherapeutischen Sitzungen zu Expertengesprächen über Eßstörungen entarten, nicht aber persönliche Veränderungen in Gang bringen. Das Verstehen und Erkennen von Zusammenhängen ist zwar die Basis für Veränderung, kann aber auch Veränderungen verhindern, wie der folgende Bericht einer Magersüchtigen zeigt:

»In über 200 Stunden Gesprächstherapie habe ich eine Vielzahl logischer Erklärungen über die Zusammenhänge meiner Schwierigkeiten gefunden. Die Sprachlosigkeit meines Therapeuten gab mir ein Gefühl der Überlegenheit, Unnahbarkeit und Stärke. Ich schützte mich vor Annäherung, indem ich meinem Gesprächspartner sofort demonstrierte, daß er mir zumindest verbal nichts Neues vermitteln konnte. Meine Therapiestunden kamen mir oft so vor, als schriebe ich einen Aufsatz über irgendein Thema. Die Art, wie ich über mich sprach, verhalf mir dazu, nichts von mir zu erzählen. Sie schützte mich davor, etwas von mir hergeben zu müssen. Ich habe in diesen 200 Stunden kein einziges Mal geweint. Ich habe es nicht zulassen können, mich schwach zu zeigen und Gefühle anders als durch Worte auszudrücken. Ich wußte überhaupt nicht, was ich in dieser Therapie sollte, ging aber trotzdem zu jeder vereinbarten Stunde, weil ich schließlich brav sein wollte und vor meinen Eltern den Anschein erwekken mußte, mich behandeln zu lassen. Was sich immer wieder veränderte, waren meine Theorien über bestimmte Zusammenhänge, aber bei diesen Veränderungen auf einer vollkommen abstrakten, abgehobenen Ebene blieb es auch. Konkret sah ich vor lauter Erklärungen und hochintellektuellen Gedanken keine Möglichkeit, etwas zu verändern. Je mehr Erkenntnisse ich über mich gewann, desto mehr nutzte ich sie dazu, mich über Erkenntnisse zu definieren. Schließlich kam ich mir vor wie meine eigene Therapeutin, d. h. wie eine außenstehende Person, die analysiert, beurteilt und registriert. Ich beobachtete beinahe wissenschaftlich das Verhalten des Falles X. Das Analysieren, das ich in dieser Gesprächstherapie noch besser lernte, als ich es ohnehin schon konnte, bewirkte, daß ich mich nicht mehr als Einheit fühlte, sondern wie ein Haufen unzusammenhängender und somit sinnlos gewordener Einzelteile. Mit diesen Einzelteilen konnte ich nichts anfangen. Eine komplizierte Art, sich vor Gefühlen, die verletzlich machen, zu schützen und sie zu töten! Wenn ich in der Gesprächstherapie etwas fühlte, tötete ich dieses Fühlen mit Hilfe von Erklärungen. Wenn ich kurz davor war zu weinen, erklärte ich mir selbst und meinem Therapeuten, warum es mir gerade schlecht ging, und umging so das Weinen und die Trauer. Mein Therapeut versuchte eigentlich nie, mir diese Möglichkeit zu versperren. Er sagte mir, ich müsse meine Wege frei wählen, was ich ihm hoch anrechnete. Dennoch ging ich selten einen anderen Weg als den, den ich schon lange gewöhnt war. Ich wagte nur sehr selten einen Schritt in eine andere Richtung. Ich nutzte die Möglichkeiten, die mir diese Therapie gab, so gut wie gar nicht. Ich nutzte sie, um mich auf mir bekannten, sicheren Wegen noch sicherer zu machen und meine Vorstellungen, meine Schutz- und Abwehrmechanismen noch weiter auszubauen.«

Eine weitere Gefahr sehen wir darin, daß Patienten Psychotherapien mißbrauchen, um dadurch zusätzlich zu ihrer Magersucht noch etwas intellektuell Exklusives zu haben. Sie machen eine Behandlung nach der anderen und sind daran interessiert, immer neue Therapeuten und noch bessere Methoden kennenzulernen. Diese Patienten haben schließlich nicht nur ein vielschichtiges Wissen über die Krankheit und ihre möglichen Hintergründe, sondern auch über diverse therapeutische Verfahren. Sie sind zu »Handelsreisenden« in Sachen Magersucht geworden und längst weit davon entfernt, mit Hilfe einer Therapie ihre Krankheit zu bewältigen.

Die Behandlung eßgestörter Patienten fordert immense Geduld, nicht nur von den Therapeuten, sondern auch von den Betroffenen. Eine langwierige Therapie aber kann dem Anspruch einiger widersprechen, alles möglichst schnell, »mit links« und außerdem noch perfekt zu schaffen. So wollen sie auch die Behandlung »leisten«. Ein weiteres Problem im Umgang mit diesen Patienten ist, daß viele der Überzeugung sind, sich wegen der Therapie illoyal ihren Eltern gegenüber zu verhalten. Sie versuchen den »Verrat«, den sie damit begehen, wiedergutzumachen, indem sie den Eltern Wort für Wort von der Therapie berichten. Sie sind erleichtert, wenn man ihnen klarmacht, daß sie ein Recht auf Therapie haben und auch ein Recht, die Therapie als etwas zu betrachten, was ihnen zunächst allein gehört. Einige Patienten leiden darunter, wenn Eltern und Therapeut nicht einer Meinung sind; andere wiederum genießen den Konflikt und schüren geradezu Differenzen zwischen den Eltern und dem Therapeuten oder versuchen, beide gegeneinander auszuspielen.

Wir streben eine Zusammenarbeit mit den Eltern an. Es gelingt nicht in jedem Fall, sie zu einer Mitarbeit zu motivieren. Problematisch ist eine ablehnende und feindliche Einstellung, wenn sie sich hinter den Kulissen abspielt. Es gibt Eltern, die einer stationären oder teilstationären Behandlung notgedrungen zustimmen, damit aber erwarten, daß die Krankheit danach für immer beseitigt ist. Eine Fortführung der Therapie versuchen sie mit allen Mitteln zu verhindern. Andere Eltern sind zunächst zu einer Zusammenarbeit bereit, um die Kontrolle über ihr Kind nicht ganz zu verlieren. Vergegenwärtigen wir uns das Selbstverständnis der Mütter und Väter, ihr Familien- und Krankheitsverständnis, so ist es nicht verwunderlich, daß sich eine vertrauensvolle gemeinsame Arbeit erst entwickeln muß. Wir sind bisher niemals Eltern begegnet, die ohne die Krankheit ihres Kindes zu diesem Zeitpunkt eine Behandlung begonnen hätten. Sie tun es also ihrem Kind »zuliebe«, nicht aber aus eigenem Bedürfnis. Für viele Eltern ist allein die Tatsache, daß sie zur Mitarbeit aufgefordert werden, der Beweis dafür, daß sie für den Therapeuten als die Schuldigen gelten. Entsprechend fühlen sie sich angegriffen, verletzt und bloßgestellt. Unserer Erfahrung nach lassen sich Ressentiments leichter in einer Gruppentherapie abbauen als in der Behandlung einzelner Familien. Schuld und Rechtfertigung, Eifersucht dem Therapeuten gegenüber, Angst vor Einmischungen in familiäre Angelegenheiten und Angst vor Veränderungen sind kritische Themen, die wir in den Familiengruppen immer wieder zur Sprache bringen. Wenn Eltern begreifen, daß wir sie nicht als die Schuldigen an der Krankheit ihrer Kinder ansehen, sind viele bereit, ihre Ressentiments allmählich abzubauen.

Auch eine gute Zusammenarbeit mit den Familien schließt Probleme nicht aus. So haben wir immer wieder erlebt, daß einige Patienten mit allen Mitteln versuchen, die Mitarbeit ihrer Eltern zu vereiteln. Diese Magersüchtigen befürchteten, ihre Behandlung werde ihnen von ihren Eltern weggenommen und so auch ihr Gesundwerden zu deren Sache. Oder die Eltern könnten sie in der Therapie übertrumpfen und zu besseren »Patienten« werden, als sie selbst es sind. Solche Befürchtungen können dem Therapeuten lange Zeit verborgen bleiben.

Eine Betroffene äußert sich dazu:
»Von Anfang an war für mich die Familiengruppe ein zweischneidiges Schwert. Auf der einen Seite weiß ich, daß die Gespräche, die ich dort mit meiner Mutter habe, sehr viel bringen, andererseits aber machen sie mir auch große Schwierigkeiten. In der ersten Zeit reagierte ich schon allein aggressiv auf die Anwesenheit meiner Mutter in der Gruppe, ohne daß sie irgend etwas sagte oder tat. Allein die Art, wie sie dasaß und sich verkroch, reichte aus. Ihre Schüchternheit und Gehemmtheit, ihre Bewegungen, ihre Ausstrahlung, einfach alles fand ich komisch. Damals habe ich mich noch sehr mit meiner Mutter identifiziert. Ich war quasi ein Stück von ihr und befürchtete darum, daß die Gruppe mich genauso komisch finden würde wie meine Mutter. Außerdem regte mich total auf, daß sie in der ersten Zeit dauernd betonte, wie ungern sie in die Gruppe gehe, daß sie es nur mir zuliebe tue, und überhaupt: was die Familie meinetwegen alles ertragen müsse. Inzwischen hat sich das Problem fast in das Gegenteil umgekehrt: Während ich das Gefühl habe, dauernd auf der Stelle zu treten oder sogar erkennen muß, daß ich falsche Wege gehe und mir etwas vormache, was ziemlich frustrierend ist, macht meine Mutter, für die ich mich anfänglich schämte, am laufenden Band die tollsten Fortschritte. Sie kann sprechen, geht aus sich heraus und ändert wirklich vieles in ihrem Leben. Es ist ihr sogar ein großes Stück weit ge-

lungen, sich von mir zu lösen – im Gegensatz zu mir. Ich habe in der Gruppe oft das Gefühl, sie steht da als Supermutter, die wirklich etwas schafft, und ich bin die aggressive, uneinsichtige Tochter, die nichts aus all den Angeboten, die sie bekommt, machen kann. Oft genug steht die Gruppe voll hinter meiner Mutter, und das läßt meine Aggressionen nicht kleiner werden.

Meine Mutter spürt natürlich ihre großen Fortschritte, die sie macht und die von der Gruppe entsprechend anerkannt werden. Nicht gerade selten läßt sie mich das fühlen. In der Gruppe ist sie meistens so einsichtig, daß mir niemand glaubt, wenn ich erzähle, wie gemein sie oft zu Hause zu mir ist. Schließlich bin ich im Vergleich zu ihr die Unfähige, die nicht derartige Fortschritte vorweisen kann. Schlimm für mich ist außerdem, daß es eigentlich bei einer so tollen Mutter zur selbstverständlichsten Sache der Welt geworden ist, wenn ich gesund werde. Sie schafft ja alles so toll, und es ist somit unverständlich, warum das bei mir nicht ebenso gehen sollte. In den Augen meiner Mutter mangelt es mir nur an gutem Willen. Vielleicht fällt es mir deshalb so schwer, meine Eßstörung aufzugeben. In mir sträubt sich einfach alles dagegen. Ich warte bei jedem Schritt, den ich in Richtung Gesundheit mache, auf die Bemerkung meiner Mutter: ›Siehst du, ich habe es dir ja immer gesagt…‹ Dann ist sie wieder im Recht, und ich kann und will ihr diesen Triumph nicht gönnen. Ich weiß zwar, daß es in echt kein Triumph für sie ist, denn es geht um mich. Aber ich will nicht, daß sie auch nur ein Triumphgefühl hat.

So entstehen aus der Familiengruppe für mich ernsthafte Probleme. Aber schließlich habe ich noch die anderen Gruppen, in denen meine Mutter nicht ist.«

Unsere Therapie leitet sich aus unserem Krankheitsverständnis ab. Es gibt auch andere Behandlungskonzepte und vielfältige Therapieformen. Wie bei kaum einer anderen Krankheit wird therapeutisches Vorgehen bei Magersucht und Bulimie von der Einstellung und Überzeugung des Therapeuten beeinflußt und bestimmt. Die Behandlung der Eßstörungen – zumindest wie wir sie verstehen – reicht sehr weit in Bereiche menschlicher Beziehungen ganz allgemein, berührt Fragen des Umgangs miteinander und der Lebensführung ebenso wie das Selbstverständnis des Therapeuten. Da das Verstehen einer Krankheit nichts Starres sein kann, läßt therapeutische Arbeit auch den Therapeuten nicht unbeeinflußt.

8. Fragen bleiben

Stirbt die Magersucht aus? Ist es eine Frage der Zeit, daß sie ähnlich der klassischen Hysterie eines Tages unter den psychiatrischen Krankheiten keine Rolle mehr spielt? Oder könnte man mehr tun, um wenigstens eine weitere Ausbreitung der Anorexie (oder allgemeiner: der Eßstörungen) zu verhindern? Erfolgreiche Prävention setzt Wissen über die Entstehung einer Krankheit voraus, Risikofaktoren müßten identifizierbar sein, und schließlich müßten wir über Maßnahmen verfügen, bekannt gewordene Risikofaktoren zu beeinflussen. Sind Krankheiten sehr eng mit der sozialen Umwelt verbunden, in der sie auftreten, liegt es nahe, nach den »Schuldigen« zu fahnden. Bei Magersucht und Bulimie scheint diese Suche nicht sehr schwierig. Die Familie als ein pathogener Faktor ist zu offensichtlich. Das gehäufte Auftreten der Eßstörungen in Mittelstandsfamilien erlaubt weitere Eingrenzungen; nicht die Familie im allgemeinen, sondern nur eine bestimmte Art des Zusammenlebens ist anzuschuldigen.

Aber welche Art des Zusammenlebens macht krank? Einige Aspekte kommen einem sofort wieder in den Sinn: die Selbstdefinition als glückliche Familie, das Einssein und die Angst vor Veränderung, das Nicht-Zulassen von Individualität, die Unfähigkeit, Konflikte auszutragen, die geringe Emotionalität in den Beziehungen; die Betonung von Leistung und das Sich-Klammern an Normen und gesellschaftlich gängige Meinungen, die Isolation der Familie… Trotzdem, es sind nicht die einzelnen Aspekte. Es lassen sich keine einfachen Rezepte ableiten, man müsse zum Beispiel nur dies oder jenes tun, etwa Leistungsanforderungen senken, um ein Krankwerden zu verhindern.

Unser Buch ist ein Versuch, mehr Verständnis für die Komplexität der Zusammenhänge zu wecken. Die gleichen Eltern, die der Krankheit der eigenen Tochter hilflos, oft resigniert gegenüberstehen, erweisen sich als phantasievoll, einfühlsam und hilfreich in der Diskussion mit anderen betroffenen Eltern oder Patienten. Ist es vorstellbar, daß Eltern, die alles getan haben, damit es ihren Kindern einmal besser geht, mit Appellen über einen »besseren« Umgang mit Kindern erreicht werden können?

Schuld der Eltern wird zum fragwürdigen Konzept, je mehr man versteht, wie sehr auch deren Verhalten von ihren Eltern und letztlich von den Forderungen und Widersprüchen unserer Gesellschaft geprägt wird. Also muß sich die Gesellschaft ändern! Diese Forderung taucht in jeder Diskussion präventiver Ansätze auf. Kaum jemand beeilt sich mitzuteilen, wie das bewerkstelligt werden sollte, aber die Forderung ist aufgestellt und befreit von der Last, genauer darüber nachzudenken, was praktisch realisiert werden könnte.

Kehren wir zu unseren engeren Berufsfeldern, der Erforschung und Behandlung von Erkrankungen, zurück. Am Beispiel der Magersucht werden die Schwierigkeiten der Forschung im Umgang mit psychosomatischen Erkrankungen besonders deutlich. Das Zählen und Messen, erfolgreiche Methoden in anderen Wissenschaftsgebieten, dominiert heute auch in der Anorexieforschung. Ein Beitrag scheint häufig schon dann publikationswert, wenn er Zahlen enthält, erst recht, wenn noch ein statistisch signifikantes Ergebnis anfällt. Die theoretische Einordnung der mitgeteilten Zahlen, die Relevanz der Fragen wird überraschend selten diskutiert. Hinzu kommt eine weitere Spielart zur Erzeugung »gesicherter« Ergebnisse. Man zitiert sich gegenseitig, und irgendwann wandeln sich selbst dürftigste Befunde zu bedeutsamen, »da sie immer wieder zitiert werden«. Es ist aufschlußreich, die Literatur über Anorexie daraufhin zu durchforsten, wo Autoren frühere Meinungen oder Befunde aufgrund neuerer Daten revidieren. Offenbar kommt das selten vor. Die idealtypische Vorstellung, daß Wissenschaft durch Kritik voranschreitet, scheint zur Beschreibung dieses Forschungsfeldes nur sehr bedingt geeignet. Dabei wird nicht mit Kritik an den »ganzheitlichen« Ansätzen anderer gespart. Die Konzeptualisierung der Entstehung der Anorexie von Hilde Bruch wird zum Beispiel von Meermann & Vandereycken (1987, S. 66), folgendermaßen qualifiziert:

a) eine unspezifische stereotype Übergeneralisierung und
b) eine klinisch-impressionistische, retrospektive Rekonstruktion,
c) basierend auf der aktuellen Sichtweise der eigenen Vergangenheit durch die Patientin,
d) ausgelöst in einem psychotherapeutischen Kontext.

Zwar wird der Autorin eine lebenslange klinische Erfahrung zugestanden, aber das kann die Mängel offenbar nicht wettmachen. Zugegeben, die Beschreibungen von Hilde Bruch haben nicht die Einfachheit wie eine Serie simpler »Nullhypothesen«, die akzeptiert oder zurückgewiesen wurden. Ihre Überlegungen sind nicht keimfrei abgesichert gegen subjektive Einflüsse, und natürlich sehen auch Patienten in der therapeutischen Situation ihre eigene Vergangenheit subjektiv. Aber was sind die Alternativen? Ein Fragebogen macht Sichtweisen nicht objektiver. Unterstellen wir einen Moment, die Anorexie entstehe tatsächlich in Abhängigkeit von den komplexen Interaktionen innerhalb einer Familie. Welche Chancen haben wir, einen solchen Wirkmechanismus aus der Messung noch so vieler Einzelvariablen zu rekonstruieren? Und wie steht es um den Informationsgehalt der Variablen, die tatsächlich untersucht wurden? Nicht untypisch ist die Arbeit von Garfinkel und Garner (1982), in der bulimische und anorektische Patienten miteinander verglichen werden. Unter dem Titel »Family history« werden in Tabelle 6 (S. 48) Ergebnisse zu folgenden Variablen mitgeteilt:

Alter der Mutter bei der Geburt des Patienten (in Jahren)
Tod der Mutter (%)
Vorgeschichte von Übergewicht bei der Mutter (%)
Vorgeschichte psychischer Erkrankungen bei der
Mutter (%)
Mutter berufstätig (%)
Mutter zuvor verheiratet (%)
Alter des Vaters bei der Geburt des Patienten (in Jahren)
Tod des Vaters (%)
Vorgeschichte von Übergewicht beim Vater (%)
Vater zuvor verheiratet (%)
Stellung des Patienten in der Geschwisterreihe
Zahl der Geschwister
Mehrlingsgeburten (%)
Anorexia unter Geschwistern (%)
Übergewicht unter Geschwistern (%)
Patient adoptiert (%)

Bei dem Ansehen der Autoren und der Jahreszahl der Publikation fällt es schwer, diese Auswahl von Variablen als »erste Ansätze« zu entschuldigen. Die Relevanz der ausgewählten Variablen wird nicht angesprochen, und man kann sich des Eindrucks nicht erwehren, daß hier Variablen ausgewertet wurden, die, aus welchen Gründen auch immer, routinemäßig auf der Karteikarte des Patienten erfaßt worden waren. Rechtfertigt das Zählen bereits die Publikation? Übrigens zeigte nur die »Vorgeschichte eines Übergewichts bei der Mutter« einen statistisch signifikanten Unterschied zwischen bulimischen Patienten (48.7%) und anorektischen Patienten

(32.4%). Und dieses Ergebnis wird in allen Folgearbeiten und Übersichtsreferaten zitiert. Und nochmals die Frage, selbst wenn diese Liste verlängert würde, welche Chancen haben wir, aus Einzelvariablen pathogene Familienbedingungen zu rekonstruieren?

Ein weiteres Beispiel für die Schwierigkeiten der Forschung im Umgang mit Anorexie und Bulimie ist die andauernde Auseinandersetzung über die geeigneten Methoden, mit denen Auswirkungen einer therapeutischen Maßnahme festgestellt werden können. Für viele Forscher gibt es offenbar nur eine einzige akzeptable Methode, den Effekt einer Therapie zu bestimmen. Eine große Zahl möglichst gleichartiger Patienten müßte streng nach Zufall in zwei Gruppen unterteilt werden, von denen nur die eine Gruppe behandelt wird, während die andere als »Kontrollgruppe« keine Therapie erhält. Die Patienten in beiden Gruppen müßten über längere Zeit verfolgt und regelmäßig nachuntersucht werden, um herauszufinden, ob die therapierten Patienten langfristig besser abschneiden als die nichttherapierten. Entscheidend ist dabei die zufällige Aufteilung der Patienten in die beiden Gruppen. Nur dann kann man hoffen, daß andere Faktoren wie der natürliche Verlauf der Krankheit oder die günstige Veränderung von Lebensumständen nicht zu einer systematischen Verzerrung der Ergebnisse führen. Die Logik einer solchen Untersuchung scheint unmittelbar einleuchtend. Aber die zufällige Aufteilung bedeutet, daß über die Zuordnung ohne Ansehen der Person (»blind«) und erst recht ohne Mitsprache des Patienten entschieden wird. Darf man solche Versuche überhaupt durchführen? In anderen Bereichen der Medizin, zum Beispiel bei der Prüfung neuer Medikamente, sind solche Untersuchungen durch internationale Ethik-Konventionen und gesetzliche Vorschriften erheblich eingeschränkt worden. Patienten können nicht ohne weiteres »nach dem Zufall« einer Behandlung oder einer Kontrollgruppe zugewiesen werden. Patienten müssen nach einer ausführlichen Aufklärung über eine geplante Untersuchung ausdrücklich einwilligen, an der Studie teilzunehmen und sich einer der Gruppen zuordnen zu lassen. Ethische Kriterien, wie der Schutz der persönlichen Rechte eines Patienten, erhalten damit klar den Vorrang vor der erstrebenswerten methodischen Präzision.

In der Psychotherapieforschung ist die Diskussion ethischer Fragen weit weniger entwickelt, zumindest stehen gesetzliche Vorschriften analog zu denen bei der Medikamentenprüfung (Arzneimittelgesetz) noch aus. Kann man sich vorstellen, daß Patienten mit gravierenden Problemen einwilligen, über Monate oder gar Jahre nur eine »Placebotherapie« zu erhalten, bei der der Therapeut gar nicht ernsthaft auf ihre Probleme eingeht? Wenn lange Behandlungszeiten erforderlich sind, wird die Durchführung einer Kontrollgruppen-Untersuchung unmöglich.

Trotzdem werden solche Untersuchungen zur Überprüfung der Behandlung bei anorektischen und bulimischen Patienten immer wieder gefordert. Aber auch andere methodische Forderungen, die bei der Überprüfung von Medikamenten ihre Berechtigung haben können, werden fragwürdig, wenn sie unbesehen auf die Psychotherapieforschung übertragen werden. Zum Beispiel mit einer strikten Standardisierung einer Therapie, durch die festgelegt wird, wie ein Therapeut in jeder Situation zu reagieren hat, verspielt man möglicherweise das effektivste therapeutische Mittel, das sensible Eingehen auf den Patienten in wechselnden Gesprächssituationen.

Wenn aber »klassische« methodische Forderungen wie unbehandelte Kontrollgruppen, Standardisierung der Therapie und objektive Messung nicht erfüllt werden können, wie kann dann die Behandlung der Anorexie und Bulimie weiterentwickelt werden? Ist die Alternative eine therapeutische

Beliebigkeit, die sich nur noch auf die eigene Intuition oder die Dogmen einer Schulmeinung beruft? Sicher nicht, denn Wissenszuwachs und praktische Verbesserungen sind nicht ausschließlich auf die Ergebnisse kontrollierter Studien angewiesen. Die Chirurgie, das Paradebeispiel des medizinischen Fortschritts, ist über weite Strecken ohne kontrollierte Studien entwickelt worden. In der Krankenpflege sind viele einzelne Maßnahmen wie das Anlegen eines Verbandes zum Standard geworden, trotzdem sind für die gesamte Krankenpflege nie »hochstandardisierte Behandlungsmethoden« gefordert worden. Die Ausrichtung der Pflege auf die individuellen Bedürfnisse eines Kranken wird offenbar selbstverständlich als erstrebenswertes Ziel akzeptiert. In der Psychotherapieforschung gilt dagegen die Forderung nach Standardisierung häufig noch als Beleg für ein ausgeprägtes Methodenbewußtsein.

Ausgangspunkt einer alternativen Therapieforschung sollte die Frage sein: Wie lernen wir möglichst rasch, unsere Therapie zu verbessern? Ein Ansatz ist die kontinuierliche Analyse von auftretenden Problemen im individuellen Fall. Wenn sich Rückfälle nach einer kurzen stationären Behandlung häufen, wird man bald überlegen, diese Behandlungsphase bis zu einer weiteren Stabilisierung zu verlängern. Oder auch andere Maßnahmen wie eine Änderung der Therapieinhalte wären denkbar. Auf ein einfaches Rezept werden solche neuen Ansätze zur Forschung allerdings nicht hinauslaufen. Die fortlaufende kritische Diskussion der Therapie und insbesondere der therapeutischen Fehlschläge ist ein mühsamer Weg. Er könnte zumindest etwas erleichtert werden durch eine größere Toleranz gegenüber »klinischen« Beiträgen zur Forschung.

Wir sind auf neue Ideen angewiesen, wenn wir weiterkommen wollen. Die wechselvolle Geschichte der Behandlung der Anorexia nervosa demonstriert beispielhaft die Schwie-

rigkeiten unserer Medizin, mit einer Erkrankung umzugehen, bei der körperliche Funktionsstörungen und psychische
Probleme zusammentreffen. Ein einheitliches Behandlungs-
konzept hat sich bis heute nicht herauskristallisiert. Die große Zahl der Patienten, bei denen Anorexie und Bulimie zum
chronischen Problem werden oder durch andere psychische
Probleme ersetzt werden, darf aber Therapeuten nicht ruhen
lassen.

Welche Ansätze wurden bislang erprobt? Haben wir schon
alles versucht? Die meisten Behandlungsansätze bleiben dem
gewohnten System verhaftet. Die Behandlung findet in einer
Klinik oder in der Praxis eines niedergelassenen Therapeuten
statt. Muß das so sein? Wo soll ein Patient leben, wenn er die
Klinik verläßt? Häufig gibt es keine Alternative zur Rückkehr in die Familie, selbst wenn die pathogenen Strukturen
unverändert weiter bestehen. Ein Alleinleben kommt zunächst, nicht zuletzt wegen der vielen Defizite der Patienten,
häufig nicht in Betracht.

Wir brauchen neue Formen der Hilfe, eine soziale Umgebung, in der Patienten, zumindest eine zeitlang, Leben erpro-
ben können, bis eine Stütze nicht mehr erforderlich ist. Eine
Umgebung wird gesucht, die keine Fortsetzung des pathogenen Familienstils darstellt, sondern relevante Funktionen ändert. Statt Isolation und symbiotischen Zusammenseins Kontakt mit vielen, statt ausschließlicher Ausrichtung auf die
Eltern Umgang mit mehreren Personen, die den Jugendlichen
ohne ununterbrochenen Erziehungsanspruch begegnen. Es
geht darum, Jugendliche gegen den erdrückenden Einfluß der
Eltern zu immunisieren, die Entwicklung von Individualität
zu unterstützen.

Die ursprüngliche Form des Zusammenlebens im Kibbuz
ist vielleicht ein Beispiel für eine Alternative. Die klassische
Familienstruktur ist aufgehoben, besonders die Rolle der
Mütter erschöpft sich nicht in der Führung eines Haushaltes

und in der Erziehung der Kinder. Überraschenderweise gab es im traditionellen Kibbuz keine Anorexie. Erst seitdem sich das Leben im Kibbuz der normalen Familienstruktur annäherte, tauchte Anorexie als Problem auf (Kaffman, 1987). Natürlich kann man den Kibbuz nicht in unsere Gesellschaft verpflanzen, aber könnten wir uns nicht von den Ideen leiten lassen? Das ist vorstellbar, aber damit verlassen wir die ausgetretenen Wege konventioneller Behandlungen. Und sofort ergeben sich gewichtige Verwaltungsfragen: Wer ist zuständig? Ist das Erziehung oder Behandlung? Wer muß das bezahlen? Konventionalität ist sicher einfacher, und Fragen nach der Behandlungsdauer oder Effizienz sind dann zweitrangig. Trotzdem läßt uns die Idee nicht los, nach einer Alternative zu suchen. Jahrelange Erfahrungen haben uns gezeigt, wie groß das Potential von Patienten ist, anderen Patienten, die erst am Anfang einer Behandlung stehen, zu helfen. Hilfestellung für andere ist nicht nur Übernahme von therapeutischen Aufgaben, sondern wird selbst zum therapeutischen Hilfsmittel. Helfen wird zum praktischen Einüben neuer Umgangsformen, in denen Verständnis und Rücksichtnahme wichtiger sind als Leistung und Ansehen. Auch Eltern können eine große Hilfe für andere betroffene Eltern oder Patienten sein.

Was wir anstreben, ist eine Einrichtung, eine Organisationsform, in der wir unsere therapeutischen Vorstellungen nachdrücklicher verwirklichen können als unter den üblichen Bedingungen eines Krankenhauses. Die Motivation zur Übernahme von Aktivitäten in der Therapie und des täglichen Lebens und die Förderung von Eigenverantwortung der Patienten für ihre Krankheit, also ihre Mündigkeit, sind wichtige Grundsätze unseres therapeutischen Anliegens. Wir glauben, daß die Loslösung von Sachzwängen eines Klinikbetriebs und die Verlagerung therapeutischer Aktivitäten in eine flexiblere und spontanere Privatheit mit mehr Notwendigkeit, aber auch mehr Möglichkeiten zu Eigeninitiative, für die Behandlung von psychosomatischen Eßstörungen ein großer Vorteil wäre. Unsere Einrichtung soll die Funktionen eines »Zentrums« erfüllen und neben den beschriebenen tagklinischen Aktivitäten eine Reihe weiterer Aufgaben übernehmen wie: Informationsabende für interessierte Ärzte und Therapeuten, Wochenendseminare für Angehörige, Vortragsveranstaltungen über Themen aus Randgebieten, etwa über gesunde Ernährung, autogenes Training, Freizeitgestaltung usw. Wir haben einen Ratgeber veröffentlicht, der sich an Menschen mit Eßstörungen und an Angehörige wendet (Gerlinghoff und Backmund 1989). Aus vielen Zuschriften von Leserinnen und Lesern haben wir erfahren, wie groß das Bedürfnis aller Betroffenen nach Information ist.

Wir sind davon überzeugt, daß ein derartiges »Zentrum«, das in seinen Funktionen zwischen Klinik und Praxis anzusiedeln ist, auch für andere psychische Krankheiten geeignet wäre. Die Übernahme von Eigenverantwortung der eigenen Krankheit gegenüber, die Forderung nach mehr Mündigkeit der Patienten in der Behandlung, die Förderung von gegenseitiger Hilfe sind Probleme, die nicht auf Eßstörungen beschränkt sind.

9. Literaturverzeichnis

Ariès, P.: Geschichte der Kindheit. München, Wien: Hanser Verlag 1975

Artmann, H., Grau, H., Adelmann, M. & Schleiffer, R.: Reversible and non-reversible enlargement of cerebrospinal fluid spaces in anorexia nervosa. Neuroradiology 27 (1985), 304–312

American Psychiatric Association. Diagnostic and Statistical Manual of Mental Disorders (DSM III). Washington, D.C.: Author. Deutsche Ausgabe: 1984

American Psychiatric Association. Diagnostic and Statistical Manual of Mental Disorders (DSM III R). Washington, D.C.: 1987

Backmund, H., Gerlinghoff, M.: Bedrohliche neurologische Komplikationen durch Hypophosphatämie. Nervenarzt 57 (1986), 542–544

Backmund, H., Mai, N., Gerlinghoff, M.: Lebensbedrohung und Tod bei Anorexia nervosa. Schweiz. Arch. Neurol. Psychiatrie 141 (1990), 419–428

Badinter, E.: Die Mutterliebe. München: Piper Verlag 1981

Bahner, F.: Fettsucht und Magersucht. Aus: Handbuch der Inneren Medizin. Berlin, Göttingen, Heidelberg: Springer Verlag 1955

Ballantine, H.T., Bouckoms A.J., Thomas, E.K. & Girinnas, I.E.: Treatment of Psychiatric Illness by Stereotactic Cingulotomy. Biol. Psychiatry 22 (1987), 807–819

Bemis, K.M.: Current Approaches to the Etiology and Treatment of Anorexia Nervosa. Psychological Bulletin 85 (1978), 593–617

Bergmann v., G.: Magerkeit und Magersucht. Münchener Medizinische Wochenschrift 1934, S. 37

Beumont, P.J.V., George, G.C.W. & Smart, D.E.: »Dieters« and »Vomiters« and »Purgers« in Anorexia nervosa. Psychological Medicine 6 (1976), 617–622

Boszormenyi-Nagy, I. & Spark, G.M.: Unsichtbare Bindungen. Stuttgart: Klett Verlag 1981

Boszormenyi-Nagy, I. & Framo, I. L.: Familientherapie. Theorie und Praxis, Bd. I und II. Reinbek: Rowohlt 1975

Bowen, M.: Die Familie als Bezugsrahmen für die Schizophrenieforschung. In: Bateson, G. et al. (Hrsg): Schizophrenie und Familie. Frankfurt: Suhrkamp Verlag 1969, 181–220

Brownell, K. D. & Foreyt, J. P.: Handbook of Eating Disorders. Physiology, Psychology and Treatment of Obesity, Anorexia and Bulimia. New York: Basic Books 1986

Bruch, H.: Eating disorders. Obesity, anorexia nervosa and the person within. New York: Basic Books 1973

Bruch, H.: Der goldene Käfig. Das Rätsel der Magersucht. Frankfurt: Fischer Verlag 1980

Bruch, H.: Anorexia nervosa: The therapeutic task. In: Brownell, K. D. & Foreyt, J. P. (Eds.): Handbook of Eating Disorders. New York: Basic Books 1986

Casper, R. C., Eckert, E. D., Halmi, K. H., Goldberg, S. C. & Davis, J. M.: Bulimia. Its incidence and clinical importance in patients with anorexia nervosa. Archives of General Psychiatry 37 (1980), 1030–1035

Charcot, J. M.: Neue Vorlesungen über die Krankheiten des Nervensystems, insbesondere über Hysterie. Dtsch. Übersetzung von Freud, S. Leipzig und Wien 1886, 194f.

Clauser, G.: Störungen des Energiehaushaltes. Die Anorexia nervosa (Pubertätsmagersucht). In: Frankl, V. E., Gebsattel, V. E. Frh. v. & Schütz, J. H. (Hrsg.): Handbuch der Neurosenlehre und Psychotherapie. Bd. 5 München, Berlin: Urban und Schwarzenberg 1961, 137–171

Danzinger, Y.: Is Psychotherapy mandatory during the acute refeeding period in the treatment of anorexia nervosa? Paper read in: The International Symposium on Eating Disorders in Adolescent & Young Adults. Jerusalem, Israel, May 24–28, 1987

Dally, P. J.: Anorexia nervosa. New York: Grune & Stratton 1969

Diagnostisches und Statistisches Manual Psychischer Störungen. Deutsche Bearbeitung u. Einführung von Wittchen, H. U., Saß, H., Zaudig, M., Koehler, K. Weinheim und Basel: Beltz 1989

Diagnostisches und Statistisches Manual Psychischer Störungen DSM IV. Deutsche Bearbeitung und Einführung von H. Saß, H. U. Wittchen und

M. Zaudig. Göttingen, Bern, Toronto, Seattle: Hogrefe – Verlag für Psychologie 1996

Dührssen, A.: Analytische Psychotherapie in Theorie, Praxis und Ergebnissen. Göttingen: Verlag für medizinische Psychologie 1972

Dwyer, J.T., Feldmann, J.J., Seltzer, C.C. & Mayer, J.: Body image in adolescents: attitudes toward weight and perception of appearance. Am. J. Clin. Nutrit. 20 (1969), 1045–1056

Feighner, J.P., Robins, E., Guze, S.B., Woodruff, R.A., Winokur, G. & Munoz, R.: Diagnostic criteria for use in psychiatric research. Archives of General Psychiatry 26 (1972), 57–63

Fichter, M.M.: Magersucht und Bulimia. Berlin, Heidelberg, New York, Tokyo: Springer Verlag 1985

Fichter, M.M. & Daser, C.: Symptomatology, psychosexual development and gender identity in 42 anorexic male. Psychol. Medicine 17 (1987), 409–418

Frahm, H.: Ergebnisse einer systematisch durchgeführten somatisch orientierten Behandlungsform bei Kranken mit Anorexia nervosa. In: Meyer, J.E. & Feldmann, H. (Hrsg.): Anorexia nervosa. Stuttgart: Thieme 1965, 64–70

Fromm-Reichmann, F. (1940) : Bemerkungen über die Rolle der Mutter in der Familiengruppe.

Fromm-Reichmann, F. (1959) : Psychoanalyse und Psychotherapie. Stuttgart: Klett-Cotta 1978

Garfinkel, P.E., Garner, D.M. & Rodin, G.: Anorexia nervosa, Bulimie. In: Kisker, K.P. et al. (Hrsg.): Psychiatrie der Gegenwart I. 3. Auflage. Berlin, Heidelberg, New York, Tokyo: Springer 1986

Garfinkel, P.E., Garner D.M.: Anorexia nervosa. A multidimensional perspective. New York: Brunner/ Mazel 1982

Garner, D.A.: Iatrogenesis in Anorexia Nervosa and Bulimia Nervosa. Intern. J. Eating Disorders 4 (1985), 701–726

Gerlinghoff, M.: Magersüchtig – eine Therapeutin und Betroffene berichten. München: Piper 1985

Gerlinghoff, M.: Störungen im Reifungsprozeß und in der psychosexuellen Entwicklung Magersüchtiger. Schweiz. Arch. Neurol. Psychiatrie 139 (1988), 61–63

Gerlinghoff, M. & Ploog, D.: Anorexia nervosa und Bulimie. Eine mehrdimensionale stationäre Psychotherapie. Psychother. med. Psychol. 37 (1987), 312–316

Gerlinghoff, M. & Backmund, H.: Kleptomanie bei Anorexia nervosa und Bulimie. Mschr. Krim. 69 (1986), 325–331

Gerlinghoff, M. & Backmund, H.: Magersucht. Anstöße für eine Krankheitsbewältigung. Stuttgart: TRIAS 1989

Gerlinghoff, M., Angenendt, J. & Steidle, B.: Stationäre Kurztherapie bei Anorexia und Bulimia nervosa. Psycho 14 (1988), 506–514

Gerlinghoff, M., Mai, N., Backmund, H.: Erfahrungsgeleitete Entwicklung von Therapiekonzepten bei Anorexia nervosa. Nervenarzt 59 (1988), 714–720

Gerlinghoff, M., Backmund, H., Angenendt, J. & Linington A.: Tagklinisches Therapiemodell für psychosomatische Eßstörungen. Verhaltenstherapie 1 (1991), 61–65

Das große Handbuch der seelischen Gesundheit. Früherkennung und Hilfe bei sämtlichen Störungen. F.I. Kass, J.M. Oldham, H. Pardes (Hrsg.) Bearbeiter und Herausgeber der deutschen Ausgabe H. Wittchen. Weinheim und Berlin: Beltz Quadriga 1996

Gull, W.: The Address in Medicine. Lancet II (1868), 171

Gull, W.: Anorexia nervosa (Apepsia hysterica). Brit. med. J. II (1873), 527

Gull, W.: Anorexia nervosa. (Apepsia hysterica, Anorexia hysterica). Transact. Clin. Soc. Lon. 7 (1874), 22

Gull, W.: Anorexia nervosa. Lancet I (1888), 516

Hall, A.: Familiy structure and relationships of 50 female anorexia nervosa patients. Australian and New Zealand Journal of Psychiatry 12 (1978), 263–268

Halmi, K.A.: Anorexia nervosa. In: Comprehensive Textbook of Psychiatry III, 2. 3. Auflage. Hrsg.: Kaplan, H.J.; Freedman A.M. & Sadock, B. J. Baltimore/London: 1980

Hartmann, F.: Krankheit als Schicksal zum Kranksein? Med. Klinik 82 (1987), 119–126

Hesse, H.: Kindheit und Jugend vor Neunzehnhundert. Hermann Hesse in Briefen und Lebenszeugnissen 1877–1895. Hrsg. v. Ninon Hesse. Frankfurt/M.: 1966

Herzog, D.B., Keller, M.B., Lavori, P.W.: Outcome in anorexia nervosa and bulimia nervosa. A review of the literature. J. Nerv. Ment. Dis. 176 (1988), 131–143

Hsu, L.K.G.: Outcome of anorexia nervosa, a review of the literature (1954 –1978). Arch. Gen. Psychiatry 37 (1980), 1041–1046

Hsu, L.K.G.: The treatment of Anorexia Nervosa. Am. J. Psychiatry 143 (1986), 573–581

Hirsch, M.: Realer Inzest. Psychodynamik des sexuellen Mißbrauchs in der Familie. Berlin, Heidelberg, New York: Springer 1987

Hoffmann, H.: Der Suppenkasper. In: Der »Struwwelpeter« 1845

Janet, P.: Les obsessions et la psychasthénie. Paris: Felix Alcan 1903

Kaffman, M.: Anorexia nervosa in the Kibbutz: Factors influencing the monoideistic development. In: Hardoff, D. & Chigier E. (Eds.): Eating disorders in adolescents and young adults. London: Freund Publ. House 1988

Kalucy, R.C., Crisp, A.H. & Harding, B.: A study of 56 families with anorexia nervosa. Brit. J. med. Psychology 50 (1977), 381–395

Keys, A., Brozek, J., Henschel, A., Mickelson, O. & Taylor H.L.: The Biology of Human Starvation. Minneapolis: University of Minnesota Press 1950

Kinsey, A.CH.: Das sexuelle Verhalten des Mannes. Philadelphia: W.B. Saunders 1948

Kornhuber, H.H.: Psychologie und Psychiatrie der Kriegsgefangenschaft. In: Psychiatrie der Gegenwart Bd. 3. Berlin, Göttingen, Heidelberg: Springer 1961

Krieg, J.C., Backmund, H. & Pirke, K.-M.: Cranial computed tomography findings in bulimia. Acta psychiatr. scand. 75 (1987), 144–149

Lasègue, E.C.: De l'anorexie hystérique. Arch. gén. méd. 21 (1873), 358

Leube, v. W.: Spez. Diagnose der inneren Krankheiten. Ein Handbuch für Ärzte und Studierende. Leipzig: F.C.W. Vogel Verlag 1898, I. Band, 5. Aufl., 313

Lohmann, H.: Krankheit oder Entfremdung? Psychische Probleme in der Überflußgesellschaft. Stuttgart: Thieme 1978

Lucas, A.: Toward the Understanding of Anorexia Nervosa as Disease Entity. Mayo. Clin. Prc. 56 (1981), 254–264

Meckel, C.: Suchbild. Über meinen Vater. Frankfurt: Fischer 1983

Meermann, R. & Vandereycken, W.: Therapie der Magersucht und Bulimia nervosa. Berlin, New York: Walter de Gruyter 1987

Mester, H.: Die Anorexia nervosa. Berlin, Heidelberg, New York: Springer 1981

Miller, A.: Du sollst nicht merken. Frankfurt: Suhrkamp 1981

Minuchin, S., Montalvo, B., Rosman, B. & Schumer, F.: Families of the slums. An exploration of their structure and treatment. New York: Basic Books 1967

Minuchin, S., Rosman B., & Baker, L.: Psychosomatische Krankheiten in der Familie. Stuttgart: Klett-Cotta 1978

Minuchin, S. & Fishman, H. C.: Praxis der strukturellen Familientherapie. Freiburg: Lambertus Verlag 1983

Mitchell-Heggs, N., Kelly, D. & Richardson, A.: Stereotactic Limbic Leucotomy – A Follow-up at 16 Month. Brit. J. Psychiat. 128 (1976), 226–240

Mitchell, J. E.: Anorexia Nervosa: Medical and Physiological Aspects. In: Handbook of Eating Disorders. Brownell, K.D. Foreyt, J.P. (eds.) New York: Basic Books 1986

Morton R.: Phthisiologia seu exercitationes de phthisi. Frankfurt und Leipzig 1691, 5f.

Myrtle, W.S.: Note on the so-called »Anorexia nervosa«. Lancet I (1888), 358

Nietzsche, F.: Die fröhliche Wissenschaft. 1882, III

Nwaefuna, A.: Anorexia nervosa in a developing country. Brit. J. Psychiatry 138 (1981), 270

Nylander, I.: The Feeding of Being Fat and Dieting in a School Population. An Epidemiologic Interview Investigation. Acta Sociomed. Scand. 3 (1971), 17–26

Orbach, S.: Hungerstreik. Düsseldorf: Econ 1990

Otte, H. & Freyberger, H.: In: Kisker, K.P., Freyberger, H., Rose H.-K. & Wulff, E. (Hrsg.): Psychiatrie, Psychosomatik, Psychotherapie. Stuttgart, New York: Thieme 1987

Pflanz, M.: Sozialanthropologische Aspekte der Anorexia nervosa. In: Meyer, J.E. & Feldmann, H. (Hrsg.): Anorexia nervosa. Stuttgart: Thieme 1965, 146–150

Playfair, W.S.: Note on the so-called »Anorexia nervosa«. Lancet I (1888), 817

Pumariega, A.J., Edwards, P. & Mitchell, C.B.: Anorexia Nervosa in Black

Adolescents. Journal of American Academy of Child Psychiatry 23, 1 (1984), 111–114

Rajs, J., Rajs, E. & Lundman, T.: Unexpected death in patients suffering from eating disorders. Acta psychiatr. scand. 74 (1986), 587–596

Ratcliffe, P.J. & Bevan, J.S.: Severe hypoglycaemia and sudden death in anorexia nervosa. Psychological Medicine 15 (1985), 679–681

Reimer, C., Hempfling, C. & Dahme, B.: Iatrogene Chronifizierung in der Vorbehandlung psychogener Erkrankungen. Prax. Psychother. Psychosom. 24 (1979), 123–133

Reiss, D.: The familiy's construction of reality. Cambridge: Harvard Univ. Press 1981

Richter, H.-E.: Eltern, Kind und Neurose. Stuttgart: Klett 1963

Richter, H.-E.: Die dialogische Funktion der Magersucht. In: Meyer, H.E. & Feldmann, H.: Anorexia nervosa. Stuttgart: Thieme 1965

Robertson, P.: Das Heim als Nest: Mittelschichten – Kindheiten in Europa im 19. Jahrhundert. In: De Mause, L. (Hrsg.): Hört ihr die Kinder weinen. Frankfurt: Suhrkamp 1977

Rollins, N. & Piazza, E.: Diagnosis of anorexia nervosa. A critical reappraisal. Journal of the American Academy of Child Psychiatry 17 (1978), 126–137

Rudolf, G.: Untersuchung und Befund bei Neurosen und psychosomatischen Erkrankungen. Weinheim: Beltz-Verlag 1981

Russel, G.F.M.: Anorexia nervosa: its identity as an illness and its treatment. In: Modern Trends in Psychological Medicine 2 (1970), 131–164

Russel, G.F.M.: Bulimia nervosa: an ominous variant of anorexia nervosa. Psychological Medicine 9 (1979), 429–448

Russel, G.F.M.: A Trial of Family Therapy in Anorexia and Bulimia Nervosa. Paper read in: The International Symposium on Eating Disorders in Adolescent & Young Adults. Jerusalem, Israel, May 24–28,1987

Sadegh-Zadek, K.: Krankheitsbegriffe und neurologische Systeme. Metamed, 1 (1977), 4–41

Saller, H.: Wie begegne ich einem Kind, das mich ins Vertrauen zieht? In: Kazis, C. (Hrsg.): Dem Schweigen ein Ende. Basel: Lenos 1989

Schadewaldt, H.: Medizingeschichtliche Betrachtungen zum Anorexie-Problem. In: Meyer, J.E. & Feldmann, H. (Hrsg.): Anorexia nervosa. Stuttgart: Thieme 1965

Schottky, J.: Über ungewöhnliche Triebhandlungen bei prozeßhafter Entwicklungsstörung. Z. Ges. Neurol. u. Psychiatrie 143 (1933), 38–55

Schütze, G: Anorexia nervosa. Bern, Stuttgart, Wien: Hans Huber Verlag 1980

Schulte, D.: Diagnostik in der Verhaltenstherapie. München: Urban & Schwarzenberg 1974

Schultz, J.H.: Die konstitutionelle Nervosität. Handbuch der Geisteskrankheiten 5 (1928)

Selvini-Palazzoli, M.: Magersucht. Von der Behandlung einzelner zur Familientherapie. Stuttgart: Klett-Cotta 1982

Sifneos, P.E.: A case of anorexia nervosa treated successfully by leucotomy. Amer. J. Psychiatry 109 (1952/53), 356–360

Silverman, J.A.: Anorexia Nervosa in Seventeeth Century England as Viewed by Physician, Philosopher, and Pedagogue. Intern. J. Eating Disorders 5, (1986), 847–853

Silverstein, B., Perdue, L., Peterson, B., Vogel, L. & Fantani, D.A.: Possible Causes of the Thin Standard of Bodily Attractiveness for Women. Intern. J. Eating Disorders 5, (1986), 907–916

Simmonds, M.: Über Hypophysenschwund mit tödlichem Ausgang. Dtsch. Med. Wschr. 40 (1914), 322

Simmonds, M.: Über Kachexie hypophysären Ursprungs. Dtsch. Med. Wschr. 42 (1916), 190–191

Simon, F.B. & Stierlin, H.: Die Sprache der Familientherapie. Ein Vokabular. Stuttgart: Klett-Cotta 1984

Steinhausen, H.C. & Glanville, H.: Follow-up studies of anorexia nervosa: a review of research findings. Psychol. Med. 13 (2) (1983), 239–49

Stierlin, H.: Eltern und Kinder. Das Drama von Trennung und Versöhnung im Jugendalter. Frankfurt: Suhrkamp 1975

Thomä, H.: Anorexia nervosa. Geschichte, Klinik und Theorien der Pubertätsmagersucht. Bern, Stuttgart: Klett Verlag 1961

Tolstrup, K., Brinch, M., Isager, T., Nielsen, S., Nystrup, J., Severin, B. & Olesen, N.S.: Long-term outcome of 151 cases of anorexia nervosa. Acta psychiatr. scand. 71 (1985), 380–387

Vandereycken, W. & Pierloot, R.: Ein dimensionales Modell für Eß- und Gewichtsstörungen. In: Meermann, R. (Hrsg.): Anorexia nervosa. Ursachen und Behandlung. Stuttgart: Ferdinand Enke 1981, 69–73

Vandereycken, W., van Delth, R., Meermann, R.: Hungerkünstler, Fasten-
wunder, Magersucht. Eine Kulturgeschichte der Eßstörungen. dtv 1992

Vorkastner-Greifswald, W.: Organneurosen und Organnervenerkrankun-
gen. In: Lewandowsky, M.: Handbuch der Neurologie. Berlin: Springer
1914, 5. Bd., 1–178

Weber, G. & Stierlin, H.: In Liebe entzweit. Reinbek: Rowohlt 1989

Weinberg, S.: Incest behavior. New York: Citadel Press 1955

Willi, J.: Die Zweierbeziehung. Reinbek: Rowohlt 1975

Wynne, J. & Singer, M.T.: Denkstörung und Familienbeziehung bei Schi-
zophrenen. Psyche 19 (1965)

Zielke, M., Sturm, J. & Leidig, S.: Effizienz und Effektivität stationärer
psychosomatischer Behandlungen. Projektbericht 1, Bad Dürckheim
(1986)

Zutt, J.: Psychiatrische Betrachtungen zur Pubertätsmagersucht. Klin. Wo-
chenschr. 24/25, Heft 1/4 (1946), 21–24

Zutt, J.: Das psychiatrische Krankheitsbild der Pubertätsmagersucht. Arch.
Psychiatrie 180 (1948), 776–849